STERILIZATION of Medical Supplies by Steam

医療現場の清浄と滅菌

著者　ヤン・ハュス（Jan Huijs）ハート・コンサルタンシー社代表
監修　高階雅紀　大阪大学医学部附属病院材料部部長、病院教授

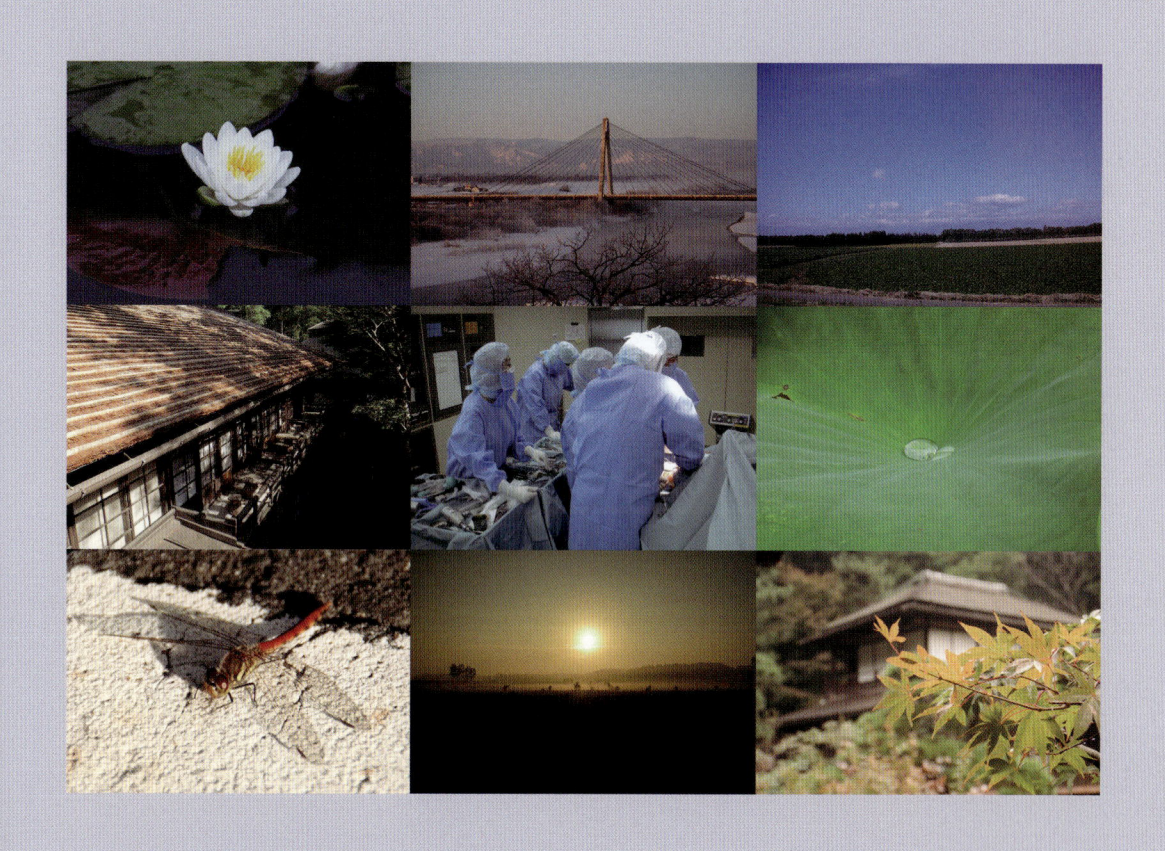

中山書店

STERILIZATION of Medical Supplies by Steam Fourth Revised Edition (2010)
by Jan Huijs (Huys)
Published by mhp Verlag GmbH and HEART Consultancy
© by Jan Huijs (Huys)
Japanese translation rights granted to Meilleur Co., Ltd.
All rights reserved

推薦のことば

　このたび、滅菌の基本である高圧蒸気滅菌の原理と仕組みを中心に、初心者の方にも理解していただける教科書ともいえる素晴らしい書物が、高階雅紀先生（大阪大学医学部附属病院材料部部長、病院教授）のご尽力により日本語訳されて刊行されることになりました。『医療現場の清浄と滅菌』です。著者はオランダ・HEART Consultancy（ハート・コンサルタンシー）社の代表 Jan Huijs（ヤン・ハュス）氏で、オランダ滅菌協会（SVN）ではもちろん、滅菌供給業務世界会議（World Forum for Hospital Sterile Supply：WFHSS）でも知名度の高い人物です。

　我が国においては、2000年に日本医療機器学会の認定として第二種滅菌技士が、2003年に第一種滅菌技師が誕生して以来、滅菌に関する知識や技術水準は飛躍的に進歩を遂げてきましたが、欧米諸国での滅菌に関する技術や考え方を学ぶ機会は十分とは言えません。医師および看護師の教育を担う医育機関での滅菌に関する教育カリキュラムがまだ充実していないからです。

　本書は、高圧蒸気滅菌に焦点を絞って滅菌工程の理論を詳細に解説しています。

　滅菌業務に係るすべてのスタッフを対象に大変わかりやすく書かれており、あたかも小説を読んでいるがごとく吸い込まれてしまいます。特に滅菌に関する国際基準である International Organization for Standardization（ISO：国際標準化機構）の難解な言い回しなどが、とても理解しやすく、図表や絵を示しながら書かれている点は大変感銘を受けました。

　滅菌サプライ部門で働くスタッフは、本書により普段疑問に思っていることや、誤解していることなどが明らかとなり、理解した上で業務に関わることができるようになります。これは、滅菌技術の水準を高めるばかりか、医療安全も考慮した日常業務に携わることが可能となり、患者安全に向けて大変意義のあることです。

　執筆者の Jan Huijs 氏は、母国のオランダでの活躍のみならず、かねてよりアフリカ10カ国やアジア数カ国においても医療機器の滅菌に関する訓練や講義などを積極的におこなって、その地域の滅菌に関するレベルの向上に寄与しています。我が国においては、2012年開催の第87回日本医療機器学会（札幌）で初の講演を行い、第13回 WFHSS 2012（大阪）でもワークショップを受け持つ予定で、これからの積極的な活動が期待されます。

　本書が、滅菌サプライに関わりのある皆様の日常業務にたいへん役立つものと確信しております。必携の書として活用していただけることを切望いたします。

2012年10月吉日
東京医療保健大学 / 大学院　教授
大久保　憲

監修者序文

　Jan Huijs 氏のことを、私どもの共通の友人のオランダ人は"In Holland we say: a man like him, he has the heart in the right place."と呼びます。日本語にすれば「善意の人」ないしは「良心の人」と言うのでしょうが、「心を正しい所に持った人」というのは素敵な響きのある興味深いイディオムです。そして、Jan Huijs 氏は、まさにそのとおりの人なのです。

　Jan Huijs 氏の経歴は、コンピュータ技術専攻の技術者として始まります。その後、X 線診断装置や滅菌器保守管理技術、滅菌器バリデーションを含む医療機器関連技術講座を受講したのち、1980年代初頭から、ガーナ、エチオピア、ウガンダ、タンザニア、ケニアといったアフリカ諸国において医療機器の調達や保守管理の国際協力に邁進されてきました。これらの国々で活動する中で Jan Huijs 氏が得た教訓は、水や電気などのインフラストラクチャーが安定しない発展途上国に先進国の最新の医療機器を運び込んでも安定稼働は困難であるだけでなく、多くの場合は数年以内に使用不能になってしまうこと、そして、このような物質的な援助よりも、医療機器や病院設備の仕組みを理解した医療者を教育して育成することこそが、この分野における真の援助であるということでした。そして、Jan Huijs 氏は滅菌供給業務に関するトレーニングプログラムを構築し、その教育用テキストとして"Sterilization of Medical Supplies by Steam"の第一版を1996年に上梓されました。

　このたび、Jan Huijs 氏執筆による同書第四版の日本語版が「医療現場の清浄と滅菌」として刊行の運びとなったことは誠に喜ばしいことであります。本書は WFHSS（World Forum for Hospital Sterile Supply）の中心メンバーであり、欧州の中でもこの分野における先進国であるオランダの状況を基に執筆されています。現在、WFHSS が中心となって世界的な滅菌供給業務の教育プログラムと業務ガイドラインの標準化が進められており、本書は WFHSS が推し進める標準教育プログラム及び業務ガイドラインに最も準拠した内容となっております。しかしながら、本書の内容が我が国におけるガイドラインとは、現状一部異なる部分があることも事実であり、本書の読者の皆様には滅菌供給業務の世界的な標準化は未だ道半ばであることもご理解の上で本書を活用いただけることを希望いたします。

2012年10月吉日
大阪大学医学部附属病院　病院教授
材料部部長　**高階雅紀**

著者序文

　私が技術者として西アフリカのガーナに赴いてから、約28年になります。ガーナには7年間滞在し、カトリック教会病院における維持管理サービスの立ち上げに従事しました。当初は、さまざまな機器の補修・維持管理を担当しましたが、後年になると、より組織的な業務や訓練プログラム全般の指導・教育業務にシフトしました。

　そこで、まず気づいたことがあります。一般的にいって、その他医療分野の機器取り扱いについては詳細なトレーニング法や学習教材が存在するのに、こと滅菌の分野になると情報のほとんどが機器の仕組みなど初歩的データにとどまり、より深い実践的な理解を欠いているという事実でした。

　ガーナでの契約が満了すると、次に病院の技術者向けトレーニング教材の作成依頼を受けました。このとき、私はガーナでの経験から最初に取り扱うテーマとして、この「滅菌」分野を選んだのです。時は1990年代前半、折しも「滅菌」はオランダで最重要の医療技術として注目を集め始めていました。実はこの時点で、滅菌分野に関してオランダは世界の先頭を走っていたのです。滅菌保証のガイドラインが整備され、欧州における最初の滅菌保証基準のフレームワークができあがり、滅菌業界は急速に専門性を帯びてきていました。

　このとき、ふと私は気づいたのです。この分野にターゲットを絞ってペンを執ってきたことは、偶然にも極めて先見の明ある選択だったということに。これは入念な準備が必要になると判断し、私はMedithema社のMr.Machiel Jan Botのもとでトレーニングプログラムに参加することを決意したのでした。そのプログラムの中で彼は微生物、感染予防、そして滅菌そのものについて熱く、かつ詳細に語ってくれました。

　加えて、さらなる情報収集のために、私は滅菌関連の企業を手当たり次第に訪問し、とりわけRIVM（オランダ国立公衆健康環境研究所）に接触したことは大きな意義がありました。なぜなら、当時RIVMでは、Mr.Jack van Asten（故人）がオランダ全土の病院中材現場に科学的なアプローチを導入し、自らの部署において滅菌工程のよりハイレベルな品質管理とバリデーションを推し進めていたからです。こうして手間をかけ着々と得た知見をもとに、1996年、ESH（WFHSSの前身）監修の下、ついに本書英語版の初版が刊行の運びとなったのです（2004年改訂第二版刊行）。

　これまで私は、多くの国々で滅菌供給業務に関する講座を受け持ってきました。とりわけ多く訪れたのはアフリカの国々です。自らの分野でプロになりたいと願う多くの人々の熱意を肌で感じ取ることができたのは、素晴らしい経験でした。これまで本書は、長年にわたり「滅菌のバイブル」として認められてきました。ここに送り出す第四版が、今後とも滅菌供給業務の発展に寄与することを願っています。

　滅菌というテクノロジーは、微生物学、医学から、機械工学、電子工学に到るまで、科学と技術が融合する胸躍るようなフィールドです。そこでは生と死が隣り合い、ミクロレベルの生命体から私たちを守る戦いを繰り広げています。滅菌が哲学的／倫理的テーマたり得るゆえんでしょう。本書が、この心躍る分野に携わるすべての方々の手引き書となること、ひいては命を我々にゆだねるすべての患者に対し、安全な治療を提供するバックボーンとして貢献できることを願ってやみません。

2012年4月　オランダ・レンクムにて
HEART Consultancy　　Jan Huijs

目 次
Contents

推薦のことば 1／監修者序文 2／著者序文 3

Part I 目に見えない生命体

1. はじめに　10
- 1.1　適正な感染管理を求める声が増している　10
- 1.2　本書が対象とする読者　10
- 1.3　滅菌：広範なサイエンスや技術が出会う世界　10
- 1.4　滅菌＝難しい？　12
- 1.5　本書の主題：湿熱（蒸気）による滅菌　13
- 1.6　医療機器に関する法規：滅菌に関する ISO および CEN 規格　13
- 1.7　遠隔地や被災地における滅菌法への提言　15

2. 病気という「謎」（ミステール）　16
- 2.1　病気と小さな生物の関係　16

3. 細胞：生命の構成単位　19
- 3.1　細胞、組織、器官、そして生物　19
- 3.2　微生物　21
- 3.3　細胞はどのように作られているか　21
    - 3.3.1　微生物の急激な増殖　22

4. 微生物学：微生物の研究　25
- 4.1　さまざまな微生物　26
    - 4.1.1　蠕（ぜん）虫 26／4.1.2　真菌 26／4.1.3　原虫 29／4.1.4　細菌 30／4.1.5　ウイルス 32／4.1.6　プリオン 33
- 4.2　生物の命名法　34
- 4.3　微生物と出会う　35
    - 4.3.1　顕微鏡を覗いてみる 35／4.3.2　培養してみる 35

5. 体と病魔との闘い　37
- 5.1　「永住者」と「短期滞在者」：常在菌と通過菌　37
- 5.2　汚染　37
- 5.3　病気を惹き起こす微生物　38
- 5.4　危険な微生物から体を守る　38
    - 5.4.1　生体防御の最前線 39／5.4.2　体の第二の防御線：免疫システム 40／5.4.3　病気に対する特別な防御措置：予防接種 41

5.5 病気と闘うための外からの味方：薬　42
5.6 感染　43
5.7 病気の拡大　45
 5.7.1 体への進入路：感染リスク 45 ／ 5.7.2 医療施設内で発生する感染：院内感染 47 ／ 5.7.3 医療施設の役割 49
5.8 本書の目的　51

Part II　感染拡大の予防

6. 清浄（洗浄）、消毒、滅菌、衛生、無菌法による感染予防　54

6.1 バイオバーデン・初発菌数　54
 6.1.1 初発菌数 54
6.2 バイオバーデンを許容水準まで減少させることによる感染予防　55
 6.2.1 清浄（洗浄）：見える汚れや、微生物のほとんどを取り除くこと 56 ／ 6.2.2 消毒 58 ／ 6.2.2.1 毎使用後の消毒 60 ／ 6.2.2.2 壁や床などの消毒 60 ／ 6.2.2.3 消毒（disinfection）と除染（decontamination）61 ／ 6.2.3 滅菌 61
6.3 無菌状態を維持する：包装の重要性　63
6.4 病院での無菌と衛生　64
 6.4.1 病院の衛生 64 ／ 6.4.2 無菌法 65
6.5 医療器材の再処理　67
 6.5.1 再処理の一般原則 67 ／ 6.5.2 滅菌物の再処理サイクル 68
6.6 近代（西洋）医療の起源：アスクレピオスとヒギュエイア　70

7. バイオバーデン（生物学的負荷）を減少させる　73

7.1 バイオバーデンを減らす方法　73
7.2 生存条件　74
7.3 不活化の方法　75
7.4 微生物を殺滅するプロセスのあり方　76
 7.4.1 熱で殺滅する2つの方法：凝固と酸化 77 ／ 7.4.2 湿度が殺滅力に与える影響 78 ／ 7.4.3 消毒工程と滅菌工程を区別する理由 79 ／ 7.4.4 百万単位の死滅 81 ／ 7.4.5 初発菌数の影響 84
7.5 消毒前にバイオバーデンを減少させる　85
7.6 「滅菌できた」とは？　86
 7.6.1 どれぐらい滅菌するか：滅菌の処量 87 ／ 7.6.2 仮想上の微生物（IMO）という考え方 88 ／ 7.6.3 滅菌工程：オーバーキルとバイオバーデン 90
7.7 滅菌性能評価　91

8. 滅菌前の洗浄　95

8.1 序論　95
8.2 滅菌の前に洗浄する理由　95
8.3 使用済みの手術器材の汚れ　97

8.4　使用後すぐに洗浄する　98
8.5　洗浄工程　98
　　8.5.1　ディスポーザブル製品の分別 98 ／ 8.5.2　中央材料部へのセット器材搬送 99 ／ 8.5.3　初期洗浄／フラッシング 100 ／ 8.5.4　用手洗浄と機械洗浄の使い分け 100 ／ 8.5.5　洗浄／消毒 101 ／ 8.5.6　洗浄と乾燥の確認 101
8.6　洗浄作用　102
8.7　洗浄の化学的原理　103
　　8.7.1　水と洗浄 104 ／ 8.7.1.1　水の構造と水の特性 104 ／ 8.7.2　水を使った洗浄の問題点 105 ／ 8.7.2.1　水が弾かれる理由—表面張力 105 ／ 8.7.2.2　水は脂肪や油脂を分解できない 106 ／ 8.7.2.3　水の洗浄力の改善—界面活性剤 106 ／ 8.7.3　水の組成と水質 107 ／ 8.7.3.1　硬水と軟水 108 ／ 8.7.3.2　塩化物 111 ／ 8.7.3.3　水の酸性度（pH）112 ／ 8.7.3.4　ケイ酸塩 112 ／ 8.7.4　水質の改善 113 ／ 8.7.4.1　濾過 113 ／ 8.7.4.2　蒸留 113 ／ 8.7.4.3　イオン交換法による軟水化 115 ／ 8.7.4.4　二段階イオン交換法による脱イオン化 115 ／ 8.7.4.5　逆浸透 116
8.8　洗浄に使う化学薬品　118
　　8.8.1　洗剤／洗浄剤 118 ／ 8.8.2　中和剤 121 ／ 8.8.3　潤滑剤 122 ／ 8.8.4　リンス剤 122
8.9　洗浄後の中間すすぎの必要性　122
8.10　消毒と乾燥　123
　　8.10.1　湿熱消毒のパラメータ（A_0）123 ／ 8.10.2　乾燥 125
8.11　中央材料室での洗浄方法　125
　　8.11.1　用手洗浄 126 ／ 8.11.2　プレフラッシャー（予洗）127 ／ 8.11.3　超音波洗浄：極小の「ブラッシング」128 ／ 8.11.3.1　超音波洗浄の原理 128 ／ 8.11.3.2　超音波洗浄器の構成 129 ／ 8.11.3.3　適用 130 ／ 8.11.3.4　超音波洗浄器の種類 130 ／ 8.11.3.5　超音波洗浄のガイドライン 131 ／ 8.11.3.6　超音波洗浄器の運転テスト 131 ／ 8.11.4　ウォッシャーディスインフェクターによる洗浄 133 ／ 8.11.4.1　ウォッシャーディスインフェクター内の一般的な洗浄消毒工程 133 ／ 8.11.4.2　単層式ウォッシャーディスインフェクター 134 ／ 8.11.4.3　多層式ウォッシャーディスインフェクター 135
8.12　洗浄時の作業者保護　137
8.13　洗浄の品質管理　138
　　8.13.1　一般的な目視検査 139 ／ 8.13.2　清浄度の検査 140 ／ 8.13.2.1　蛍光塗料とUVライト 140 ／ 8.13.2.2　テストソイル 141 ／ 8.13.2.3　TOSI 141 ／ 8.13.2.4　管腔器材用の試験器具 142 ／ 8.13.2.5　軟性鏡用の試験用器具 142 ／ 8.13.2.6　タンパク質試験 142 ／ 8.13.3　消毒工程の検証 143 ／ 8.13.3.1　熱電対データロガー 144 ／ 8.13.4　乾燥度の検証 145 ／ 8.13.5　ウォッシャーディスインフェクターのバリデーション 145
8.14　洗浄実務の一般的なガイドライン　146

9. さまざまな滅菌法　148

9.1　加熱法　148
　　9.1.1　直火による滅菌：火炎滅菌 148 ／ 9.1.2　焼却滅菌 150 ／ 9.1.3　高圧蒸気滅菌 150 ／ 9.1.4　熱水（100℃超）152 ／ 9.1.5　乾熱 154
9.2　ガスや薬品により、微生物を死滅させる　156
　　9.2.1　酸化エチレンガス 156 ／ 9.2.2　ホルムアルデヒドと蒸気の組み合わせ 159 ／ 9.2.3　グルタルアルデヒド 163
9.3　放射線滅菌　164
9.4　過酸化水素ガスプラズマ滅菌　168
9.5　濾過滅菌　171
9.6　非耐熱性素材のより安全な滅菌法を求めて　173

Part III 高圧蒸気滅菌

10. 滅菌剤としての蒸気　　　176

- 10.1　観察と計測　176
- 10.2　質量・重さ・力　178
- 10.3　圧力　179
   - 10.3.1　大気圧 180 ／ 10.3.2　絶対圧力 181 ／ 10.3.3　相対圧力 181 ／ 10.3.4　圧力を示す他の単位 182
- 10.4　温度と熱　184
   - 10.4.1　温度 184 ／ 10.4.2　熱 185 ／ 10.4.2.1　熱容量 185 ／ 10.4.2.2　エンタルピー（熱含量）186
- 10.5　水の蒸発（水蒸気）　187
   - 10.5.1　蒸発（水の加熱）187 ／ 10.5.2　沸騰 187 ／ 10.5.3　蒸発の熱容量 188 ／ 10.5.4　凝縮 188 ／ 10.5.5　飽和蒸気 189 ／ 10.5.6　蒸気の浸透力 190 ／ 10.5.7　100℃を越える蒸気を作るには 191
- 10.6　水と蒸気の質　193
   - 10.6.1　蒸気の質：過熱蒸気、湿り蒸気、蒸気内の空気 194
- 10.7　標準的な滅菌時間と温度　197

11. ベーシックな蒸気滅菌器　　　198

- 11.1　ベーシックなオートクレーブの設計　198
- 11.2　圧力容器　198
- 11.3　圧力と温度の制御　199
- 11.4　安全バルブ　201
- 11.5　滅菌時間の制御　202
- 11.6　滅菌チャンバー内の空気　203
- 11.7　空気の層（空気の層形成）　205
- 11.8　重力置換式滅菌の基本工程　207
- 11.9　配管図の紹介　207
- 11.10　オートクレーブの基本型（圧力鍋）　208
- 11.11　基本的な卓上式（ポータブル）オートクレーブ　210
- 11.12　容量が大きいベーシックなオートクレーブ　212
- 11.13　上方からチャンバーに蒸気が入るオートクレーブ　214
- 11.14　蒸気コンデンサの活用　215
- 11.15　天候や高度の影響　215

12. 管腔（ホロー）器材・多孔性（ポーラス）器材の滅菌　　　218

- 12.1　管腔（ホロー）器材　218
- 12.2　多孔性（ポーラス）器材　218
- 12.3　ポーラス器材を滅菌するうえでの問題　219
- 12.4　問題の解決法：滅菌前後の真空工程　220
- 12.5　ポーラス器材・管腔器材の基本的な滅菌工程　222
- 12.6　空気除去（脱気）の改善　222

12.6.1　高真空プレバキュームによる滅菌工程 222 ／ 12.6.2　蒸気供給による滅菌工程 223 ／ 12.6.3　加圧パルス方式での滅菌工程 224 ／ 12.6.4　反復プレバキュームによる滅菌工程 224 ／ 12.6.5　乾燥工程の改善 226 ／ 12.6.6　さまざまな滅菌工程 228

12.7　真空式滅菌器の基本構造　228
12.8　真空ポンプ　232

12.8.1　エゼクター（ジェットポンプ）232 ／ 12.8.2　回転式ポンプ：水封式ポンプ 234

12.9　真空工程付きオートクレーブの構造　237

12.9.1　蒸気エゼクター付きの手動オートクレーブ 237 ／ 12.9.2　水封式ポンプ付きのオートクレーブ 241 ／ 12.9.3　病院の中央材料室（CSSD）向けのオートクレーブ設計 241

13.　工程管理　　244

13.1　作業者の役割　244
13.2　自動制御の方法　245

13.2.1　非包装器材用のセミオート式基本オートクレーブ 246 ／ 13.2.2　未包装器材・非管腔器材用のハードワイヤード式制御オートクレーブ 249 ／ 13.2.3　カムシャフト制御の自動オートクレーブ 250 ／ 13.2.4　コンピュータ制御式の滅菌器 252

14.　滅菌の国際規格　　256

14.1　法令および規格の標準化・協調性の必要性（欧州の例）　256

14.1.1　医療機器に関する指令 258 ／ 14.1.2　CE マーク 260 ／ 14.1.3　規格の役割 261 ／ 14.1.4　滅菌関連製品の規格 261

14.2　滅菌工程の基本原理　262

14.2.1　滅菌工程のバリデーション 262 ／ 14.2.2　使用直前までの滅菌性の保証 266

14.3　自動工程制御　266
14.4　蒸気滅菌器の一般的な要求事項　267
14.5　滅菌ユニット　268
14.6　大型滅菌器と小型滅菌器　269

14.6.1　大型滅菌器 270 ／ 14.6.2　小型滅菌器 270 ／ 14.6.3　コンピュータ制御のポーラス器材用大型滅菌器 272 ／ 14.6.4　自動卓上滅菌器　クラス B 277

日本語版への謝辞　278

資料

1）一般的な細菌とその特徴 279　2）一般的なウイルスとその特徴 280　3）SI 接頭辞 281　4）SI 単位 281　5）SI 単位への換算計数 282　6）温度換算表：摂氏℃→華氏°F／ケルビン°K 284　温度換算表：華氏°F→摂氏℃／ケルビン°K 285　7）飽和蒸気の圧力／温度一覧表（蒸気表）286　8）蒸気滅菌に必要な温度・時間の組み合わせ一覧表 287　9）大型滅菌器の規格 EN285 に準拠した滅菌工程（フルロード）の性能要件 288　10）大型滅菌器のバリデーション中の、圧力・温度の工程記録例 288　11）配管記号 289

出典一覧　290

索引　292

滅菌供給業務世界会議（WFHSS）　299

Part I

目に見えない生命体

1. はじめに

1.1 適正な感染管理を求める声が増している

病院やクリニックで患者の治療に使用されるあらゆる機器や医療材料は絶対的に安全なものでなければなりません。つまり、こうした機器や器材から病気が拡がる危険性は最小限に抑えなければならないのです。この絶えず存在する病気の脅威と闘うために欠かせない方法が、洗浄、消毒、滅菌です。特に致命的な疾病 AIDS（後天性免疫不全症候群）が世界中に拡がってからは、適正な感染管理を求める機運が一気に高まりました。また、汚染した手術器材を介して感染する B 型肝炎などの病気の影響により、洗浄、消毒、滅菌に関するより厳しいガイドラインを求める声が増しています。

1.2 本書が対象とする読者

本書は以下のような読者を対象に書かれました。
- 中央材料部の技術者・監督責任者で、洗浄、消毒、滅菌の技術的説明をわかりやすく簡潔に理解したい人
- 中央材料部の保守サービスや滅菌サービス業務の企画に携わる技術者
- 発展途上国で、滅菌サービスの促進または開発に携わる人

そのほかにも洗浄器、滅菌器を実際に操作、メンテナンスするなど、滅菌供給業務に携わっている人すべてに読んでいただきたいと考えています。

滅菌の目的とは、医療機器を患者に対して安全に使用できるようにし、患者と作業者の双方にとって不用意に危険が降りかからないよう処理することです。「確実な安全性の保証」、これが滅菌に携わる者の責務です。

本書は、滅菌供給業務を適正に遂行するための情報を提供することを目的としています。

1.3 滅菌：広範なサイエンスや技術が出会う世界

医療機器や医療材料が間違いなく安全に滅菌されるためには、滅菌器を操作する者が熟練しており、滅菌器が完全な状態にあることが不可欠です。

職務をしっかりと遂行するためには、作業者には以下のような広範な知識が必要とされます。

- 感染の原因となる生物の性質
- 病気の拡大を予防するための手段

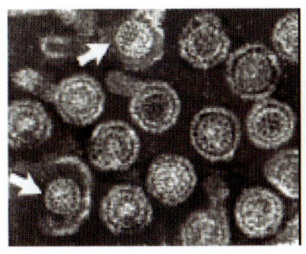

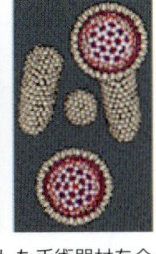

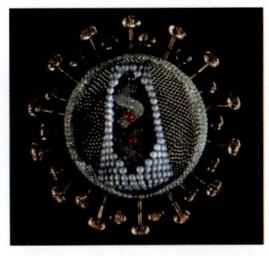

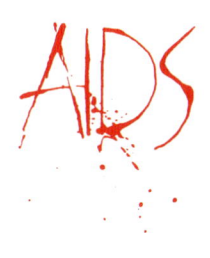

図1.1 B型肝炎ウイルス。汚染した手術器材を介して感染することが知られている。

HIVウイルスの不可思議なかたち。AIDSの原因となるウイルスで、全世界で多くの人々が犠牲となった。

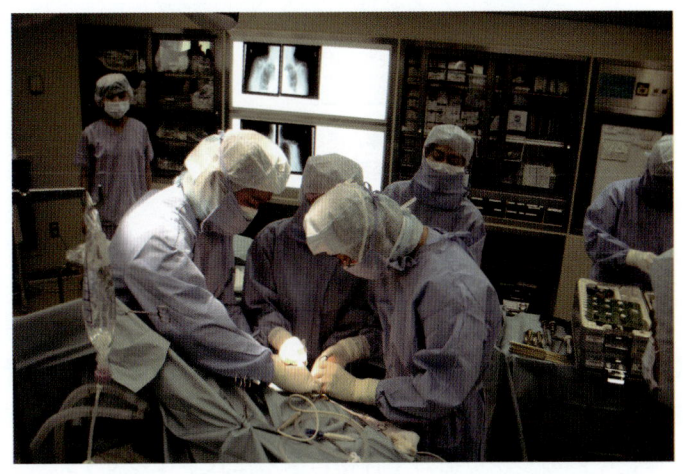

図1.2 手術室では、医療器材の滅菌が絶対的に必要である。手術を受ける患者、および手術スタッフの健康と安全は、滅菌供給業務に携わる者の手にかかっている。これらの器材が確実に滅菌されていること、それは滅菌に携わる者の責任である。

- 病気を惹き起こす生物を殺滅する方法
- 洗浄器、滅菌器の安全で正しい利用法
- 洗浄器、滅菌器の構造と操作手順
- あらゆる種類の被滅菌物とその包装法、また被滅菌物が滅菌剤（蒸気）に曝露した際に起きる現象
- 洗浄器、滅菌器の性能の確認方法

　読者の皆さんが滅菌器の修理や保守を行う技術者であれば、適切な技術的サービスを提供するためにさらに以下のような高度な知識が求められます。

- 滅菌器の個々の部品が果たす役割および構造
- 滅菌器の故障時の対処方法
- 洗浄器、滅菌器の発注時、据え付け時の適切な助言内容

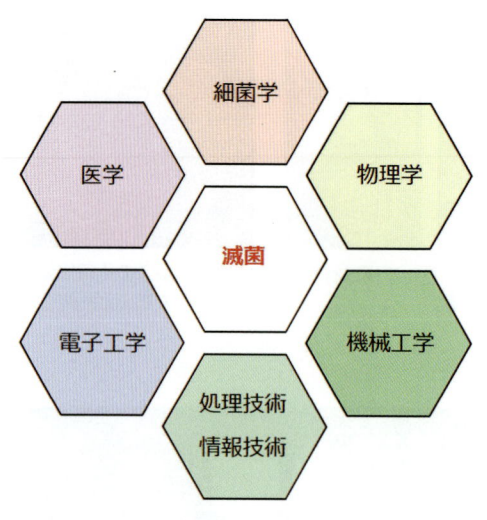

図1.3 滅菌という仕事。そこでは、わくわくするほど広範なサイエンスや技術が出会う。

　周知のとおり、滅菌とは、細菌学、医学、物理学、機械・電子工学、処理技術といった多くのサイエンスや技術が出会う分野です。つまるところ、滅菌とは「生」そのものと真っ向から取り組む分野であり、私たち自身を護るために、生と死とが邂逅する世界なのです。私たち人間を含む生命、そのあらゆる活力や神秘に満ちた仕事なのです。

1.4　滅菌＝難しい？

　「滅菌」というと取りつきにくい感じがあるかもしれません。しかし、この本はページをめくらずにはいられないよう、頭に入りやすいよう工夫を施しました。

- 医学的な訓練や経験は必要としません。どのページであっても、関連する用語には説明が加えてあります。
- 滅菌工程や機器の理解の助けとなる物理や工学の概念、原理は、初歩の初歩から解説しています。唯一の例外として、電気配線図が数カ所に掲載されていますが、電気配線図を正しく理解するには、基礎的な電気工学の知識が必要となります。
- わかりやすく読みやすい文章になるよう工夫しました。難解な言葉が使われているページでは、その意味を解説するか、意味が明らかになるような言葉づかいを心がけました。どうしても理解が進まない場合にも、Web上（chuzai.jp）の用語解説が理解の助けとなります。
- 250点以上用意されたカラー図説、写真、グラフ、表が本文の理解を深めます。
- 本書は学校の教科書としても使えますし、皆さん方自身の独習のために使うこともできます。

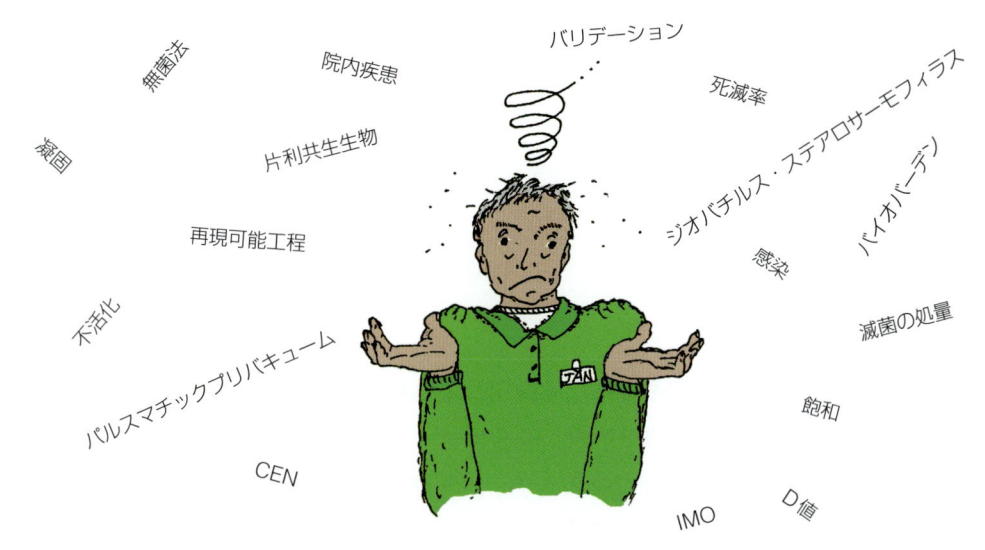

図1.4 どんな仕事でもそうであるように、滅菌の世界には独自の技術用語がある。その多くは、簡単なことにあえて難しい言葉を用いているのだが…。滅菌に関連する用語は、本書中で説明を加えている。

1.5　本書の主題：湿熱（蒸気）による滅菌

　本書は、中央材料部で利用されている滅菌方法のうち、もっとも一般的で安全な方法である高圧蒸気滅菌に主眼を置いています。その他の滅菌方法については、簡潔な解説にとどめていますが、さらに掘り下げた情報が必要な場合には、Web上（chuzai.jp）に掲げた参考文献をご覧ください。

1.6　医療機器に関する法規：滅菌に関するISOおよびCEN規格

　医療機器は、医療分野で重要な役割を担い、多かれ少なかれ患者や作業者を直接危険に晒すおそれがあるため、最低限の安全要件を満たすよう法整備がなされています。この法制では、安全性、公衆衛生、環境に関連したもっとも基本的な要求を規定し、それを「指令」として発令しています。ヨーロッパの法制では、「医療機器指令（MDD）」となっています。この指令によれば、滅菌器は医療機器の一種であって、指令の要求に正確に合致していなければなりません。

　器材の滅菌は、いまや最高水準の安全性、工程や作動の品質管理が求められる究極の工学分野となりました。過去には、独自の異なった内容の法制を敷いた国が数多くありましたが、国際的な交易量やコミュニケーションが増大するにつれ、滅菌に関する規格を改良しようという機運が高まりました。その結果、国際標準化機構（ISO）内で技術部会を発足させ、滅菌についての国際規格[1]を取りまとめることになったのです。関係する団体は欧州標準化委員会（CEN）です。

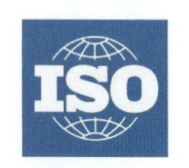

	International Organization for Standardization；	国際標準化機構（ISO） 世界の規格を策定する国際機構
	European Committee for Standardization；	欧州標準化委員会（CEN） 欧州規格を策定する委員会

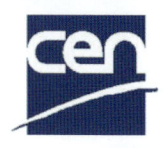

　将来的には、より多くの国家が規格作成機関による指令や関連規格を採用するようになるでしょう。そうなれば、医療機器や医療手続きはそのガイドラインに準拠すべきことになります。しかしながら、指令は義務である一方、ISO や CEN が作成した規格はあくまで任意に採用されるものという違いがあります。そして「CEN 規格に準拠している」という事実は、欧州の立法に準拠していることを対外的に立証することになります。また、欧州規格には付属書（Annex）があり、そこでは規格内にある要求事項が欧州指令（特に「医療機器指令」）[2]に準拠する際、指令のどの部分をもとに規格が作成されているかを明示しています。指令や規格については14章で詳述します。

各国の ISO 機関

　多くの国々では、標準化に関わる政府機関が ISO 関連業務に携わり、規格の翻訳や配布を行っています。以下はその一例です。

	英国	BSI	英国規格協会
	オランダ	NEN	オランダ規格協会
	フランス	AFNOR	フランス規格協会
	ドイツ	DIN	ドイツ規格協会

1　蒸気滅菌に関する最も重要な規格は以下のとおりです。
EN285　　　　大型蒸気滅菌器の要求事項
EN13060　　　小型蒸気滅菌器の要求事項
ENISO17665　医療器材の滅菌：医療器材の高圧蒸気滅菌工程の検証および日常管理に関する要求事項
EN556　　　　医療器材の滅菌：医療器材に「滅菌済み」と表示するための要求事項
2　Medical Device Directive（MDD）と呼ばれ、93/42EEC の番号で知られています。

規格協会についての詳しい情報は、国ごとの協会の Web ページを参照してください。

国家立法

通常、国ごとに医療機器や滅菌供給業務に関する法律があり、政府、自治体の Web サイトなどで情報を確認することができます。

1.7 遠隔地や被災地における滅菌法への提言

これまで見てきた規格による要求はたいへん厳しいため、水、電気、熟練技術者、高度技術のスペアパーツなどの物資・人的資源がままならない遠隔地においては必ずしも適切ではなく、また現実的でもありません。

しかしながら、限られた状況下であっても可能な限りガイドラインには沿うべきです。

> **Point** ISO や CEN 規格への準拠を将来の目標として掲げるべきである

2. 病気という「謎」（ミステール）

　人類史の薄明から、人は幾たびとなく病に苦しめられてきました。得体のしれない力がどこからともなく肉体を支配し、私たちの体を蝕むのです。膿爛れた大きなできもの、激しい疼痛、高熱などをもたらすこともあります。どんなに屈強な人でも、天然痘、ペスト、マラリア、エボラ熱などのような強力な病に冒されれば、命を落とすこともあります。それゆえに、長い歳月にわたって、病気とは人間にとって解くことのできない大きな謎であったのです。人はなぜ病気にかかるのか。病や死をもたらす「謎の力」とは、いったい何なのか、と。

　たかだか数百年前という近世、ようやく医療をめぐるテクノロジーが進化をはじめたころ、顕微鏡が発明されました。それは、人類にとって未知の扉を開く鍵となりました。1674年、のちに著名な科学者となるオランダ人織物商、アンソニー・ファン・レーウェンフックが顕微鏡を開発します。普段、顕微鏡は購入した織物の品質検査のために用いられていました。ところがある日、なにげなく池の水を顕微鏡でのぞいた途端、レーウェンフックは魂消ました。水滴の中には裸眼ではとても見ることのできない無数の微生物がうごめいていたのです。一滴の水は、命の拍動、生の祝祭に満ちあふれていました。このような、通常目にすることのできない微生物の世界が存在することは、それまで誰ひとり知ることのない新事実だったのです。

2.1　病気と小さな生物の関係

　たとえば、この本を手にするあなたの掌にも無数の微生物が存在し、命がけの争闘が繰り広げられています。しかし、フランスの生物学者ルイ・パスツールが微生物の一種である桿状菌と、牛や羊が罹る病気との間に相関関係があることを発見したのは、顕微鏡の発明からはだいぶ遅れて1877年のことでした。この炭疽病（脾脱疽）のために、これまでも数知れぬ家畜が犠牲になってきました。パスツールは、桿状菌が牛の体内に侵入することで炭疽病が発症する機序（メカニズム：仕組み）を突き止めたのです。この関係に気づいたことこそ、多くの病気の「原因」や「予防法」を解明する足がかりともなる偉大な発見だったのです。

　のちにパスツールは、多くの微生物は熱を加えることで殺滅することができることを発見しました。これにより、牛乳を長く新鮮に保存する方法（低温殺菌）に道を拓きました。同じ時期、ドイツではロベルト・コッホ医学博士がコレラの原因となる微生物を発見し、その蔓延を食い止める予防法を提案しています。

　およそこの世で生あるものはすべて、「有機体」と呼ばれます。さらに、裸眼では見ることのできない微小な生物や有機体は「微生物」と名づけられました。これまでに、それぞれ

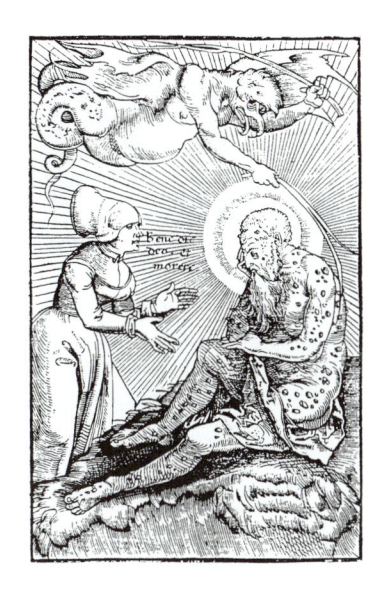

図2.1 長い間、梅毒、ポリオ、ハンセン病といった病気は人間にとって"大いなる謎"であった。

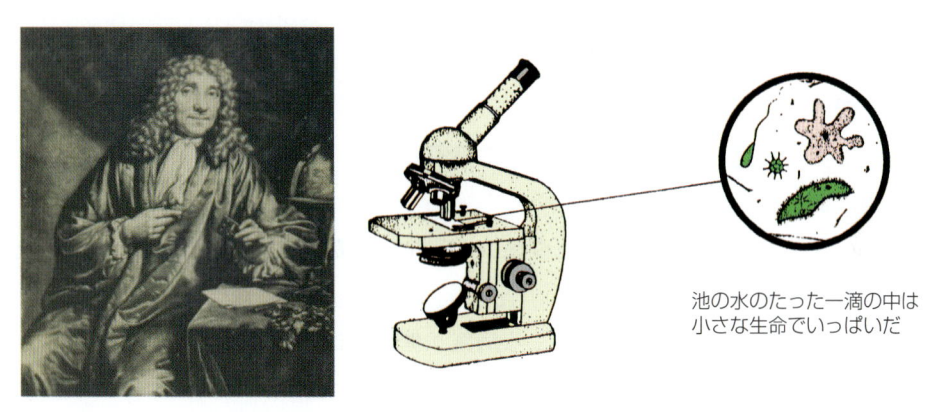

池の水のたった一滴の中は小さな生命でいっぱいだ

図2.2 顕微鏡の発見が未知の世界への扉を開いた。

特定の微生物が結核、コレラ、破傷風、天然痘、マラリアその他の伝染病の原因であることが解明されてきました。幾世紀かを経て、これらの病気は、いずれもそれぞれ異なる微生物が惹き起こす、という理解が深まったのです。

Point　多くの病気は微小な生物により惹き起こされていた

　ヒトと他の生物の関係、またその生物が病気をもたらす機序（仕組み）は、信じがたいほどに複雑なプロセスをはらんでいます。そのプロセスの全体像は、いまだ完全には解明されていません。エボラ熱や、爆発的な蔓延をもたらす死の病 AIDS などはその一例です。加えて興味深いことには、病気の原因となる微生物が発見される一方で、多くの微生物はまったく無害であるばかりか、その大部分は生命にとって必要不可欠な存在であることが実証され

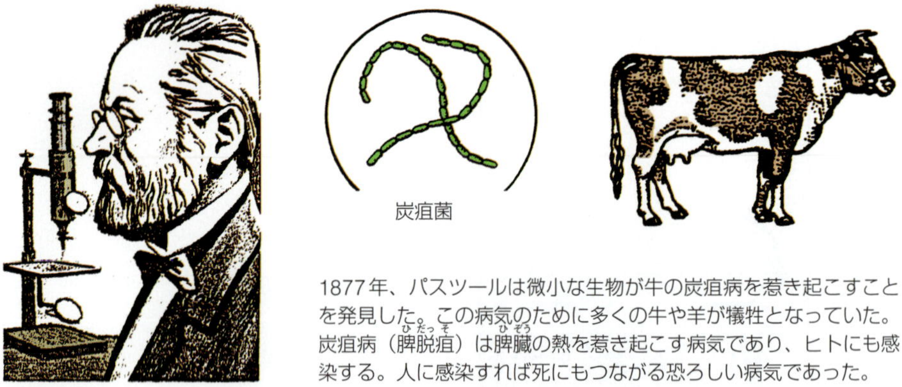

炭疽菌

1877年、パスツールは微小な生物が牛の炭疽病を惹き起こすことを発見した。この病気のために多くの牛や羊が犠牲となっていた。炭疽病（脾脱疽）は脾臓の熱を惹き起こす病気であり、ヒトにも感染する。人に感染すれば死にもつながる恐ろしい病気であった。

図2.3 ルイ・パスツールは微小な生物が病気を惹き起こすことを発見した。

るようになりました（詳しくは4章を参照）。

メモ
微生物以外にも、以下のように他の理由で罹る病気もあります。
- **怪我の影響**による病気
- 両親から子供へと遺伝する病気：**先天性の病気**など
- **栄養失調**による病気
- 人体に不可欠な、**ある種の物質（ビタミン、ミネラルなど）の不足**による病気：夜盲症はビタミンAの不足により起きます
- **人体部位（内臓など）の機能不全**による病気：糖尿病は膵臓の機能不全により惹き起こされます
- **精神的ストレス**による病気（バーンアウト：燃え尽き症候群など）
- 職場での**悪習慣、勤務環境**による病気：反復運動損傷など
- **生活習慣**による病気

3. 細胞：生命の構成単位

　どんな生物でもじっくり観察すると、しっかりと造り上げられた設計に基づいて、精緻に形づくられていることがよくわかります。

3.1　細胞、組織、器官、そして生物

　私たちは、たくさんの人間と共に生きています。また、たとえば犬、山羊、牛、草木、その他の多くの生物も人間と共生しています。その中には象や巨木のように大きな生物もいれば、ちっぽけな虫のような、小さな生物もいます。

　建築を例に取ってみましょう。建物を作るとき、ひとつひとつは小さなレンガでも、組み合わせれば壮大な建物を築き上げることができます。同じく、生物の体を築きあげているのも幾百万ものごく小さな細胞の組み合わせなのです。ひとつひとつの細胞はあまりに小さいので、顕微鏡を使わないと見ることができません。いくつもの種類があるその小さな細胞が、それぞれ異なった方法で互いに結合し、生き物の体や組織を築き上げているのです。

Point　どんな生物であっても、細胞こそが生物のしくみやはたらきの基本単位である

　細胞がどのように体を作っているか、より詳しく見ていきましょう。皮膚細胞は、互いに結びつきあって皮膚組織を築き上げています。また筋細胞も、互いに結びついて筋組織を築き上げています。筋組織が集まると器官となり、また、眼球、心臓、胃はいずれも組織が集まった器官です。細胞が組織を作り、組織が器官を築き上げます。

　そして、同じ機能をもったり、あるいは全体として一連の機能を担う「器官のまとまり」が器官系です。例えば、循環器系、骨、関節系、消化器系などは器官系の一例です。さらに、これらの器官系がまとまり、生物の身体を築き上げています。

Point　細胞 → 組織 → 器官 → 器官系 → 生物（身体）

　細胞の話に戻りましょう。細胞には細胞膜というとても薄い外膜があり、細胞膜の内部は主に細胞質という液体状の物質で満たされています。それはタンパク質など、あまたの微小粒子を含む混淆物ですが、その中でも最も重要なものが小さなタンパク質製造工場ともいえるリボソームです。

　また、細胞の中ほどには大きなボールや、嚢状の細胞核というものがあり、普通は円形や卵型をしています。細胞核には1つ以上の染色体、つまり分子量が大きなDNAが包み込ま

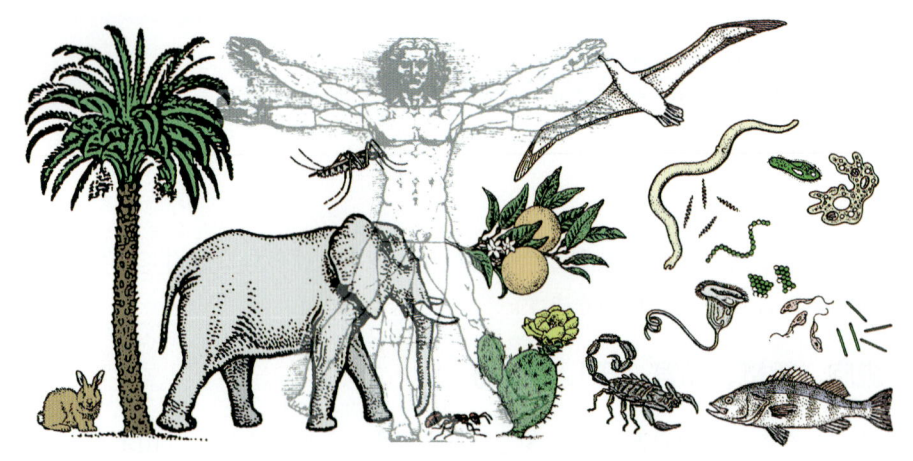

図3.1 神秘の力が、おどろくほど千差万別の生物を生み出した。馴染み深い生物がほとんどであるが、中には見慣れないものもあるかもしれない。私たちヒトも生物の一種である（言うまでもなく上図の生物は実寸ではない。実際よりも小さくまたは大きく見せている）。

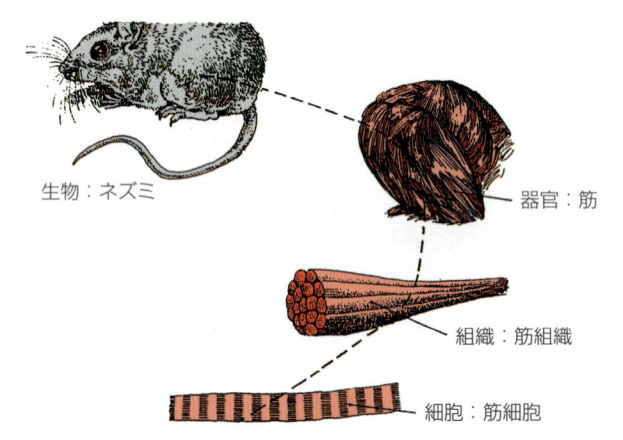

生物：ネズミ
器官：筋
組織：筋組織
細胞：筋細胞

図3.2 細胞は、生物のしくみやはたらきの基本単位である。筋組織の細胞から筋器官が成り、筋器官が筋器官系を構成し、他の器官系すべてが合わさって生物を形成する。ここに見る例では、ネズミがそうである。

れていて、生物を完全な組織にするしくみやはたらきについての情報を持っています。言い換えれば、染色体には次世代の生物を創造する情報が蓄えられているのです。染色体内の遺伝情報は、まとめてゲノムとして知られています。

　その細胞核の周りを核膜という別の薄い膜が包んでいます。細胞を細胞質で満ちた嚢や袋（細胞膜）と考えると、細胞核はその細胞質内にあるさらに小さな袋となります。多細胞生物の細胞だけでなく、単細胞生物の多くにもこうした細胞核があります。

　最後に、細胞核がある細胞から成る生物群を、真核生物（真の核を持つ生物）といいます。ヒト、動物、植物、菌類などの多彩な群もすべてが真核生物です。次図に示したのは、典型的な（真核）細胞の各部分です。

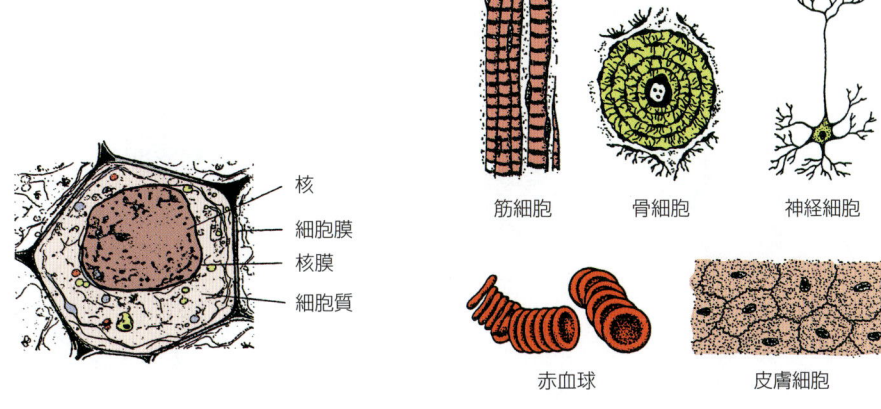

図3.3 a：細胞核（真核）を包み込む細胞の主要部　b：さまざまなはたらきをするヒト細胞

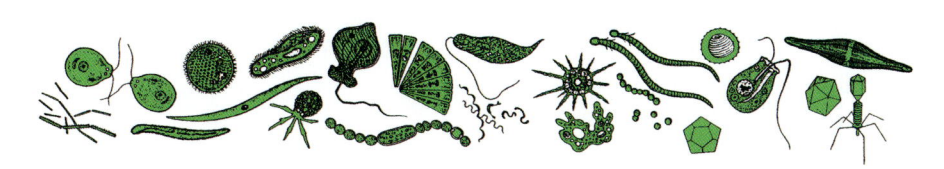

図3.4 ありとあらゆる微生物。どんなにちっぽけで目に見えない微生物であっても、驚くべき形状と模様で、実に美しく自分を表現している。

3.2　微生物

　ほんの数個、あるいはたった1つの細胞から成る生物もいます。こうした生物は他の生物と同じく自立して生きており、とても小さいので微生物と呼ばれています。ちっぽけな多細胞生物の多くと単細胞生物類は、細胞核があるからこそ、真核細胞なのです。

　単細胞の真核生物は原生生物として知られています。単細胞でも、細胞核がない生物類は原核生物（まだ核がない生物）といいます。この集団のなかでも最も重要な生物が細菌やウイルスで、単細胞生物よりもさらに小さな生き物です。ウイルスが生存し増殖するためには宿主（しゅくしゅ）を必要とします。こういったちっぽけな生物のすべてが本書の主人公だといえるでしょう！　病気を惹き起こす微生物は病原菌とも呼びます。

3.3　細胞はどのように作られているか

　あらゆる細胞は、他の細胞から作られます。細胞はさまざまな方法で（2つに）分裂します。普通は核が2つにわかれ、次いで細胞質が分裂し、核が1つずつある娘細胞（じょうさいぼう）2つに分離されます。

　体内のほとんどの細胞は分裂時に接しています。こうして、さらに多くの細胞が組織内にできてゆきます。組織が増殖し、器官が育ち、ヒトが成長するのです。

3. 細胞：生命の構成単位　21

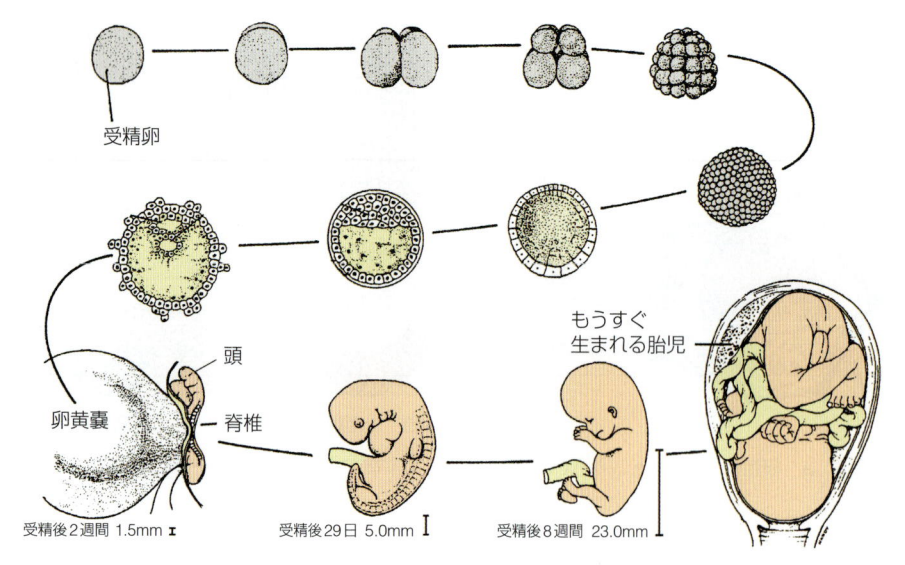

図3.5 成長することの不可思議さ：ヒトは1つの受精卵から細胞分裂を繰り返し成長してゆく。生物のなかで細胞はそれぞれの持ち場とはたらきがあり、全面的に依存しあっている。

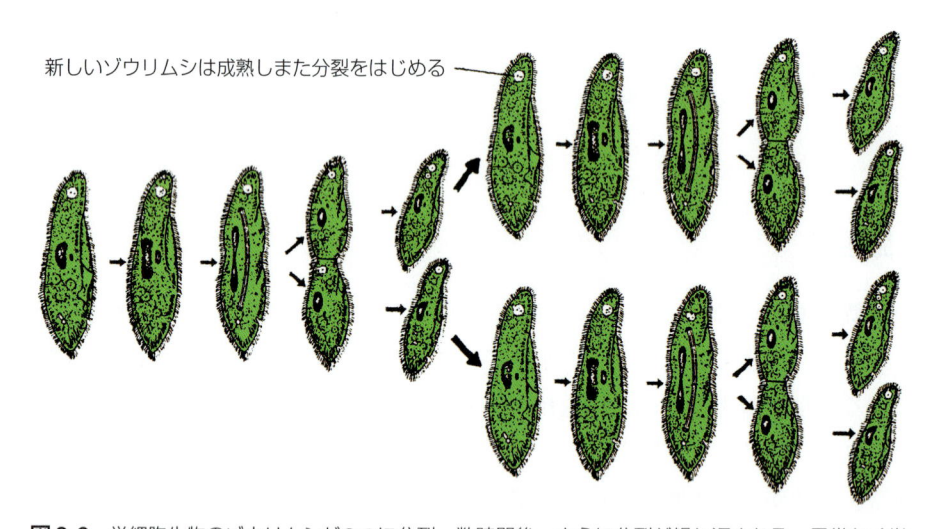

図3.6 単細胞生物のゾウリムシが2つに分裂。数時間後、さらに分裂が繰り返される。異常なく栄養が供給される限り、1日に何度でも分裂を繰り返す。同様に細菌や他の微生物も自己増殖を繰り返す。

　図3.4にあるように、多くの微生物はたった1つの細胞から成っています。単細胞生物が分裂すると、娘細胞は互いに分離し、1つの細胞が2つの娘細胞になり、それぞれ自立して生きてゆきます（図3.6を参照）。

3.3.1　微生物の急激な増殖

　栄養が充分にあり、湿度、温度も適当という好条件があれば、微生物（病原菌も）は20分も経たずに分裂します。1時間で3回分裂し、8つの微生物になります。6時間後には

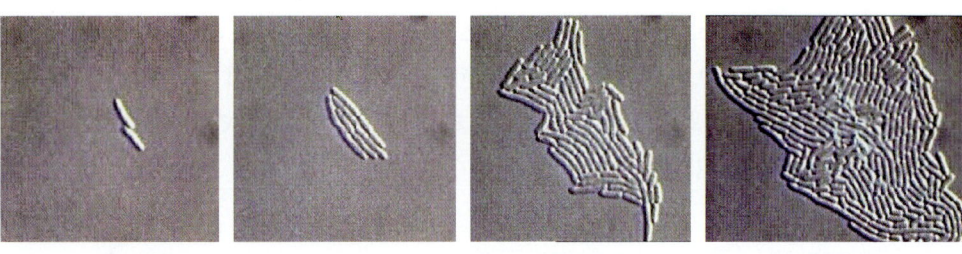

図3.7 細菌の増殖

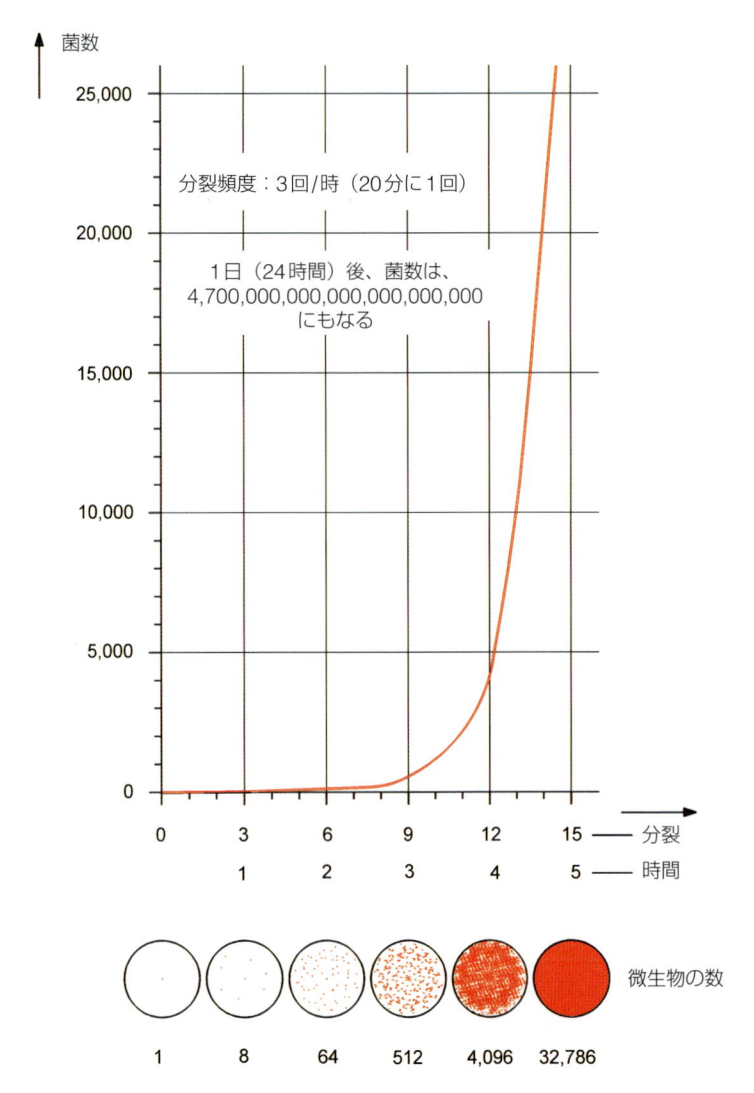

図3.8 条件が良ければ、微生物は短時間でとてつもない数にまで自己増殖する。円内に示した図例では、1つの細菌が20分ごとに分裂している。20分で初めて分裂し、2つの細菌になる。40分後（2×20分＝40分）には4個になり、60分（3×20分＝60分）後には2×2×2＝8個となる。2時間が経ち（6×20分＝120分）、6回目の分裂後は2×2×2×2×2×2＝64個となる。時間が経過し分裂がすすむにつれ、増殖が急激に加速してゆくのが見てとれる。

3. 細胞：生命の構成単位

6×3 = 18回分裂し、約65,000個の微生物が誕生し、1日ともなると72回分裂して全部で4,700,000,000,000,000,000,000個もの微生物が生まれます。これは、想像を絶する数であり、いかに微生物が危険であるかを物語っています。わずかな時間で微生物は膨大な数に増殖するので、病気は瞬く間に全身に拡まってゆくのです。

> **Point** 微生物は瞬く間に膨大な数に自己増殖する
> 病原菌のほとんどに認められる、大きな危険要因のひとつである

こういった大きな数字を見てしまうと、誰もが、一日で病気にかかったり、死んだりしたりしないことは驚くべきことではないでしょうか？しかし、私たちの体には他からの攻撃に対する備えがあります、招かれざる侵入者を撃退する高度な防御システムが私たちの体には用意されています。だからこそ、ヒトが健康でいられるのです。ヒトの防衛システムについての詳細は5.4をご参照ください。

微生物の増殖にも限界や停止が訪れます。その理由とは以下のようなことです。

- 数が多くなりすぎて、栄養が充分でなくなったり、すべての菌に栄養がゆきわたらなくなったりすると、細菌の大半が餓死してしまいます。
- ヒトと同じで、微生物も排泄します。増殖が進むにつれ排泄物の量が増えると有毒化する排泄物に埋もれてしまいます。これも増殖の限界となります。
- 微生物の多くは生きてゆくために酸素を必要とします。過剰に増殖しすぎると、その数に見合う酸素が得られずに死滅します。

微生物がどのように成長し増殖するかは、生物の種類、栄養、水の有無、温度など多くの要因に左右されます。

4. 微生物学：微生物の研究

　前章で学んだとおり、世界には大きな生物だけでなく、数えきれないほど多くの種類の微生物が存在することがわかってきました。事実、目に見える大きな生物よりも、微生物の種類の方が多いのです。顕微鏡などを用いそれらをつぶさに調べると、微生物についてより多くのことがわかります。微生物の研究は微生物学と呼ばれます。微生物は微小ですが、人間の生命に大きな影響を与え、中には人間の生存に欠かせないものも存在します。胃の中には食べ物の消化を助ける菌が数多く存在し、パンやビールの発酵には微生物の力を借ります。微生物はまた、排泄物を分解し、他の生物の栄養素に作り変えてくれます。眼には見えませんが、生命のサイクルで大事な働きをしているのです。しかし、中には危険な微生物もおり、命にかかわる病気の原因ともなり、病原菌（パソジェニック：パソ＝病気、ジェニック＝原因）と呼ばれます。以下は、私たちの身の周りにいる微生物の数を実感してもらうための数値です。

表4.1 身の周りにいる信じがたい数の微生物

場所	数（概数）	数（指数）[3]	単位
糞便	1,000,000,000,000～100,000,000,000,000個	10^{12}～10^{14}	/グラム
皮膚	1000～1,000,000個	10^3～10^6	/cm^2
湿土	10,000,000～10,000,000,000個	10^7～10^{10}	/グラム
川の水	～10,000,000個	10^7	/ml
水道水	～100個	10^2	/ml
埃っぽい空気	1,000個以上	10^3	/リットル

---

[3] 非常に大きい数字や小さい数字に用いる指数表記
自然科学の世界では、非常に大きい数字や小さい数字がよく用いられます。たとえば、微生物の数や大きさなどです。このような極大、極小の数値をコンパクトに表す方法が生み出され、指数表記または科学表記と呼ばれます。指数表記は通常の記数法にあるゼロの数を指数で表します。「メガ」や「ギガ」などのSI接頭辞のリストは資料3も参照してください。

極大数	ゼロの数	指数表記	極小数	ゼロの数	指数表記
1	0	10^0	1/1	0	10^{-0}
10=10×1	1	10^1	1/10	1	10^{-1}
100=10×10	2	10^2	1/100	2	10^{-2}
1,000=10×10×10	3	10^3	1/1,000	3	10^{-3}
10,000=10×10×10×10	4	10^4	1/10,000	4	10^{-4}
100,000=10×10×10×10×10	5	10^5	1/100,000	5	10^{-5}
1,000,000=10×10×10×10×10×10	6	10^6	1/1,000,000	6	10^{-6}
etc...					

表4.2 さまざまな微生物

微生物の分類	大きさ	細胞構造	グループ（核の）	目視の可否
蠕（ぜん）虫	0.1mm〜＞1m	多細胞	真核生物	充分目視できる
真菌	5μ〜＞1m	単細胞または多細胞	真核生物	目視できるものもあるが、ものにより顕微鏡
真菌の芽胞		単細胞	真核生物	
原虫	2〜20μ	単細胞	真核生物	顕微鏡
細菌	0.3〜10μ	単細胞	原核生物	顕微鏡
細菌の芽胞		単細胞	原核生物	顕微鏡
ウイルス	0.002〜0.3μ	RNA または DNA（被膜の有無を問わず）	―	電子顕微鏡

1ミクロン＝1μm＝1/1,000,000m＝1/1,000mm＝10^{-6}m

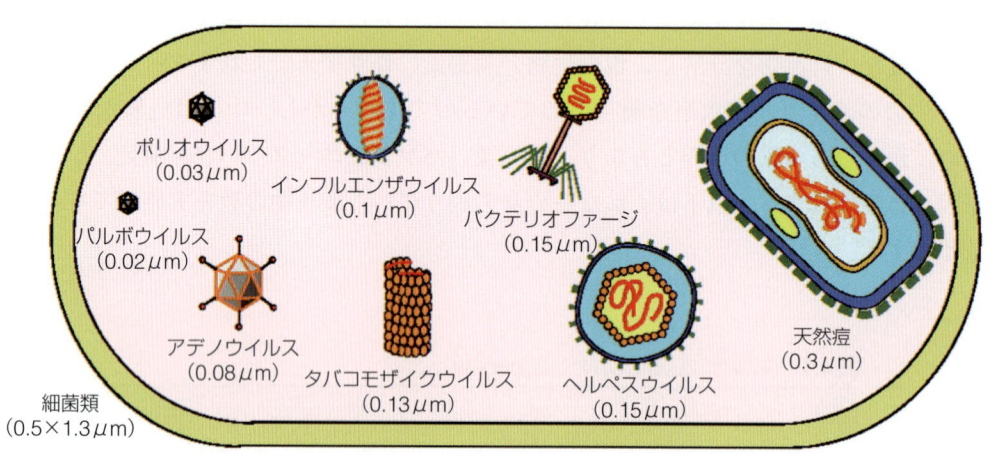

図4.1 他の微生物と比べたウイルスの大きさ

4.1 さまざまな微生物

　動物や植物にいろいろな種類があるように、微生物にもさまざまな種類が存在します。中には肉眼で見えるものもいますが、高性能な電子顕微鏡を使わないと見えないものもいます。図4.1、4.2、4.3は微生物の大きさと特徴について示したものです。

4.1.1 蠕虫

　蠕虫の多くは肉眼で見ることができます。大半がヒトの腸内に生育し、病気の原因となります。たとえば、回虫、鉤虫、サナダ虫などは蠕虫です。かゆみ、疲労感、貧血などの原因となり、命に係わることもあります。ビルハルツ住血吸虫症も蠕虫が原因です。

4.1.2 真菌

　真菌は極めて単純な植物で、その大半が単細胞生物です。しかし、中には多くの細胞を持

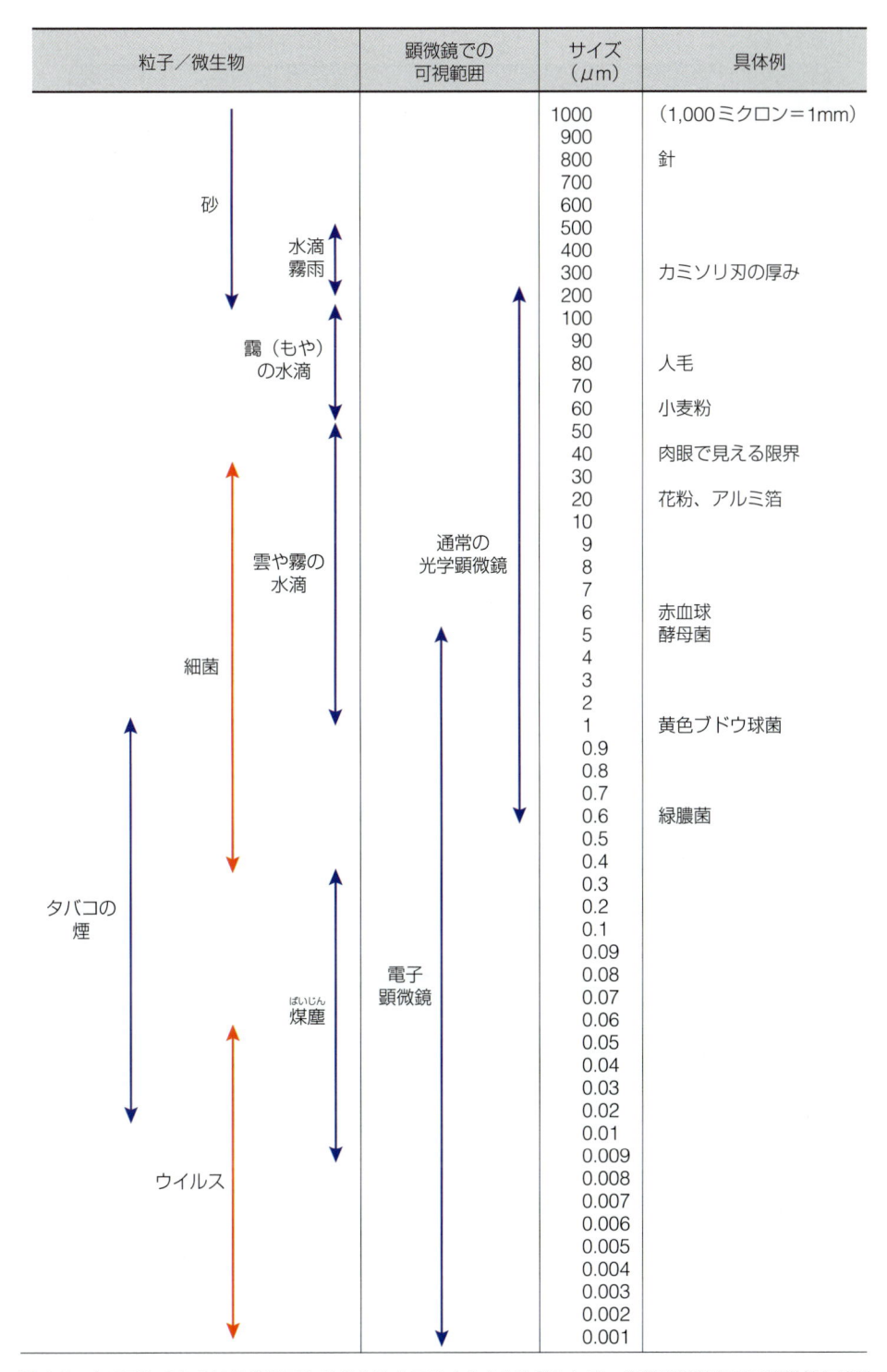

粒子／微生物	顕微鏡での可視範囲	サイズ（μm）	具体例
		1000	(1,000ミクロン＝1mm)
		900	
		800	針
		700	
砂		600	
	水滴	500	
	霧雨	400	
		300	カミソリ刃の厚み
		200	
		100	
	靄（もや）の水滴	90	
		80	人毛
		70	
		60	小麦粉
		50	
		40	肉眼で見える限界
		30	
		20	花粉、アルミ箔
		10	
	雲や霧の水滴	9	
		8	
	通常の光学顕微鏡	7	
		6	赤血球
		5	酵母菌
細菌		4	
		3	
		2	
		1	黄色ブドウ球菌
		0.9	
		0.8	
		0.7	
		0.6	緑膿菌
		0.5	
		0.4	
		0.3	
		0.2	
タバコの煙		0.1	
		0.09	
	煤塵（ばいじん）	0.08	
		0.07	
	電子顕微鏡	0.06	
		0.05	
		0.04	
		0.03	
		0.02	
		0.01	
		0.009	
		0.008	
ウイルス		0.007	
		0.006	
		0.005	
		0.004	
		0.003	
		0.002	
		0.001	

図4.2 身の周りのあらゆる微粒子から微生物までの大きさを比較した表。光学顕微鏡や電子顕微鏡を使用する場合に見える大きさの範囲も記載した。

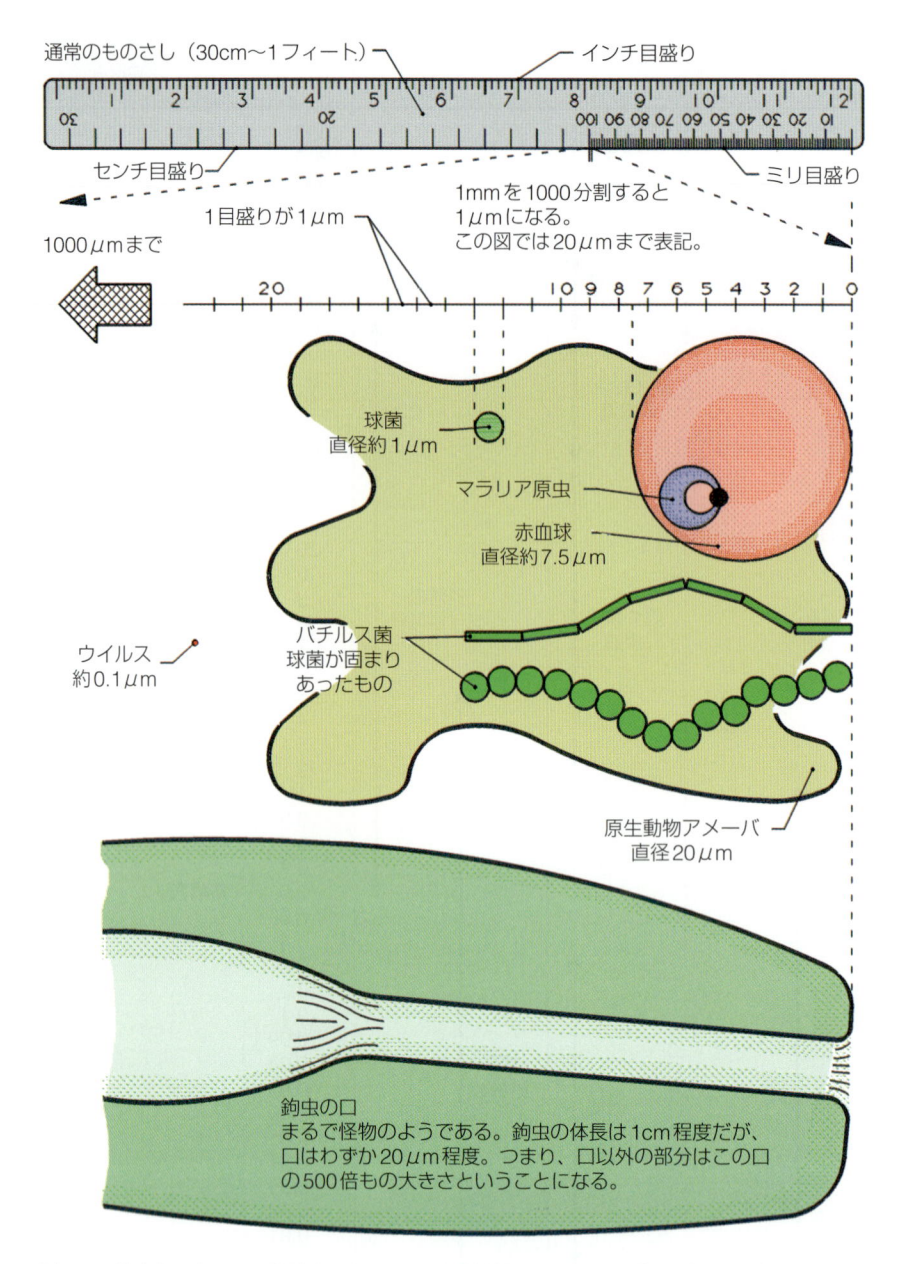

図中ラベル:
- 通常のものさし（30cm〜1フィート）
- インチ目盛り
- センチ目盛り
- ミリ目盛り
- 1mmを1000分割すると1μmになる。この図では20μmまで表記。
- 1目盛りが1μm
- 1000μmまで
- 球菌 直径約1μm
- マラリア原虫
- 赤血球 直径約7.5μm
- ウイルス 約0.1μm
- バチルス菌 球菌が固まりあったもの
- 原生動物アメーバ 直径20μm
- 鉤虫の口 まるで怪物のようである。鉤虫の体長は1cm程度だが、口はわずか20μm程度。つまり、口以外の部分はこの口の500倍もの大きさということになる。

図4.3 微生物の大きさの比較表。ものさしを比較対象にしている。「球菌」と呼ばれる球形の細菌は、直径約1μm（1,000分の1mm）。つまり、この菌を横に1,000個並べてようやく1mmの長さになるということになる。髪の毛の太さをこの図中で示そうとすれば、図の全幅の3倍もの大きさになってしまう。

つものもあり、肉眼で確認することができます。植物同様、自力では移動することができません。ビールの発酵やパンの発酵に使う酵母菌は、真菌の一種です。ペニシリンも真菌により生成されます。しかし、その中には病気の原因となるものもおり、たとえば水虫、たむし、白癬(はくせん)などがいます。白癬(はくせん)は蠕虫によってではなく、リング型に成長した真菌により起こります。アスペルギルスやクリプトコッカス・ネオフォーマンスなどの真菌は、肺や脳など

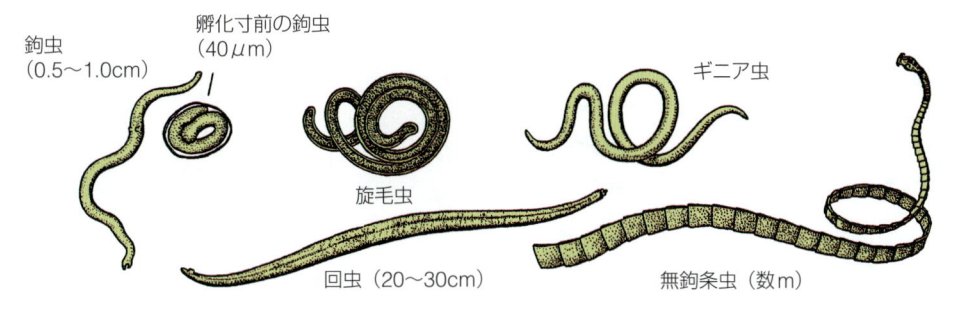

図4.4 数mmから数mのものまで、蠕虫の大きさはさまざまである。腸内に棲息し、病気の原因となる蠕虫には多くの種類がある。回虫やサナダ虫は便中に見えることがあり、不潔な水を飲んだり充分に加熱していない肉類を食べたときに、体に入り込むものもいる。

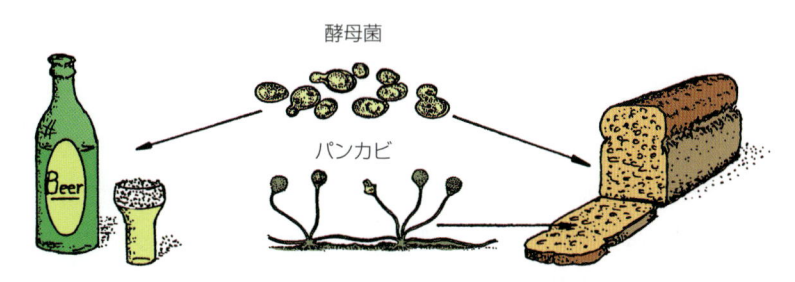

図4.5 真菌。酵母はパン作りやビールの発酵に役立つ真菌の一種であり、また真菌は死滅した有機物の分解にも一役買っている。パンを食べずに放置すれば、他の真菌によってパンはカビてしまう。

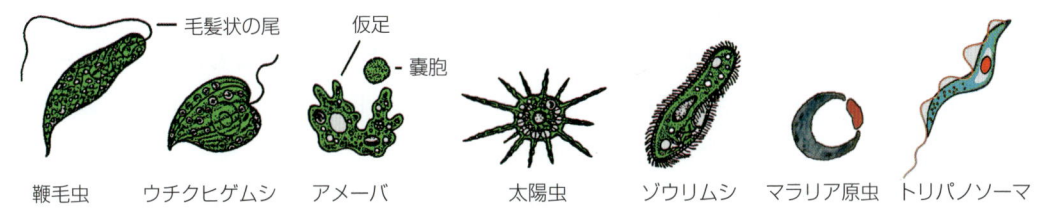

図4.6 原虫：美しくも奇抜な形をしているが、ときに危険な「殺し屋」になる。マラリアはプラスモジウム属のマラリア原虫という、血中に棲息し、成長、繁殖する寄生原虫が原因である。

の器官にも感染します。黒色アスペルギルスは、風呂場や冷蔵庫の側面の黒い部分などで見たことがあるのではないでしょうか。

4.1.3 原虫

　原虫は真菌よりも小さく、10～20μmほどの大きさで、真核細胞により構成されています。アメーバは原虫の一種で、いわゆる「足」（仮足）をゆっくり動かして移動します。中には、髪の毛のようなしっぽを魚のように動かして速く移動するもの、植物のような「種」を撒くものも存在します。この「種」は嚢胞と呼ばれ、乾燥や熱にも耐性があります。原虫

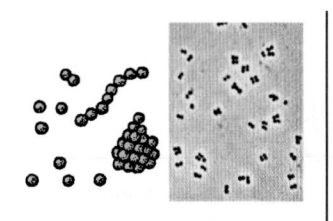

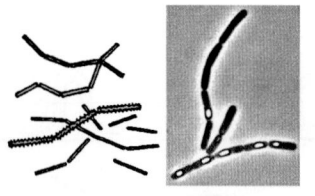

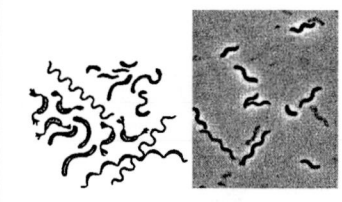

球状：球菌	桿状：バチルス菌	らせん状：らせん菌（スピリノレム）
（膿瘍、産褥熱）	（炭疽、結核、破傷風）	（梅毒）

図4.7 細菌は形状により分類ができる。併記したのは細菌が原因となる病名。

によって起きる代表的な病気がマラリア（プラスモジウム属のマラリア原虫が原因）、眠り病（トリパノソーマ原虫が原因）、アメーバ症（アメーバが原因）などです。

4.1.4 細菌

細菌はとても小さいため、顕微鏡がなくては見ることができません。そのため、人類は長い間その存在にさえ気づきませんでした。細菌の大きさは0.3〜10μmであり、単一の細胞でできています。先述の微生物との大きな違いは、細胞核がないことです（原核生物）。

すでに何千もの細菌が発見されていますが、その多くは無害か、または私たちの生命にとって不可欠なものです。細菌は枯れた植物や動物の死骸を化学的に分解し、植物の成長に再利用できるようにします。細菌の働きがなければ、生命は死に絶えてしまうのです。他の種類の微生物同様、中には重篤な病気の原因になるものも存在します。多くの細菌は、人体表面および体内では適切な温度の下で栄養が供給されるため、成長が促進されます（3.3参照）。結核、百日咳、淋病、その他の多くの病気は細菌によって起きるものです。ヨーロッパでは2011年に腸管出血性大腸菌（EHEC）が大流行しました[4]。一般的な細菌の基本情報リストは資料1を参照してください。

細菌を分類するには、まずその形状から分ける方法があります。ふたつめは、グラム染色法という細菌を染色する際の特性による判別法です。この染色法により、アルコールの細胞膜への浸透性を知ることができます。グラム染色法により、細菌は青紫（アルコールが浸透しない）または赤（アルコールが浸透する）のいずれかに染色されます。色が青紫だとその細菌はグラム陽性と呼ばれ、赤い場合にはグラム陰性と呼ばれます。他の分類法としては、好気性と嫌気性の分類、栄養的分類などによる分類法があります。

---

4 腸管出血性大腸菌（EHEC）は、恒温動物（ヒト含む）の腸内に見られる菌である大腸菌の別種です。EHECは出血性腸炎の原因となり、高頻度で重篤な腎臓合併症を惹き起こします。2011年5月にはドイツを中心に数千の感染例が出て、そのうち50人が命を落としました。

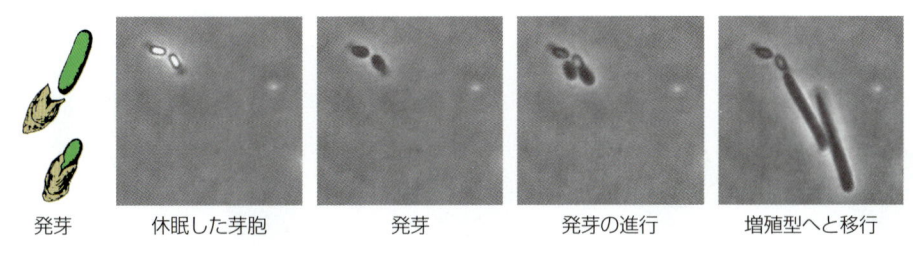

| 発芽 | 休眠した芽胞 | 発芽 | 発芽の進行 | 増殖型へと移行 |

図4.8 細菌芽胞の発芽と成長（ボツリヌス菌）。植物の種子の発芽と類似したプロセスである。

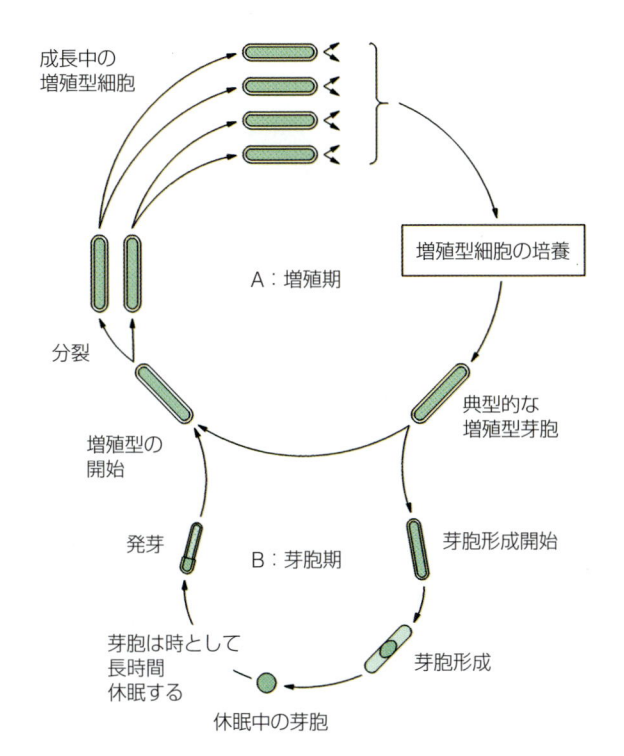

図4.9 芽胞を作る細菌のライフサイクル
A. 成長と分裂の通常サイクル
B. 環境が悪くなったときに芽胞を形成。生存環境が改善すれば再び発芽する。
自分に不利の時は隠れ、眠り、時が来れば目覚める。私たち人間も、この細菌のようにできればよいのだが…。

芽胞を形成する細菌

　細菌によっては、植物が種子を出すように芽胞を形成するものもあります。たとえば、生存条件が厳しくなると、体殻を使って自らを強固なシェルターにします。水分が無くなって縮み、いわゆる睡眠状態に入り、その間は非常に過酷な環境でも生き残ることができる[5]わけです。この状態になると栄養も水分も不要であり、低温でも高温でも生き残ることができます。

---

[5] 生物は通常の形態（増殖期）にある場合、あるいは増殖期に戻ることができる場合に「生存している」とみなされます。たとえば、芽胞は（休眠状態にあっても）死滅しておらず、正常の状態に戻ることができます。言い方を変えれば、今生きているもの以外に、「生きている状態に戻れるもの」も死んでいるのではなく、生存能力があると考えられます。

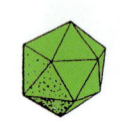

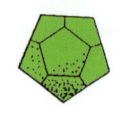

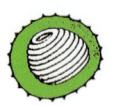

| アデノウイルス | ポリオウイルス | インフルエンザウイルス | タバコモザイクウイルス | バクテリオファージ |

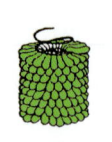

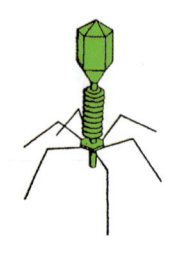

図4.10 最小の生命体ウイルス。その驚くべき姿は美しくさえある。細菌を食べるウイルスはバクテリオファージ（バクテリア（細菌）を食べる菌）と呼ばれ、インフルエンザ、ポリオ、AIDS、SARSなどはウイルスが原因である。

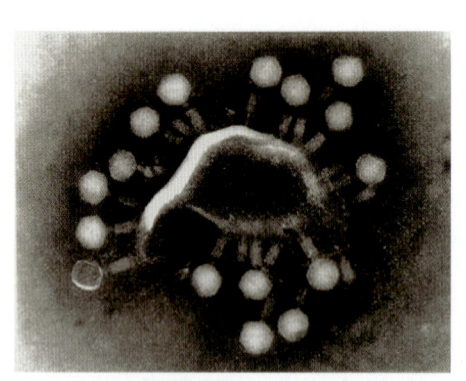

図4.11 a 驚異の生命活動。極小の世界で繰り広げられる命のやりとり。細菌（アセトバクタースポキシダンス）を攻撃するバクテリオファージ。

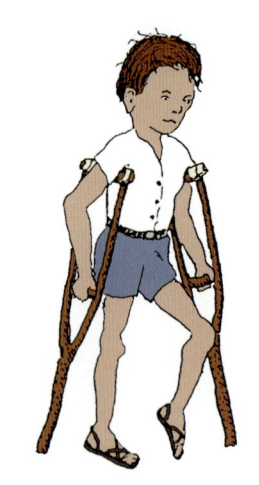

b 最強の生物が、最小の生命体により障害を負わされ、あるいは殺されたりする場合もある。身体の大部分を麻痺させるポリオ。これもウイルスによるもの。

体内のように栄養も水分も豊富で温度も適切な状態へと環境が改善されると、再び発芽し通常の活動的な（増殖型）細菌に戻ります。こうした芽胞を生み出す一部の細菌は極めて危険です。代表例が破傷風菌（破傷風の原因）や炭疽菌（炭疽の原因）です。

4.1.5 ウイルス

ウイルスは、最小の生物です。細菌よりもはるかに小さく、細菌の100〜10分の1ほどの大きさです。あまりに小さいため、発見されたのは近代のことで、1939年にアメリカの科学者、ウェンデル・スタンリーにより細菌を捕食するウイルスが発見されました。それが、バクテリオファージ（バクテリア（細菌）を食べる菌）です。スタンリーは新型の電子顕微鏡（現在では1,000,000倍以上にも拡大することが可能）を使用しました。ウイルスは少量の遺伝物質（核酸、DNAやRNAなど）を持ち、タンパク質でできた「殻」に包まれて

いて、生物の細胞の中でのみ増殖できます。自らが増殖するために、宿主の複製機構を利用します。まさに寄生そのものです。ウイルスには全く無害なものもありますが、一部はインフルエンザや、肝炎、狂犬病、エボラ熱などの出血熱[6]といった危険な病気を惹き起こします。免疫システムを攻撃する恐怖の病気 AIDS もまたウイルスが原因です（図1.1参照）。2003年初頭、世界は SARS（重症急性呼吸器症候群）という新たな病気に直面しましたが、これもウイルスが原因であることがわかりました。

かくも小さく目に見えないような生き物が、最強の生物、つまり人間の命を奪うことができることを思うと、ただただ驚くしかありません。一部のウイルス性の病気に対する薬は開発されましたが、エボラ熱などに対する薬はまだありません。このような病気に対しては、人間の防御システム（免疫システム。5.4章で詳述）により治癒するほかありません。あらかじめウイルスを弱めたものを注射することで多くのウイルス性の病気から体を守ることができます。詳細は次章で解説します。

4.1.6 プリオン

今まで見てきた病原となるあらゆる微生物は、増殖に必要な遺伝物質（DNA／RNA）を持っています。

一方で、タンパク質（あらゆる生物を形づくる物質）のみから構成されると見られる感染体が原因である病気も発見されました。それがプリオン病です。かつては、このような感染体が原因だとは考えられませんでしたが、特に良く知られているのが狂牛病です。正式名称を牛海綿状脳症（BSE）と呼び、主に牛の神経中枢（脳）に作用し、徐々に脳障害を惹き起こし、やがては死に至らしめます。ヒトにも起こりうる類似の病気があり、クロイツフェルト・ヤコブ病（CJD）と呼ばれ、いまだその治療法は確立されていません。しかし、ヒトにとっても稀有な病気です。

この病気の原因と思しき感染性タンパク質はプリオン（タンパク質性感染粒子）と呼ばれています。ヒトも動物もプリオンによる感染の可能性があります。非感染性プリオンは、ヒトを含んだあらゆる生物にあり、通常は生成と崩壊を繰り返しています。この正常プリオンはプリオンタンパク（PrP）と呼ばれ、病気の原因にはなりません。

しかし正常なプリオンタンパクが突然変異することが研究でわかりました。形状が変異したプリオンタンパクは、前述のとおり病気を惹き起こすおそれがあります。この変異は、正常なプリオンタンパクと病んだ折り畳み形状を持つ感染性プリオンタンパクの相互作用によって生じます。正常なプリオンタンパクはくるくるリボンのようならせん構造であり、感染性になると平坦な構造になると考えられています。ひとたび構造が変わると、他の正常なプリオンタンパクにも構造変化を惹き起こし、感染性のある形状に変えてしまいます。まるで、平和な町に厄災をもたらす悪魔のようです。さらに、構造変化により正常なプリオンタ

6　ウイルス性出血熱（VHF）も、突発性出血をする点で共通しています。

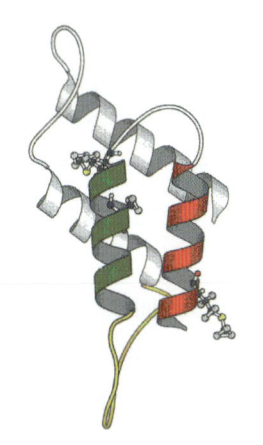

らせん構造を有した正常な
プリオンタンパク（PrP）。

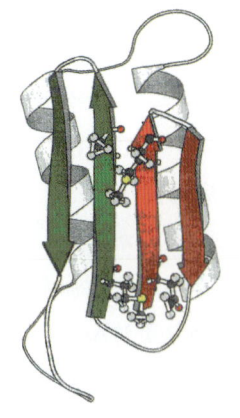

感染性のプリオンタンパク
（PrPsc）。らせん構造が解
かれひだのあるシート状に
なっている。

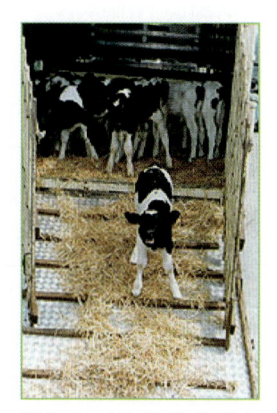

狂牛病／牛海綿状脳症
（BSE）はプリオン病であ
り、欧米をはじめ大問題と
なった。

図4.12　プリオンタンパク構造の理論モデル

ンパクの崩壊を止めてしまうので、病んだ折り畳み形状を持つ感染性プリオンタンパク[7]が蓄積される原因となります。このひだ状のプリオンタンパクは、何らかの原因で脳細胞の死を招き、脳の中に海綿（スポンジ）状の穴を作り出します。それゆえ、海綿状脳症と呼ぶのです。CJD（クロイツフェルト・ヤコブ病）患者の角膜移植や、感染性プリオンで汚染された脳神経外科用の器材から感染した例もありました。

　プリオンの不活化はとても困難で、細菌やウイルスを滅菌する方法では不充分です。そのため、プリオン病であると思しき患者に使用した器材の滅菌、消毒には特別な処理が必要です。推奨される工程については、厚生労働省の指針を参考にしてください。

4.2　生物の命名法

　Mycobacterium tuberculosis（結核菌）、*Bacillus anthracis*（炭疽菌）、*Staphylococcus aureus*（黄色ブドウ球菌）。微生物がどうしてこのような名前になったか、疑問に思ったことはありませんか？　これは、生物の標準的な命名法に基づいたものなのです。医学では共通語として伝統的にギリシャ語やラテン語が人体の部位や医療行為などを表すために使われています。また、生物を表すためにもこれらの言語が用いられています。たとえば、ヒトは"*Homo sapiens*（ホモ・サピエンス）"といいます。ハエは、"*Musca domestica*（ムスカ・ドメスティカ）"といい、トウモロコシは、"*Zea maize*（ズィー・メイズ）"といいます。前の単語が生

---

[7] 感染性のプリオンタンパク（PrPsc）の"sc"は、羊や山羊の神経中枢に起こる病気、"Scrapie"（スクレイピー）からきています。この病気がそのように呼ばれるのは、感染した動物が皮膚をこすり（Scrape）つけるからであり、プリオンはその"Scrapie"という言葉に由来しています。病原性のプリオンタンパク（PrPsc）は、スクレイピーの原因となる物質です。

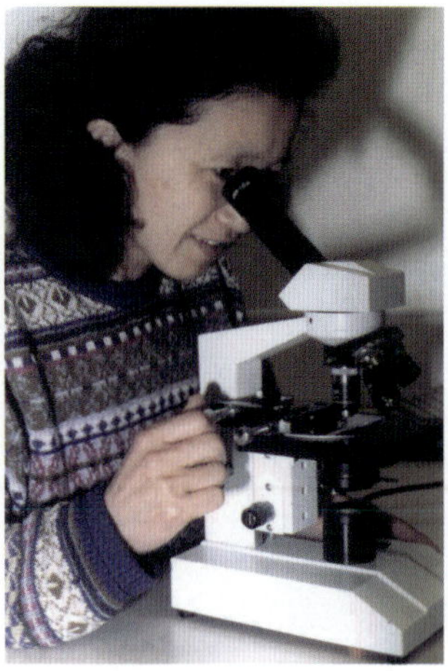

図4.13 自分の眼で観察する。それが微生物のミステリーを体感する一番の方法である。

物の科や属を表し、属を表す場合は必ず大文字で始まります。それに続く単語が具体的な生物の名前を表し、「種」と呼びます。種の名前は、必ず小文字で始まります。活字では、どちらの語もイタリック体で記され、タイプライターや手書きなどの場合、イタリック体を表示できないので、代わりに下線を引きます。属名はときに短縮され、たとえば "*Escherichia coli* =エシュリキア・コリ（大腸菌）" は "*E.coli*" のように略して表記されます。どの属名にも、標準的な短縮法があります。

4.3　微生物と出会う

機会があれば、身の周りにある小さな生き物の驚嘆すべき世界を楽しんでみましょう。自分の眼で観察する。それが微生物の神秘を体感する一番の方法です。

4.3.1　顕微鏡を覗いてみる

もし検査技師が身近にいれば頼んで、顕微鏡で微生物を見せてもらいましょう。川の水、血液、糞便などの中に、観察に恰好の検体が見つかるはずです。

4.3.2　培養してみる

肉眼だと微生物をひとつひとつ見ることはできませんが、条件が整えば膨大な数に増殖することがわかっています。このような大きな微生物の集まりをコロニーといいます。微生物のコロニーの多くは肉眼でもくっきりと見ることができます。微生物のコロニーを育てることを「培養」と呼びます。

培養するには以下のものが必要です。

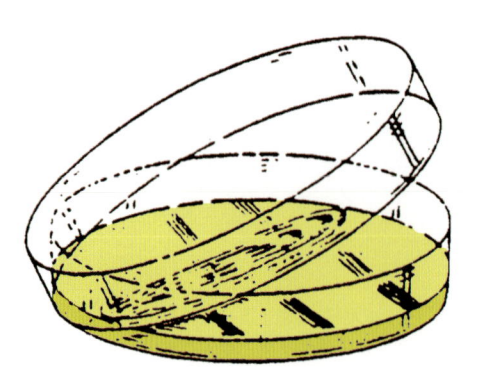

蓋つきのペトリ皿

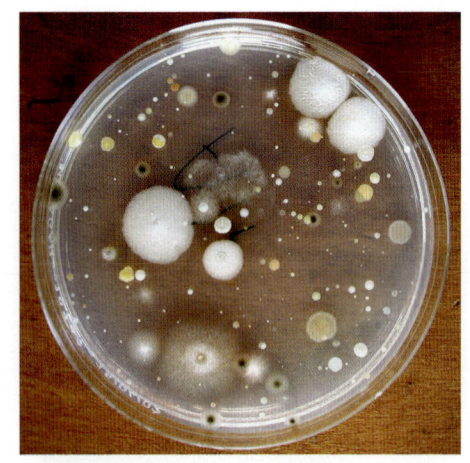

ペトリ皿の蓋を開けたまま30分放置したときの大規模なコロニーの増殖。生命があらゆるところにいるのがわかる。

図4.14 細菌を培養したペトリ皿

ペトリ皿（シャーレ）	細菌の培養に使う底が浅いカバー付のガラス器か、プラスチック皿です。ドイツの細菌学者ペトリ博士（1852年〜1921年）にちなんで名づけられました。
培地	微生物にとって好適な繁殖環境です。たとえば、寒天などの海藻や、羊の血液が使われます。
インキュベーター（培養器）	温度を保つことができるオーブンです。電気で加熱するものが一般的です。
サンプル	身の周りのもの、体の一部など何でも構いません。

培養の手順

- 培地付きのペトリ皿を用意します。
- サンプルを培地に置きます。サンプルは皮膚、唾液、耳垢（じこう）、食物、水など何でも良いでしょう。培地に指先で触れるだけでも足ります。
- ペトリ皿をインキュベーターに入れ、37℃前後に保ちます。豊富な栄養、空気、適温など、微生物の生育に絶好の環境を整えます。
- 毎日ペトリ皿を観察すると、すぐにコロニーの増殖や細菌の排泄物臭が確認できます。

サンプルに微生物がいれば、培地に色の異なる線や模様が確認できます。それこそが、何百万もの微生物が作り出したコロニーです。コロニーの色や形状はさまざまなので、それにより微生物の種類を特定することも可能です。この培地上でサンプルを培養する方法は、滅菌工程を確認するためにも用いられます。

5. 体と病魔との闘い

　本章では、健康を維持するために体で起こる争闘について述べます。体の防御機能では対処しきれず、それゆえに病気になることもあります。病気が人から人へ、ものから人へ拡がってゆくのがわかることでしょう。病院や医療施設は、そもそも健康を取り戻すところですが、同時に感染のリスクが高いところでもあるため、感染予防のためにはあらゆる手を尽くさなければなりません。

5.1 「永住者」と「短期滞在者」：常在菌と通過菌

　体表や体内に膨大な微生物が生存していることは、**表4.1**で見たとおりです。大腸、小腸、鼻、のど、皮膚、髪、口腔、直腸、手指など、外界とどのくらい接触しているかにかかわらず、微生物はあらゆる場所に棲息しています。数が多いばかりではなく、実に多くの種類があります。多くの微生物は植物として見なされます。植物学では、ある区画の植物を総称することが多く、この総称を「フローラ」と呼びます。同じく、体のいろいろなところに生育するさまざまな微生物もフローラと称されます。鼻内細菌フローラ、口腔細菌フローラ、皮膚細菌フローラという具合です。体表や体内に普通に棲息する微生物フローラは、常在フローラ（常在菌）と呼ばれます。その多くは無害であるどころか、たとえば食物を消化する、あるいは、より有害な微生物から私たちを守るといった、重要な役割を担っていることさえあります。このように無害な微生物は片利共生生物と呼ばれています。

　私たちといつも共生している微生物とは別に、一時的に一緒になる微生物もたくさんいます。呼吸とともに吸い込むこともあれば、食物とともに取り込んだり、単に接触して付着したりもします。これら「一時的な旅客」は、一過性フローラといいます。その多くはやはり無害ですが、なかには危ない厄介者もいます。一般的な細菌の種類と常在菌としての棲息箇所、またそれぞれの細菌が惹き起こす病気については、資料1を参照してください。

5.2 汚染

　病原菌が私たちの体に入ったときを、「感染した」といいます。つまり、体が病原菌で「汚染」されたわけです。人だけでなく医療器材も、それが病原菌を有する患者に使用された際は、汚染されたものと見なされます。

> **Point** とにかく、ものであれ人であれ、生きた病原菌が付いていれば、汚染されているということになる

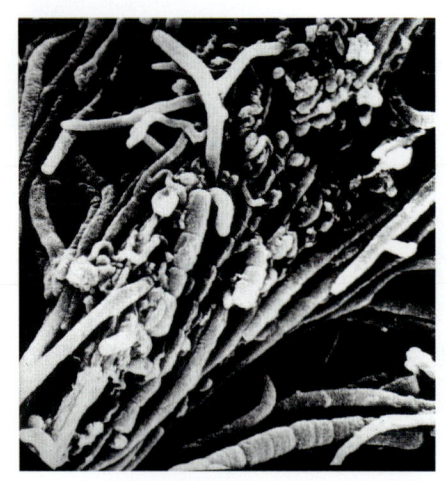

図 5.1　口のなかの生命世界。「永住者（常在菌）」もあれば、「短期滞在者（通過菌）」もある。

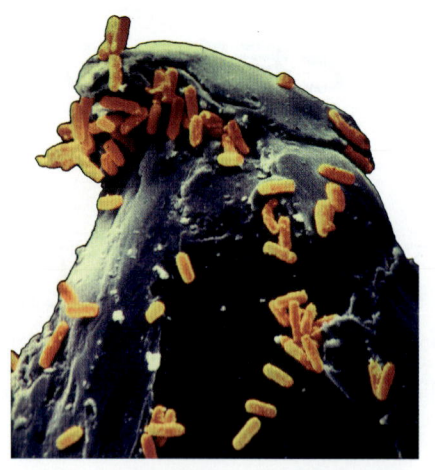

図 5.2　注射針先端から病気が蔓延する危険性。この走査顕微鏡写真には、桿状菌がはっきりと写っている。（倍率：2500倍）針先は曲がっており、この窪みで細菌が増殖する。

　また、逆もしかりです。清潔でない機器で手術を受けた患者は、機器に付いた細菌で汚染されます。その細菌は、以前その機器が用いられた患者の病原菌かもしれません。このようにして、患者から別の患者へと病気は感染していくのです。

5.3　病気を惹き起こす微生物

　前章で、危険な微生物もいることを見てきました。そのような微生物は体内に侵入し、傷害し、病気の原因となります。こういった微生物はパソジェニック（パソ＝病気、ジェニック＝原因）、つまり病原性であり、体に滞在する期間はほとんどが一時的です。私たちが微生物で病気になるのには二通りあります。

- 病原菌が成長し、増殖して体を「食い荒らし」、周辺組織を傷害するとき、菌が宿主を貪食するため、「寄生体」とも称します。
- 一種の毒性物質（毒素）を体に放出する病原菌もあり、たとえば、破傷風菌は神経系に影響を及ぼす毒素を放出します。

5.4　危険な微生物から体を守る

　極めて有害な微生物がどれほど速く自己増殖するかを知ると、多くの人がまだ生きていられ、健康でさえあることは驚嘆すべきことと言えます。病原菌は空気中にも、食べ物の中にも、私たちの身の周りいたるところに棲息します。おもに、呼吸したり食事をとったりする口から体にいつでも入り込みます。それはごく当たり前の日常茶飯事なことです。微生物は

傷口からも侵入します。しかしながら人間の体は危険な細菌との戦いに備え、その侵入者から自らを守る素晴らしい防御システムを授かっているのです。

- 外界と直接接触する皮膚やあらゆる体表が防御の最前線です。
- 微生物が体のバリアをなんとか通り抜けても、なお第二の防御線があります。免疫システムです。
- 体があまり丈夫でない場合、投薬して外部から助けることができます。

5.4.1 生体防御の最前線

- 皮膚：侵入者からの防御の最前線です。堅固で、微生物のほとんどが侵入することができません。また、汗にはたいていの微生物を殺す化学物質が含まれています。
- 粘膜：組織表面を覆う特殊な被膜です。皮膚とは別に、外界と直接接触しています。皮膚と細胞構造が似ており、皮膚とつながっており皮膚同様の防衛機能があります。この被膜はぬるぬるした粘液を分泌します。粘りが強いので、通りかかるちり粒子や微生物を捉えます。この粘液に含まれる化学物質でほとんどの微生物が死滅します。粘膜がある組織には以下のようなものがあります。

  ◇ 消化器系（口、食道、胃、腸）
  ◇ 呼吸器系（気道、肺）鼻や口を介して
  ◇ 泌尿器系（尿道、膀胱）
  ◇ 生殖器

- 胃：食事を摂ると食物が体に入ります。食物はかたちを変え、体をつくっていくのです。そのため、食物のなかの危ない生物は何とかしなければなりません。食事をすると、食物は口、咽喉（いんこう）、食道を通り、胃に至ります。もし、食物中の生物がとても危ないものである場合、すぐに拒絶され嘔吐されます。胃内にとどまったままの場合、いくつもの液体が混ざりあい消化が始まります。そのなかには塩酸といった酸を含む液体もあります。この酸で多くの微生物が死滅します。
- 呼吸器：気道は繊毛細胞に覆われています。繊毛は上方に波状運動を繰り返し、微粒子や微生物を上方にゆっくりと押し上げます。
- 涙：眼は極めて繊細な器官で、いつも涙という液体で満たされています。涙はどんな汚れや細菌も洗い流します。またほとんどの細菌を殺す物質が含まれています。
- 腸内には食物の消化を助けるさまざまな種類の微生物が棲みついています。それら微生物は普通の細菌フローラの一部であり、侵入者からの防御に関わっています。

私たちの体は、いわば途方もない犠牲をともなう正真正銘の戦場なのです。

涙

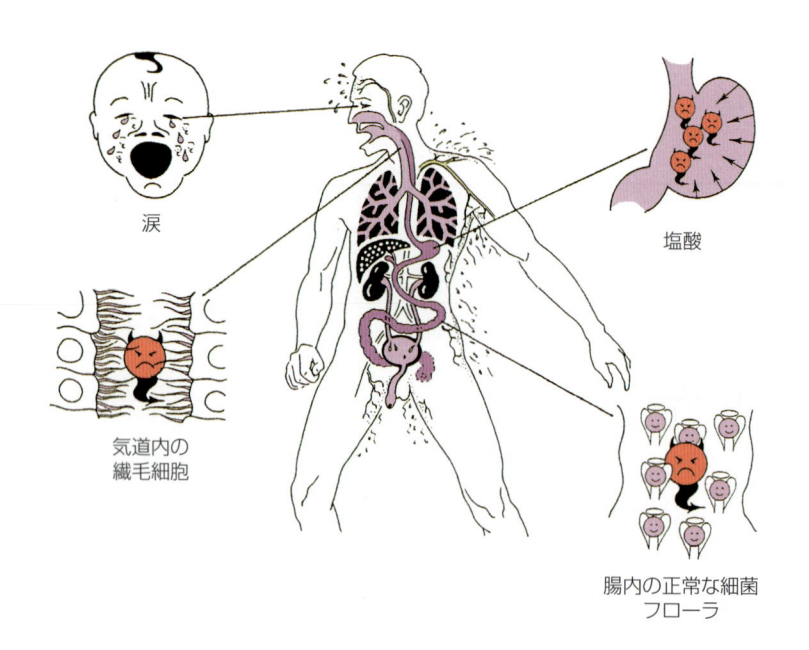

気道内の
繊毛細胞

塩酸

腸内の正常な細菌
フローラ

図5.3 生体防御バリアの最前線

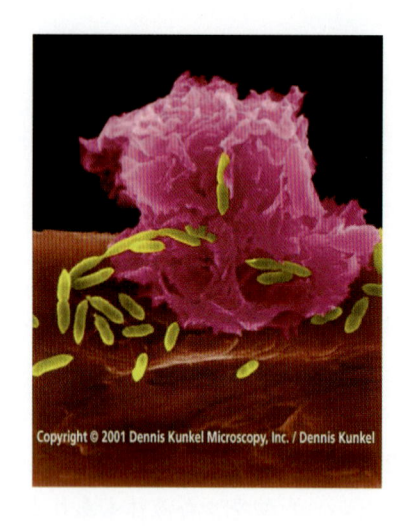

図5.4 細菌（大腸菌）を貪り食う、血管表在のマクロファージ。

5.4.2　体の第二の防御線：免疫システム

　生体防御バリアの最前線を生き抜き、なんとか血液に入り込む微生物もいます。血液に入ると、体全体に急速に病気が拡がることがあります。

　怪我をしてできた傷や手術の切開創を介して、微生物はいともたやすく素早く血液中に入り込みます。

　侵入者は急激に自己増殖し、体全体への攻撃を準備しようとしますが、血液中には、外来

侵入者（細菌）

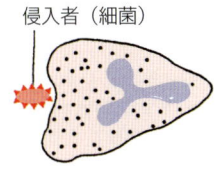

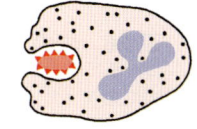

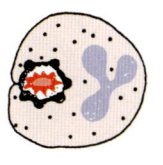

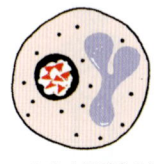

| 免疫システムの戦士が侵入者に接近 | 侵入者を取り囲み… | 飲み込み… | ついには死滅させ、消化してしまう |

図5.5 免疫システムの戦士たちは、私たちの血液中を常に哨戒している。敵を平らげ、破壊する。

侵入者と戦う特別に訓練された軍隊が待ち受けており、侵入者のほとんどを見事退治します。この戦士の一団は、敵をひたすら捕食するように訓練されており、貪食と呼ばれます。たとえばマクロファージは、健全な組織と認識しないものすべてを平らげます。

敵を倒すために化学物質を放出するものもいます。これらの血流とともに循環する小さな戦士細胞は、さながら哨戒中の部隊のように、いつも戦い攻撃する態勢をとっています。ときには新たな敵（病気）が体に侵入することがあります。そうすると、まったく新しい細胞が速やかに訓練され、新たな侵入者をなんとか退治してゆきます。この体の防御システムは免疫システムと呼ばれます。

Point 病原性の侵入者に対する独自の防御システムによって、人々は健康でいられる

5.4.3 病気に対する特別な防御措置：予防接種

しかし、新たな病気の侵入がとても危険なことがあります。体が新たに戦士を訓練し終えるよりも早く細菌が自己増殖することがあるからです。そのような場合、重体になることもあり、最悪の場合命を落とすこともあります。けれども幸いに、数多の細菌の侵入から身を守る方法があるのです。特定の病気に対する、死滅化あるいは弱毒化した細菌を接種するやり方です。このような細菌は、見かけは本物の細菌ですが、もう活動することはなく害はありません。例えるなら、すべての武器は装備しているものの、弾薬の備えがない軍隊が侵入するようなものです。私たちの防御システムは、実弾を装てんした武器を携え、新たな戦士の訓練を直ちに始められる正真正銘の軍隊のようなものです。見せかけだけの弱い敵部隊など、造作もなく撃退します。弱毒化した細菌で病気になることはありませんが、その間に体は特別な戦士（抗体）を訓練し始めます。訓練された抗体は血液中に長期間、ものによっては一生残り、将来本当の襲撃があったとき、すぐさま対応できるのです。病気から体を守るため弱毒化した細菌を接種することを予防接種またはワクチン接種といいます。

予防接種キャンペーン期間中、はしか、ジフテリア、破傷風、天然痘[8]、ポリオなど、もっとも一般的でかつ危険性が高い病気に対する予防接種を行います。このようにして多くの

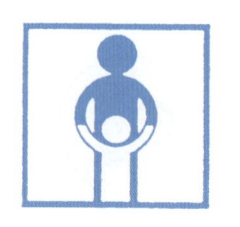

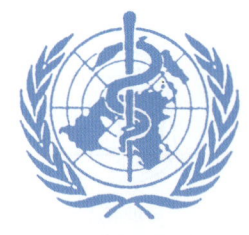

図5.6 WHO（世界保健機関）を通じ、もっとも多い病気との全世界的戦いは1978年頃に始まった。EPI（予防接種拡大普及計画）では、ジフテリア、百日咳、破傷風、ポリオ、はしかに対する大規模な予防接種キャンペーンを中核とする。これらの病気はすべて微生物が原因となって起きる。

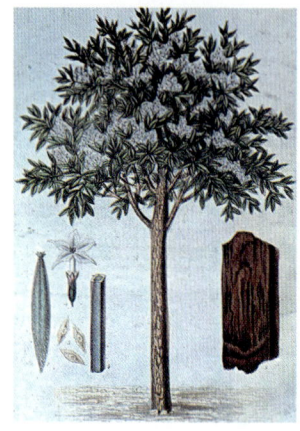

マラリアの特効薬であるキニーネは、キナの木の樹皮から作られる。

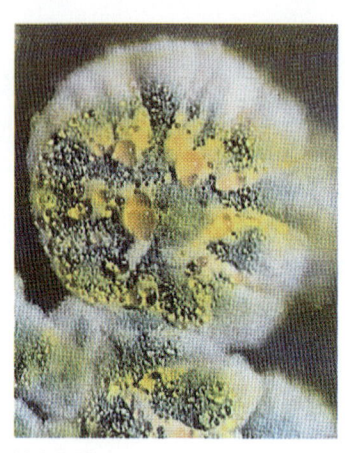

抗生物質のペニシリンは、ペニシリウムという菌から作られる。

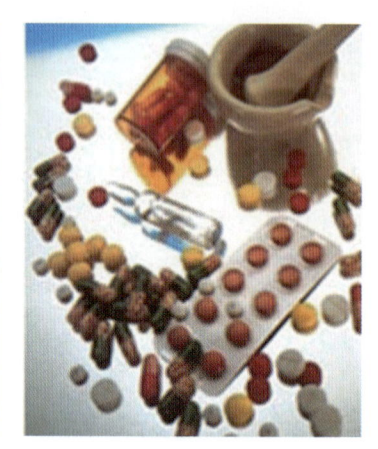

薬の剤形は、いろいろな形状をしている。

図5.7 薬の多くが、植物や生物から作られる。近年では研究施設でも多くの薬が製造されている。

人々が病気から守られているのです。このキャンペーンはEPI（予防接種拡大普及計画）とよばれ、WHO（世界保健機関）、UNICEF（国連児童基金）、その他の政府組織が支援しています。

5.5 病気と闘うための外からの味方：薬

　体の防御システムは、外界からの攻撃の多くから私たちを守ってくれます。予防接種でさらに防御を固くできる病気もあります。しかし、大きな開放創があったとしたら、事態は深刻です。細菌の自己増殖があまりに速く、免疫システムが追いつかないおそれがあるからです。腫脹（しゅちょう）や炎症が進み、侵入者の自己増殖に歯止めをかけなければ、命を落とすことさえありえます。

　体内に病原菌がいるから人は病気になります。それで薬を用いて、体のなかの戦士を援護する方法を取ります。これらの薬は微生物を殺滅しても患者を殺すことがないよう、入念に

8　世界的なワクチン運動の結果、天然痘は絶滅しました。

選ばなければなりません。多くの薬は生きた植物もしくは他の生物体から取り出され、ほかは医薬品工場で製造されます。さまざまな病気に対し、特定の薬があります。

細菌を殺す薬を「抗生物質」と呼びます。真菌を原料とするペニシリンは最も有名な抗生物質であり、細菌を原因とするいくつもの病気の治療に利用されています。

5.6 感染

細菌が防御線を超えて体に入るやいなや、免疫システムは細菌への攻撃を始めようとします。普通、体が丈夫な時には侵入した細菌は即ちに殺されて、感染を意識する間もないくらいです。しかし体が弱っている時は、免疫システムも活発でなく、侵入する細菌が強力で細菌を利する条件下では（栄養、温度など）、細菌は自己増殖してしまいます。この際、自己防御システムで体は強く反応し、炎症や発熱といった病状を生じさせます。これを「感染している」といいます。何か手立てを講じなければ、体の防御システムでは対処できなくなり、病気は最後まで進んでしまいます。感染は動物や人体でのみ拡がります。機器や布類は汚染されることはあっても、微生物に反応することはありません。

条件に恵まれていたとしても、起こりうることはせいぜい微生物が自己増殖するくらいで、感染が生じることはありません。

> **Point**
> - 器材は汚染されることがあっても感染に進むことはない
> - 汚染されたあとで感染にまで至るのは生物（ヒト、動植物）だけである

毒性

健康な体ではなかなか反応を生じない病原菌がいます。めったに感染を惹き起こすこともなければ、ひどく具合が悪くなることもありません。健康なときには、ある病原菌の保菌者であっても、病気にはならないこともあるのです。体が弱ってくると、潜んでいた細菌が自己増殖できる好機に乗じ病気を惹き起こします。しかし、とても丈夫な体に対しても、攻撃力が極めて強烈で、最初から重篤な感染症を惹き起こす細菌もわずかですが存在します。そのような微生物にはとても強い毒性があるといえます。

> **Point** 微生物の毒性とは、感染を惹き起こす力がどれほどあるかということである

たとえば、腸チフスを惹き起こすサルモネラ菌は毒性が極めて高い菌です。サルモネラ菌は、体に侵入するとたちどころに感染を惹き起こします。この毒性は、最小感染量（MID）で表示されます。MIDとは、深刻な感染症を惹き起こす細菌の最小限量のことです。

潜在的な病と共に生きる：おとなしい共生生物が病原菌に変貌する

人体の中の共生生物は、ふつうの環境で棲息していれば害となることはありません。しか

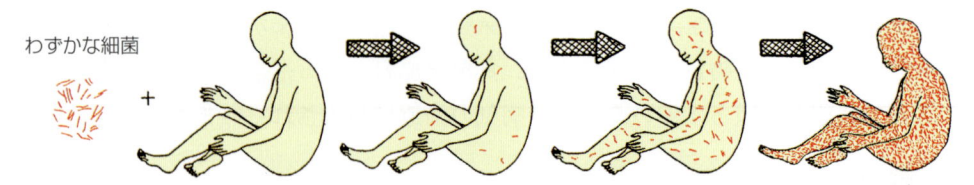

図5.8 細菌による体への感染。体が弱っているのは細菌が増殖する好機である。全身に拡まると、重篤な病気になる（例：腸チフス、赤痢、ハンセン病）。時間内に細菌を殺さなければ、生命にかかわるものもいる。健康な状態であればほとんどの病気に太刀打ちできるが、薬の力を借りなければならないものもある。

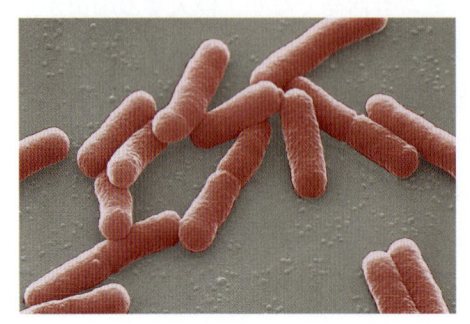

図5.9 腸内の住人、大腸菌。腸内ではおとなしく棲息しているが、膀胱に侵入すると、深刻な感染症を惹き起こす。

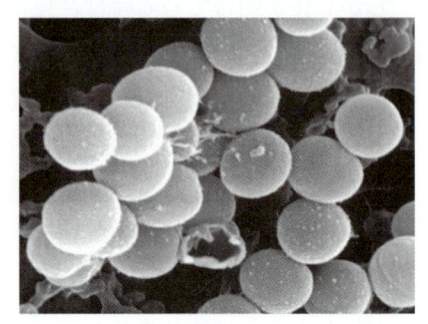

図5.10 黄色ブドウ球菌。鼻内や皮膚上では無害でも、開放創に侵入すると多くの問題を惹き起こす。

し体の別の部分に入り込むと、深刻な病気を惹き起こすものがいます。とてもありふれたもののひとつが腸内に棲む大腸菌でしょう。大腸菌は常在フローラの一種であり腸内では害がありませんが、尿道や膀胱に何らかの拍子で入り込むと、深刻な感染症を惹き起こすことがあります。また、鼻腔内は黄色ブドウ球菌にとって格好の棲家です。この共生生物が開放創に侵入すると、ひどい創傷感染を惹き起こします。このように、体には共生生物が多く棲みついていますが、本来の棲みかから離れず、体が丈夫である限りはなんら問題ありません。健康な体の防御システムは共生生物が少しくらい間違った場所に入り込んできても、充分に戦えるほど強固であり、その共生生物の数を病気にならないくらい低いままに維持するのです。

　しかし、私たちの体が弱ると、この防御システムが損なわれて、侵入した微生物はこの好機に乗じ増殖し、防御システムにそれまで押さえつけられて「隠れて」いた病気が進行します。この防御システムは、怪我や手術後に弱くなることがあり、マラリアなどの病気によっても弱まります。また、ただのストレスや疲労も、防御システムによくない影響を与えます。このような場合、共生生物はここぞとばかりに膨大な数に増大し、感染症を惹き起こすのです。資料1では、たくさんの共生生物とその発生機序、体に入ったときに惹き起こされる病気について記載しています。

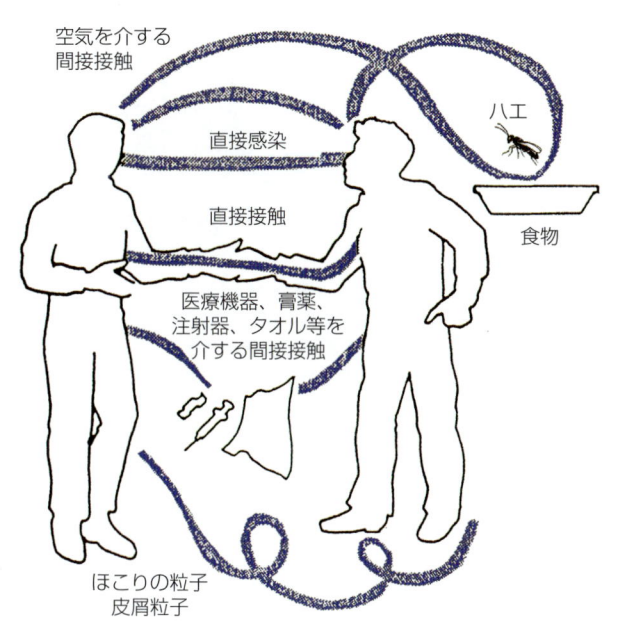

図5.11 病気のさまざまな感染経路

5.7 病気の拡大

細菌は身の周りのいたるところにいます。あまりに小さいので、どんな物や粒子にも付着します。細菌のほとんどは自身で移動できないので、付着して移動するキャリアを必要とします。キャリアは、埃、動物、昆虫、ヒト、医療機器なんでも構いません。微生物が付着したキャリアが移動して、病気が蔓延してゆきます。数ある細菌の拡がり方としては：

- 直接体に接触。細菌が付いた人に体が触れただけで、その人に伝染します。
- 汚染した食物
- 汚染した動物、昆虫
- 空気を介して。水滴や粒子に付いて空気中を漂い、皮膚に付着したり、呼吸とともに吸い込まれたりするものもあります。
- 汚染医材や機器との接触。機器は細菌で汚染されていることがあります。そのような機器に接触すれば細菌が体に移り、感染します。

5.7.1 体への進入路：感染リスク

細菌は、いろいろな方法や経路で体に侵入します。細菌が侵入すると、体は必ずその防御システムで侵入者を撃退しようとします。攻撃の成否は、どの部位に攻撃が行われるかにより大きく左右されます。傷のない皮膚はとても強固な防壁なので、感染が生じるおそれがほとんどありません。しかし、開放創を介して攻撃されると、深刻な感染のリスクが非常に高

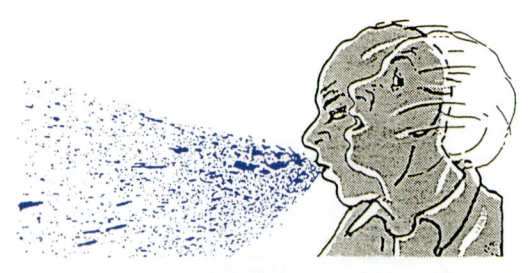

図5.12 ときおり誰もがする大きなくしゃみ。肺や口から、猛烈な勢いで空気が吐き出される。くしゃみとともに無数の小さな水滴が粘液から解き放たれ、空気中に噴出される。この飛沫はありとあらゆる細菌で汚染されていることがある。肺結核は、このようにして感染していくことがふつうである。

まります。細菌が体のどの部位に接触するかにより、感染のリスクは異なってきます。

- **感染リスクが低い部位（低リスク部位）**：皮膚。傷のない皮膚は、事実上あらゆる微生物に対して万全な防御機能を発揮する、強固なバリアをなしています。
- **感染リスクが中程度の部位（中リスク部位）**：粘膜。粘膜で覆われているどの器官も数多の微生物に対し充分な防御機能があります。たいてい、傷害される前に粘液が微生物を退治してしまいます。とはいえ、いつも功を奏するわけではありません。その場合、感染が進むおそれが大きくなります。
- **感染リスクが高い部位（高リスク部位）**：無菌組織、体液[9]などです。傷ついた皮膚や粘膜も感染リスクが高い部位に分類されます。この部位では、微生物が体液に直に接触します。体液に達するまでのバリアがないのです。このような場合でも免疫システムは細菌と戦おうとしますが、感染が進むおそれがとても大きくなります。

普通は、生活空間や仕事場で感染源に触れて病気にかかります。伝染病の人に接触して感染してしまったのかもしれません。あるいは、開放創ができたり、四肢を骨折したりする事故にあったのかもしれません。医療施設にでかけるのは、治療を受け回復するためのはずです。でも病院では、新たに訪れる人も入院患者さんも病人です。防御システムが弱まって、開放創があればなお、感染するおそれがいっそう高くなります。さらに、衰弱によって潜んでいた病気が一気に進むおそれもあります。

---

[9] 普通の環境では、微生物は皮膚、粘膜、消化管、泌尿生殖器（尿道や生殖器の後端）にのみ存在します。他の器官や体液には微生物は普通生存しません。そのため、体のなかでも無菌組織と呼ばれます。無菌体液とは、血液や脳脊髄液（脳や脊髄を満たす液体）を指します。

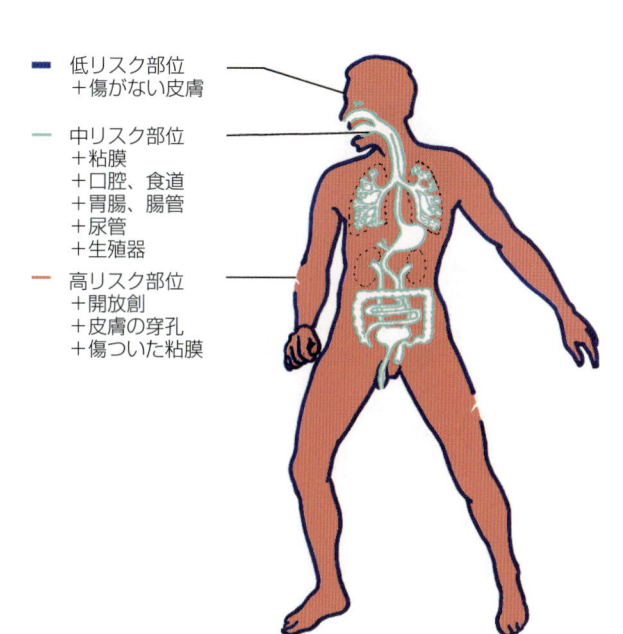

図 5.13　部位ごとの感染リスク

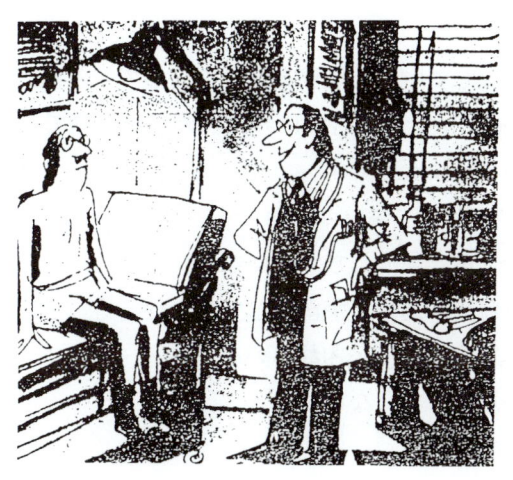

凡例：
- 低リスク部位
  ＋傷がない皮膚
- 中リスク部位
  ＋粘膜
  ＋口腔、食道
  ＋胃腸、腸管
  ＋尿管
  ＋生殖器
- 高リスク部位
  ＋開放創
  ＋皮膚の穿孔
  ＋傷ついた粘膜

図 5.14　「あなたは元気そうだから、ここでなんとか生き延びられるでしょうね」

5.7.2　医療施設内で発生する感染：院内感染

　通常、病院やクリニックとは、さまざまな病気にかかった人たちがいる場であり、数多の細菌にとっては天国なのです。あらゆる細菌に取り巻かれている病院は汚染しやすいところだといえます。患者の多くは弱くなっているので、汚染で深刻な感染を生じるおそれが強いのです。健康を取り戻しにでかけたはずの病院で、他の病気にかかってしまう。よくあることです。

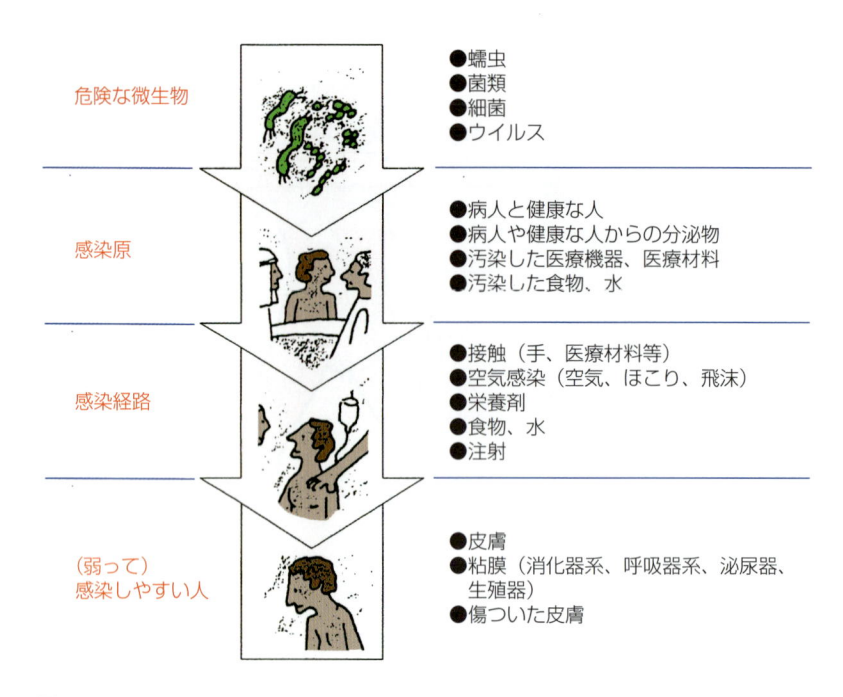

危険な微生物	●蠕虫 ●菌類 ●細菌 ●ウイルス
感染原	●病人と健康な人 ●病人や健康な人からの分泌物 ●汚染した医療機器、医療材料 ●汚染した食物、水
感染経路	●接触（手、医療材料等） ●空気感染（空気、ほこり、飛沫） ●栄養剤 ●食物、水 ●注射
（弱って） 感染しやすい人	●皮膚 ●粘膜（消化器系、呼吸器系、泌尿器、 　生殖器） ●傷ついた皮膚

図5.15 院内感染の伝染

　病院やクリニックで入院していたり治療を受けたりしている間にかかる感染症を、院内感染と呼びます（Nosocomial Infections：NI）。日々の診療活動でこうした感染はよく起こります。その理由は以下のようなものです。

- 手術に使われる機器の細菌が除去しきれていない
- 感染症患者を治療する前後に適切な手洗をしていない
- 創傷処置に使う機器の細菌が除去しきれていない
- 汚染廃棄物が適切に処理されていない
- 食物が汚染している

交差感染

　患者から他の患者へと、汚染された医療機器、器材を介して感染してゆくことを交差感染と呼びます。交差感染は、院内感染の重大な原因の1つです。

院内感染：重大な問題

　WHO（世界保健機関）[10]が実施した調査によると、西欧の病院でさえも、5%の患者で院内感染が起こったことが明らかになっています。

10　WHO（世界保健機関）による調査"Hospital Infection Prevalence Survey（1987年6月）"

院内感染は、患者を苦しめ、病院にいることに恐怖を抱かせるだけでなく、さらに深刻な病気に感染したり、思わしくない手術結果をもたらしたりします。死亡させることさえあるのです。また、院内感染を起こした患者に行う特別な治療は、本来なら支払が生じることもなかった高額費用につながってゆきます。このように特別な費用が発生するかもしれないものとしては、

- 入院日数の延遷(えんせん)
- さらに手厚い治療
- 薬、包帯その他医材の使用量増加
- 特別な検査
- 手術のやり直し
- 特別な理学療法やリハビリ

これらの費用は病院予算の10％にも上ります。これから明らかなように、院内感染を起こした病院には莫大な費用がかかるため、適切な感染予防の方針があれば、院内感染によって生じる余計な費用の多くを節減できるのです。

5.7.3 医療施設の役割

医療施設の大きな役割は地域社会に良質な医療を提供することですが、これには院内のそこかしこに存在する多くの病気が拡がるのを防ぐこととも関係しています。以下の章では、増殖し惨禍をもたらさんと機会を伺(さんか)う病原菌の拡散を食い止める手立て、機器、手順について学びます。

Point 医療施設は、感染拡大を防ぐためにあらゆる手を尽くさなければならない

感染が拡大する危険をはらむ状況では、交差感染を根絶できるかどうかが鍵であり、それは器材を適正に再生処理することで実現できるのです。

手指衛生

医療施設で作業を行う時、ほとんどいつも手を使っています。それゆえ、手は汚染を拡大させる重大な経路なのです。手指衛生水準が高ければ、極めて効果的に汚染拡大に歯止めをかけられることが立証されています。手指衛生をしっかり行うと、汚染サイクルの「感染経路」の連鎖を断ち切ることができます（**図5.17**）。普通、液体石鹸で手洗いしペーパータオルや回転タオルで拭き取るだけでも、手指衛生の対策として充分です。医療施設では患者治療の際に、普段の手指衛生以上の手順をきっちりと行うことが求められます。特に、汚染のおそれがより大きい場合（感染力が強い微生物が存在するとき）や、感染に対しての患者の

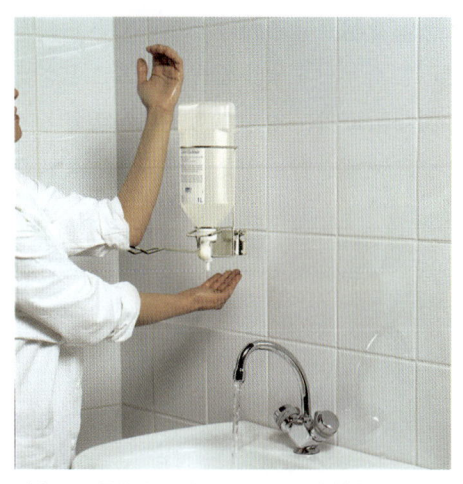

肘を用い操作するディスペンサーを使うと、石鹸を介した交差感染を防ぐことができる。

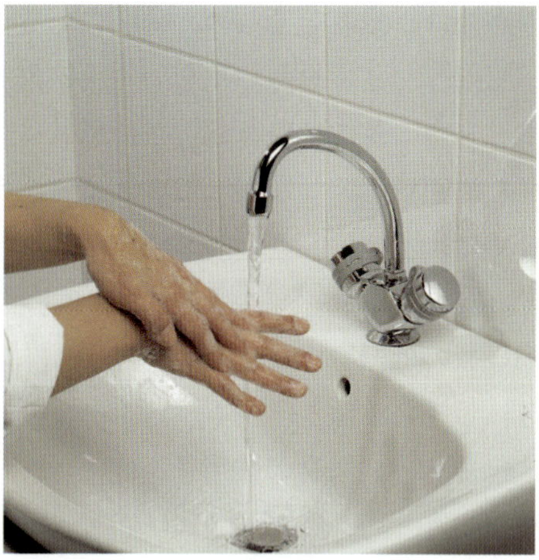

手洗では、手指のすみずみまでよく洗いきることが肝心。手洗いの手順は確立されている。

図5.16 手洗い。最も経済的でかつもっとも重要な感染拡大防止法。

感受性が増大しているとき（たとえば、手術後で患者が弱っているときや免疫システムの状態が優れないとき）です。このようなとき、必ずディスペンサー式液体石鹸とティッシュを使うことが推奨されています。また、手指消毒用アルコールも使用することがあります。手指消毒は創傷に触れる前後、汚染のおそれがあるものに触れた後に行います。菌に汚染された患者（もしくはその疑いのある者）や汚染されたものに接触したときも同様に毎回行います。中央材料室では、手指衛生として、ディスペンサー式液体石鹸、ペーパータオル、手指消毒用アルコールを使うことが推奨されています。

　手の全体をしっかりと手洗いする手順[11]は既に確立されています。

Point 手洗いは院内感染の防止にもっとも重要な単独の手法であると一般に考えられています

メモ：
　固形石鹸を使う場合、石鹸そのものが汚染され、感染拡大の経路となるおそれがあります。固形石鹸は病気の伝染を防ぐものと考えられていますが、感染拡大の経路にもなりうるのです。固形石鹸による感染を防ぐためには、肘で操作するディスペンサーを使うことをお勧めします。もしそれがかなわなければ、固形石鹸を流水でよくすすぎ、蛇口のノブもよく清浄します。

11　オランダ、WIP（感染管理ワーキンググループ）のガイドライン"*Hand hygiene for staff（Hospitals）*"を参照。ダウンロードは以下のURL：http://www.wip.nl/UK/free_content/Richtlijnen/hand%20hygiene%20for%20staff%20080722def.pdf（日本語訳はchuzai.jpを参照）

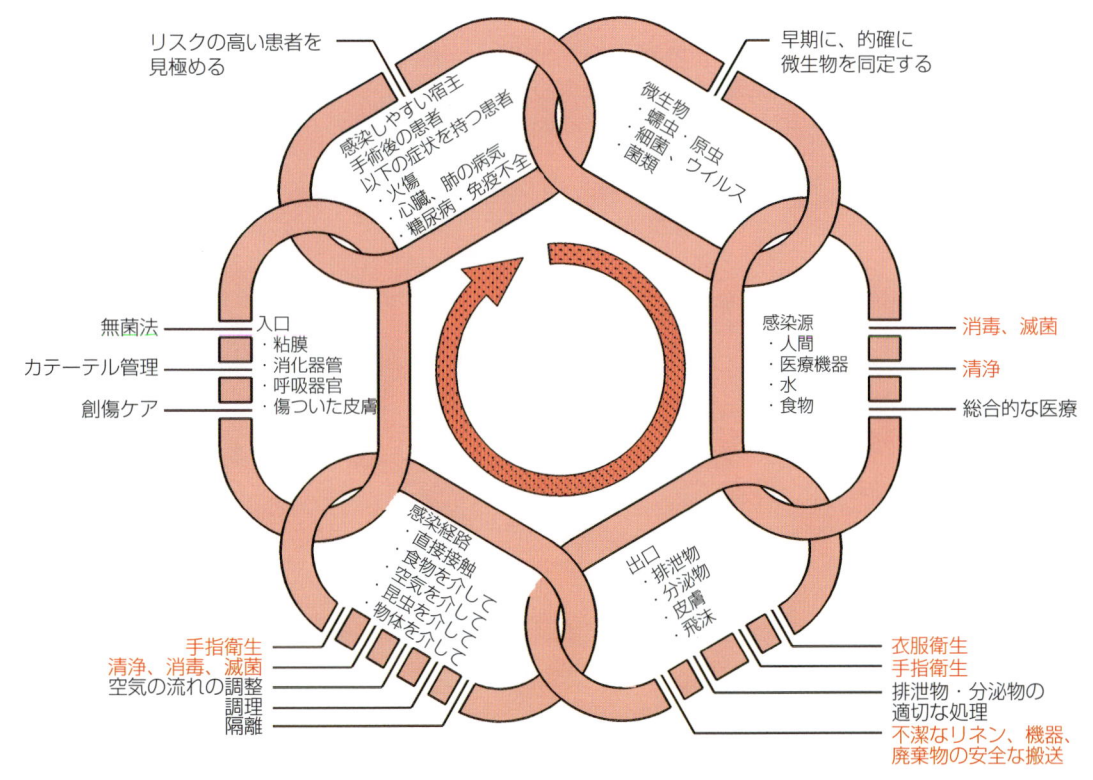

図5.17 感染の閉ざされた連鎖。汚染の拡大や感染および病気の発生を食い止めるためには、なるべく多くの箇所でこの連鎖を断ち切らなければならない。この図には鎖のひとつひとつに、それを断ち切る方法を示している。この連鎖を断ち切ることはあらゆる医療者の責務である。滅菌部門でとりわけ重要な手段については赤字で記す。

手洗いの手順は、手指のすみずみまでしっかりと洗いきるために設けられました。

5.8 本書の目的

本書では、感染の連鎖を断ち切るため、以下の方法につき特に論じます。

- 器材に付いた微生物を取り除き殺滅する方法（清浄、消毒、滅菌）
- こうした器材が再び汚染するのを防ぐ方法

院内感染を防ぐ他の方法もとても重要ですが・・、本書で論じるには紙幅(しふく)が足りないので割愛します。

5. 体と病魔との闘い　51

Part II

感染拡大の予防

6. 清浄（洗浄）、消毒、滅菌、衛生、無菌法による感染予防

　パートⅠで、医療施設では、病気の蔓延を防ぐためにあらゆる手を尽くすべきことを学んできました。多くの病気を惹き起こしているのは実は小さな生物である事実を知り、そうした生物が人体に害を及ぼし、病を蔓延させることを防ぐヒントを得てきました。例をあげれば、蛇などの危険な動物に襲われた際に、我々はそれらを退治しようとします。追い払い、あわよくば殺してしまいます。このような行動は、あらゆる小さな生物＝微生物に対しても当てはまります。清浄（洗浄）、消毒、滅菌、そして無菌法はすべて、細菌を追い払い、殺滅するために生み出された方法であり、感染拡大のおそれを最小限に抑えるための行為のひとつといえます。

6.1　バイオバーデン・初発菌数

　手術中に感染創に用いられた器材には、無数の微生物が付着しています。事実、これまでどのような器材であっても、多かれ少なかれ微生物が付着していることを学んできました。材料、機器、物品、包装上に生存する菌はバイオバーデン[12]、または初発菌数とも呼ばれます。

> **Point**　バイオバーデン：ある物体に付着している微生物の数

6.1.1　初発菌数

　再生処理（清浄、消毒、滅菌）を行う前に器材に付着している菌数を、初発菌数といいます。洗浄、消毒、滅菌とつづく滅菌供給業務の中で、バイオバーデンは次第に減少していきます。滅菌後は、SAL（無菌性保証水準）まで減少します。

　多くの資料で滅菌前の汚染度をバイオバーデンと称していますが、この場合は「初期バイオバーデン」「初発菌数」がよりよい表現と考えられます。

> **Point**　初発菌数（初期バイオバーデン）：清浄、消毒、滅菌処理される前に器材に付着している菌数

---

[12] 文献によっては、バイオバーデンとは滅菌工程前の微生物の数を意味するものもあります。本書ではバイオバーデンとは単に微生物の数を表し、消毒、滅菌工程の前後は問わないものとします。

右の絵は、先史時代の人類によって描かれたものである。およそ10,000年以上昔のものと考えられ、スペインのアボカセル近郊の洞窟で発見された。

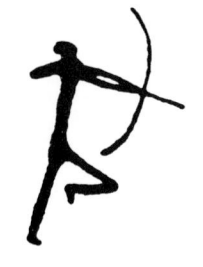

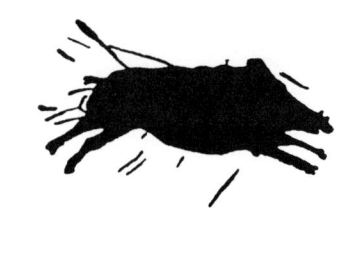

図6.1 どう猛な動物を駆除するには、追い払うか、殺そうとする。同様の方法で、微生物も退治することができる。

6.2 バイオバーデンを許容水準まで減少させることによる感染予防

　医療施設には病気を患う多くの患者がいて、多種多様の微生物が数多く存在し、その多くは危険を伴うものです。感染拡大を防ぐには、患者に用いられる医療器材のバイオバーデンを許容水準まで減らさなければなりません。また、患者周辺の微生物も低い水準に抑えるべきです。ある物品のバイオバーデンがどのくらいであれば安全な使用に耐え得るか。それは、以下のようなリスク要因によって決まります。

1．使用部位。器材が人体の周辺で用いられるか、体に直接触れるかの違いでリスクが変わります。体に直接触れる場合には、器材が用いられる部位の感染リスクが重要となります。
2．予測されるバイオバーデンのレベル（菌数、菌種）
3．患者の全般的な健康状態

　こうした要因を総合して、患者への感染リスクを総合的に判断します。

　病院の衛生法や感染予防を実践する際、いくつかの方法を用いてバイオバーデンを減らします。どの方法を採るかは、感染を惹き起こすリスクの程度を総合的に考慮して決めます。選択の基本は、器材が身体のどの部分で使用されるかです（リスク要因1[13]）。必要であれば、状況（リスク要因2および3）に応じた方法を採ります。たとえば清浄のみで充分な器材であっても、弱っている患者の治療に使う場合には消毒が必要となる場合があります。
　次ページの表では、使用部位別、状況別に器材の再生処理方法をまとめました。また、それぞれの部位で用いられる器材を数点例示しています。この表は一般的ガイドラインですが、感染性の高い生物による感染、衰弱した患者の治療などでは、より適切な方法を採る必

---

[13] このリスク部位分類、および各部位に対応した器材の再生処理法は、Dr. Earle Spauldingにより、1968年に考案されました。

表6.1 医療機器の使用部位と、安全に使用できる水準までバイオバーデンを低くする適切な方法。

器材の使用部位 (体周囲／体表面／体内)	具体例	標準的な感染リスク： 通常時		高い感染リスク： 重患／高いバイオバーデン	
		感染リスク	方法	感染リスク	方法
患者周辺	壁、床、床頭台、ベッド	低	清浄	中	消毒
低リスク部位 患者の体表：表皮	血圧計のカフ 聴診器 耳鏡	低	清浄	中	消毒
中リスク部位 患者体内、体表： 正常粘膜	喉頭鏡 軟性鏡 膣鏡	中	消毒 (高水準)	高	消毒 (高水準推奨) 滅菌
高リスク部位 体内：無菌組織	手術機器 カテーテル 注射針 インプラント	高	滅菌	高	滅菌

要があるかもしれません。いずれの方法でも清浄が基本であり、さらに必要に応じて消毒または滅菌を行うことはいうまでもありません。

　体液（血液、尿、糞便）に接触した器材は必ず消毒します。便器、尿瓶、リネン類や制服などの物品も同様です（図6.4も参照）。血液が撥ねた表面にも消毒が必要です。次節で、清浄（洗浄）、消毒、滅菌によりバイオバーデンを低くする方法についてさらに詳しく見ていきましょう。

6.2.1　清浄（洗浄）：見える汚れや、微生物のほとんどを取り除くこと

　屋外にあるものはおおむね汚れています。どんなものでも塵や汚れが付着していれば、そこに無数の微生物を含むあらゆる種類の生物が棲みついているでしょう。屋内でも、健康的な生活を続けるには、カップ、グラス、タオル、シーツなどといった日常用品を清潔に保つ必要があり、床や窓なども同様です。口にする食べ物はきちんと洗わなければなりません。洗浄することで微生物の多くが塵や汚れとともに洗い流されます。こうしてバイオバーデンは大幅に減少し、病因となる微生物数を抑えることができます。きれいな屋内では、人間の体は健康を維持するメカニズムにより正常を保つことができます（5.4を参照）。清浄には箒、はたき、掃除機を用いることもありますし、さらに徹底した清浄を行いたい時には、モップや布に水や石鹸を含ませて使えばよいのです。丁寧に清浄すれば、見える汚れはすべて落とすことができます。

> **Point**　清浄：見える汚れ、塵、その他あらゆる異物を除去すること

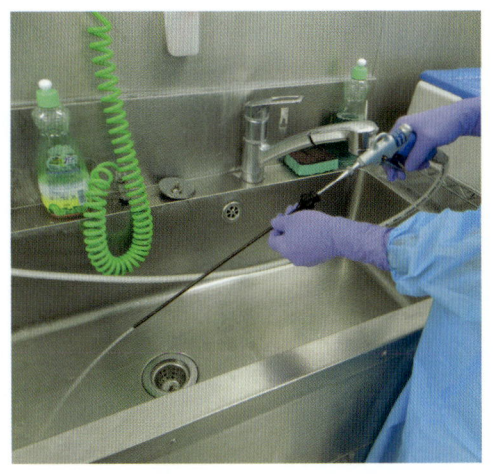

ブラシを使った用手洗浄と、スプレーガンによる管腔（ホロー）器材の洗浄

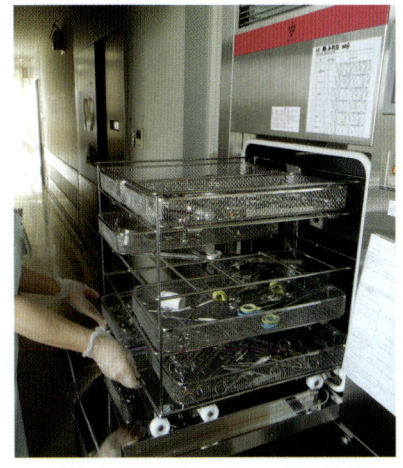

ウォッシャーディスインフェクターを使ってセット器材を洗浄する

図6.2 適切に清浄すれば、すべての目に見える汚れやバイオバーデンの大部分を除去することができる。

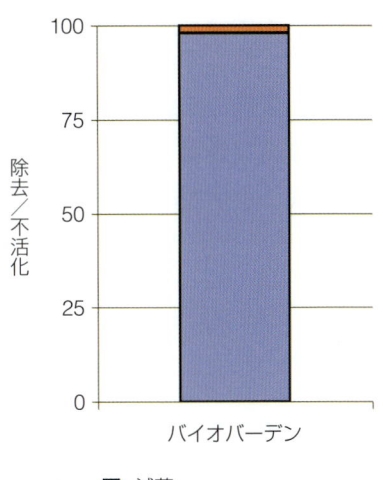

図6.3 正しく洗浄すれば、眼に見えるすべての汚れを落としつつ、バイオバーデンを大幅に減らすことができるので、洗浄や消毒は非常に重要な作業である。充分に洗浄したのち、生存しうる残りの微生物を殺滅するために行う処理が「滅菌」である。
注記：このグラフの赤いエリア（滅菌）は、これでも大きすぎる。洗浄を充分に行えば、バイオバーデンを4～5log 減らすことが可能（10,000～100,000のバイオバーデンを減らす）。

Point 清浄とは？：残留物（残存物）がないこと
つまり
- 生理学的残留物（タンパク質、脂肪、血液、骨片）がない
- 化学的残留物（石鹸、酸、リンス剤）がない
- 微生物が（ほとんど）ない低バイオバーデン状態

　清浄後も微生物は残っているかもしれませんが、栄養や水分は奪われているため、それ以上増殖はできません。病院には衰弱した病人が大勢います。つまり在院中の人の大半が危険

な微生物を無数に抱えているということであり、院内での清浄が感染対策において極めて重要であることは明らかです。特に、患者周辺ではより一層の配慮が必要となります。

中央材料室業務において洗浄と消毒は非常に大切なので、別章（第8章）を設けて詳しく説明します。

6.2.2 消毒

全微生物を殺滅してはいないが、バイオバーデンを大幅に減らす処理を消毒と呼びます。消毒を行っても、ある種の抵抗菌（芽胞）は生き残ります。感染症が発生する危険度によって、消毒には概ね二段階あります。

a. 低水準消毒

（病因となる）微生物は直接触れることにより、または器材を介して皮膚に移り、とりわけ衰弱した患者を危険にさらします。また、感染力が強い微生物が皮膚に移った場合、感染の危険が増します。その場合、バイオバーデンをいっそう低くする必要があります。洗浄処理で微生物の多くがあらかじめ洗い流されますが、いくらかは残ってしまい、洗浄剤でも落とすことができません。この際、感染の危険を許容水準まで低くするために、生き残った増殖性病原菌を不活化する必要があります。これは、蠕虫、菌類、原虫、増殖型細菌やウイルスでも同様です。増殖性微生物を不活化するのは比較的単純な処理です。しかし、増殖性ではない芽胞の多くは通常濃度の消毒剤では不活化しません。増殖性微生物を不活化させる処理を消毒と呼びます。

> **Point** 消毒：あらゆる増殖性微生物を殺滅すること

低リスク部位に接触するおそれがある器材に適用する消毒水準を低水準消毒と称します。低水準消毒は以下の用途に用いられます。

- 便器や尿瓶といった体液、糞尿に接触することがある物品
- 衰弱している患者の正常皮膚に触れる物品、または、感染性が強い微生物の場合
- 血液やその他の体液が付着した部分

現行では、手術機器やその他のリユーザブル（再処理可能）器材は、ウォッシャーディスインフェクターで、熱水消毒される（例：90〜95℃で1〜10分など）ことになっています。こうして、バイオバーデンは大幅に減らされ、器材を安全に取り扱い（搬送、セット組など）できるようになります。よく見られる消毒方法には熱水消毒と化学消毒があります。

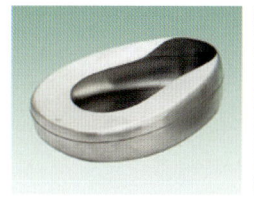

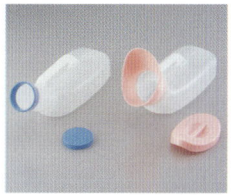

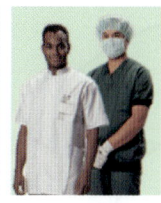

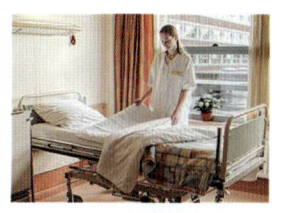

図6.4 異なる患者に使われる物品は使用ごとに消毒する必要がある。便器や尿瓶にはベッドパンウォッシャーが用いられる。白衣などの被服やリネンはきちんと洗浄（洗濯）しなければならない。

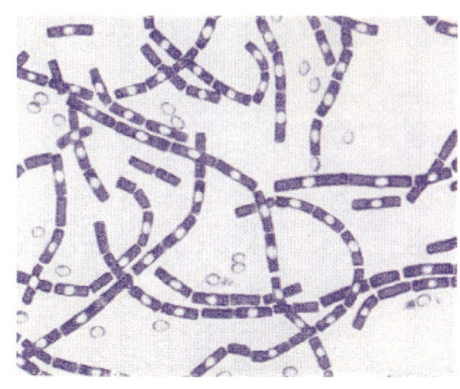

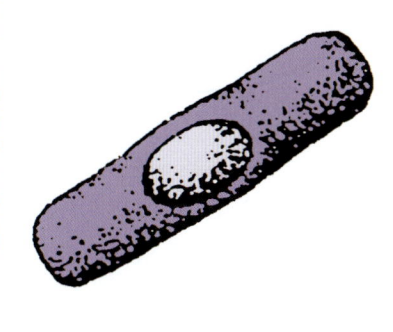

図6.5 炭疽菌：炭疽病（脾脱疽）の病原菌。芽胞が菌の中心にはっきりと見える。粘膜で増殖するおそれがあるので、高水準消毒で殺滅しなければならない。

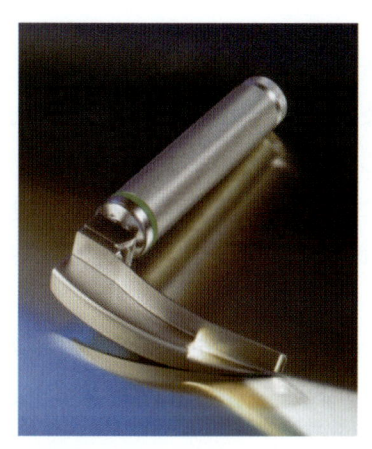

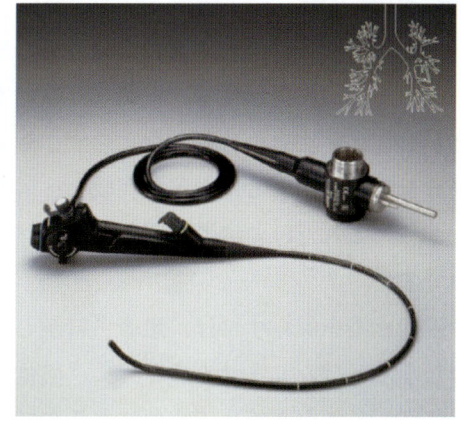

図6.6 喉頭鏡、軟性鏡（右写真は気管支鏡）など、中リスク部位に接触する器材は、使用前に高水準消毒が必要。

b. 高水準消毒：中リスク部位向け

　中リスク部位に触れるあらゆる器材には、増殖性微生物が付着していてはなりません。ほとんどの芽胞は問題を起こしませんが、中には炭疽菌などの病原菌の芽胞のように、発芽に格好の場所である粘膜で増殖してしまうものもあります。そのため、芽胞も殺滅しなければなりません。6.2.2で見てきたように、芽胞を完全に殺滅することはさらに難しく、より強

6. 清浄（洗浄）、消毒、滅菌、衛生、無菌法による感染予防

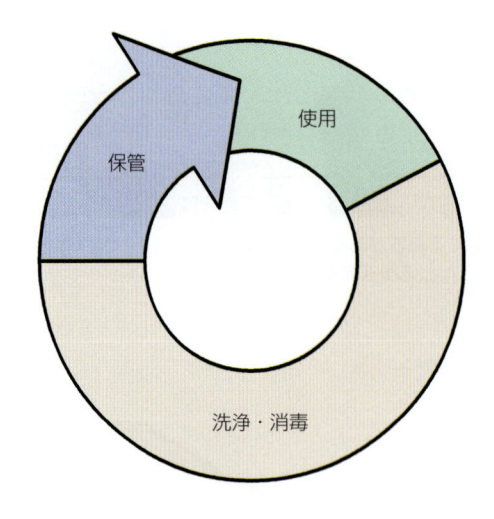

図6.7 左図のように個人用器材を使用後ごとに消毒すれば、感染拡大を効果的に抑制できる。

力な方法が必要となります。中リスク部位に用いられる器材に付いた微生物を死滅させる処理も消毒と呼ばれますが、要求される不活化の水準がさらに高くなるため、高水準消毒ともいいます。

また、高水準消毒には湿熱、乾熱、化学薬品によるものが最も一般的な方法ですが、不活化の条件は、低リスク部位の消毒よりもずっと厳しくなります。

6.2.2.1　毎使用後の消毒

院内で、感染のキャリアから他患者への最も一般的な拡がり方は、直接的または間接的な接触です。概して、洗面器、便器、尿瓶、リネンなど、患者個人が使用する物品が感染媒体となることがあります。感染は思いもよらず、極めて容易に起こりえます。たとえば、一杯になった尿瓶を看護師がある患者から回収し、同じ手で清潔な尿瓶を別の患者に渡してしまうとしましょう。これだけで清潔な尿瓶は汚染され、その尿瓶を使う次の患者が感染することがあるのです。

そこで、院内感染を減らすには、患者に接触したおそれがある器材はすべて他の患者に使う前に消毒しなければなりません。さらに、処置後、医師や看護師が別の患者を診療する前に、手指を清浄することが極めて重要になるのです。

6.2.2.2　壁や床などの消毒

病気が蔓延する危険性が高く、感染患者周辺の清浄だけでは不充分になった場合、壁、床、戸棚など患者周辺を消毒しなくてはならないときがあります。ひどく衰弱した患者の病室、感染性が高い微生物が存在する状況では、特にそれが必要となります。院内感染としてよく知られているのがMRSA[14]感染です。MRSAは黄色ブドウ球菌の変異体で、常在菌

14　メシチリン耐性黄色ブドウ球菌

として鼻内や皮膚に棲息します（**図5.10**）が、一旦、この変異体が抗生物質に耐性をもつと、抑え込むのがとても難しくなります。MRSAに感染した患者が退出した病室は、徹底的に消毒する必要があります。院内でMRSA感染が生じた場合には、滅菌部門のあらゆる作業スペースを消毒しなければなりません。

6.2.2.3　消毒（disinfection）と除染（decontamination）

文献や普通の会話では、「医療材料または機器を消毒（disinfection）する」という表現をよく使います。また、物品を消毒する化学物質を指すには「消毒剤（disinfectant）」という用語を良く使います。消毒という用語の文字通りの意味は、「感染（infection）の除去（dis）」ですが、そもそも感染とは、生命体が他の生命体に汚染された場合の反応です（5.2参照）。つまり、「医療器材の消毒」という言葉は厳密には誤りとなります。物が感染することはありえないからです（鋏が咳をしたり、持針器が炎症を起こしたりした話を聞いたことがありますか？）。感染するのは生き物だけで（5.6参照）、物が感染（infection）することがない以上、物が消毒（disinfection）されるということは本来ありえないのです。機器は汚染（contamination）されるものなので、「汚染を除去する」という場合、より適切な言葉は「除染（decontamination）」です。また、その言葉の意味するところは普通、滅菌までは要さないにしろ許容できる水準まで汚染を減らすことです。しかし、消毒という言葉は日常的に用いられています。たとえば機器の消毒、洗浄消毒機（ウォッシャーディスインフェクター）、消毒剤などです。この意味での「消毒」という言葉が日常業務であまりに広く用いられてきたので、厳密には正確でないものの、本書では除染と同義で用いることにします。

> **Point**　消毒：必ずしも細菌芽胞を殺滅することはできないものの、増殖性微生物はすべて殺滅することのできる処理方法

除染という言葉は、滅菌医療器材の再生処理全般を指す際に用いられる機会が増えており、それは洗浄、消毒、滅菌すべてを含みます。これに伴って、医療器材の再生処理に関する学問は、除染学と称されるようになっています。

6.2.3　滅菌

高リスク部位とは、皮膚、粘膜よりも深い部位です。体液は病原性微生物にとっては格好の棲処です。理想的な温度と湿度があるため、芽胞には絶好の増殖場所となります。それゆえ、開放創に触れる、あるいは皮膚や粘膜を貫通するすべての器材の微生物は、徹底的に除去されなければならず、また、芽胞もすべて死滅させなければなりません。特に、破傷風菌の芽胞はなかなか殺滅できません。これらの芽胞を殺滅するにはさらに強力な方法が必要となります。芽胞を含む微生物すべてを殺滅し、無菌状態にする処理を、滅菌と呼びます[15]。

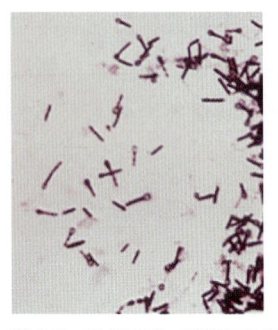

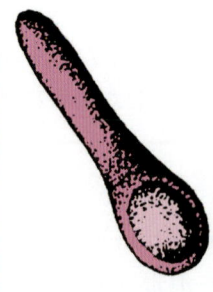

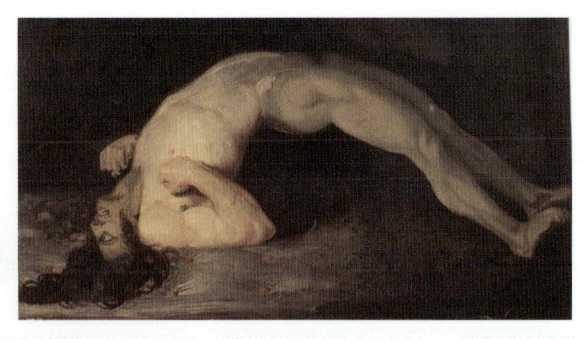

図6.8 破傷風菌：破傷風の病原菌。破傷風の芽胞は過酷な環境でも生存でき、滅菌でしか殺滅できない。破傷風は深刻な筋肉痙攣をもたらし、時に人を死に至らしめる。

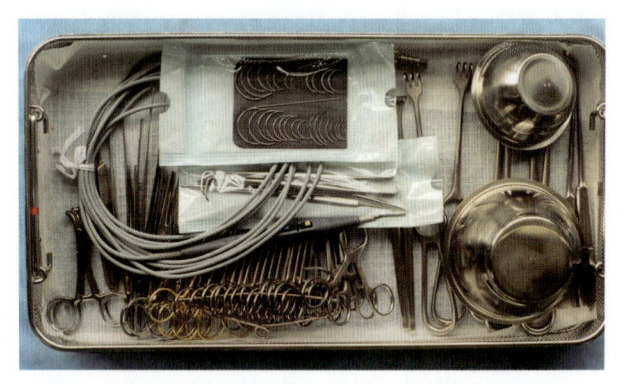

図6.9 手術に使用される器材はすべて洗浄、消毒後、滅菌しなければならない。

> **Point** 滅菌：芽胞を含む、微生物すべてを殺滅すること

　幾多ある医療機関の中でも、とりわけ WHO（World Health Organization ＝世界保健機関）は、体液に接触するおそれが少しでもある器材は使用前に滅菌することを推奨しています。滅菌にはさまざまな方法があります。

- 湿熱（高温蒸気または熱水）
- 乾熱[16]

15　文献によっては、無菌を以下の定義で用いています。
「無菌：ウイルスを含む生存能力のあるあらゆる生物が存在しないこと」
・ここでは、微生物ではなく生物という言葉を使っています。物が適切に包装、滅菌されても、後で包装内にアリやハエが見つかれば、その物は無菌とは言えません。
・生存能力のあるあらゆる生物という表現が用いられるのは、死滅した菌の残存物があるかもしれないからです（もはや生菌ではありません）。
・ウイルスも含むと付け加えているのは、本質的にウイルスは生物ではないとする主張があるためです。
16　多くの国で、医療施設での乾熱滅菌は段階的に廃止され、現在では禁止されています。自国でどの滅菌方法が認められているかは関係当局に確認してください。

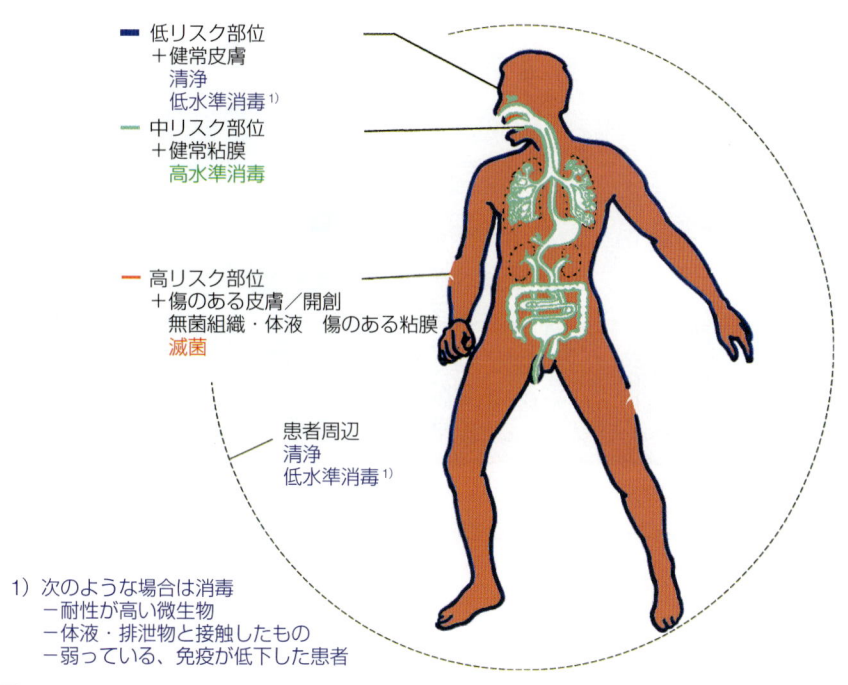

- 低リスク部位
  ＋健常皮膚
  清浄
  低水準消毒[1)]
- 中リスク部位
  ＋健常粘膜
  高水準消毒
- 高リスク部位
  ＋傷のある皮膚／開創
  無菌組織・体液　傷のある粘膜
  滅菌
- 患者周辺
  清浄
  低水準消毒[1)]

1) 次のような場合は消毒
  －耐性が高い微生物
  －体液・排泄物と接触したもの
  －弱っている、免疫が低下した患者

図6.10　日々の院内業務において、感染予防プログラムで用いられるバイオバーデンの減らし方

- ガスや化学物質による毒殺
- 放射線照射
- 湿熱と毒性ガスとの組み合わせ

医療器材の最も一般的な滅菌法は、高圧で高温の蒸気による滅菌です。滅菌に関する詳細は、次章で学びます。

6.3　無菌状態を維持する：包装の重要性

　未包装の器材でも滅菌直後は微生物が存在しませんが、再汚染を防ぐには直ちに使用しなければなりません。これは、器材を未包装で滅菌する際には使用する部署（たとえば手術室など）で滅菌した直後に用いなければならないということです。かつて、これはごく普通に用いられていた方法でした。滅菌済み物品の用意がない手術室には小型滅菌器が備わっており、すぐに使う必要がある器材の滅菌に使用していました。特殊な器材や、手術中に誤って床に落としてしまったが、それでも手術に使わざるを得ない器材などです。14.6.2 も参照してください。

　一般診療では、器材は使用する前にあらかじめ滅菌されています。滅菌済み器材を病院のさまざまな部署でいつでも使えるよう準備しておくことが中央材料部の役割です。しかし、滅菌済み器材をテーブル上に放置しておけば、テーブルや周囲の空気と接触してしまいます。テーブルには細菌がいて、無論、空気にも含まれるため、器材はすぐに再汚染されてし

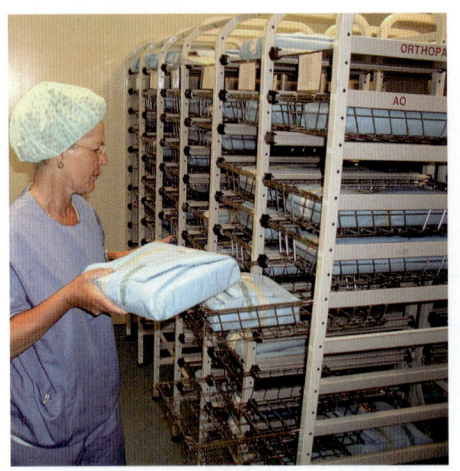

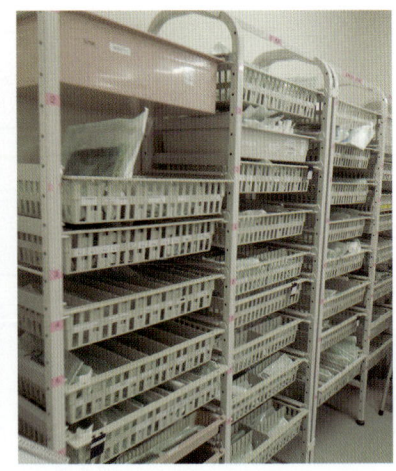

器材セットを不織布で包装　　　　　　　シールしてパウチに個々の器材をパック

図6.11　正しい包装により、器材の無菌性を維持する

まうのです。器材の保管が長期にわたることもよくありますが、再汚染を防ぐには滅菌器に入れる前に適切な方法で包装しておかねばなりません。包装材は中の器材の滅菌のために、滅菌剤（蒸気など）が内容物表面に到達できる[17]ように作られています。同時に、微粒子や微生物が侵入できない構造になっているので、滅菌後は包装内の器材の再汚染を防ぐことができるのです。

無菌バリアシステム

滅菌工程では、使用直前まで無菌性を保つために滅菌包装が用いられます。これらは無菌バリアシステムと呼ばれ、使用時にスムーズに無菌的な開封ができ、再汚染を防ぐことができるように設計されています。

6.4　病院での無菌と衛生

これまで、清浄（洗浄）、消毒、滅菌と、微生物を除去し死滅させる方法、さらに器材を無菌に維持する重要性につき述べてきました。

6.4.1　病院の衛生

これらの作業は、患者や職員たちの感染を防ぐために行われ、病院を清潔な職場環境に保ち病気が拡大するのを防ぐという一般的目標の一部です。言い換えれば、病院内の衛生を高い水準に保つことに寄与するということであり、それは正しい感染予防プログラムを導入、

---

[17]　器官、組織、体液に接する機器の全表面は滅菌済みになっている必要があります。そのためむき出しの表面全体が、滅菌剤に接することが必須です。

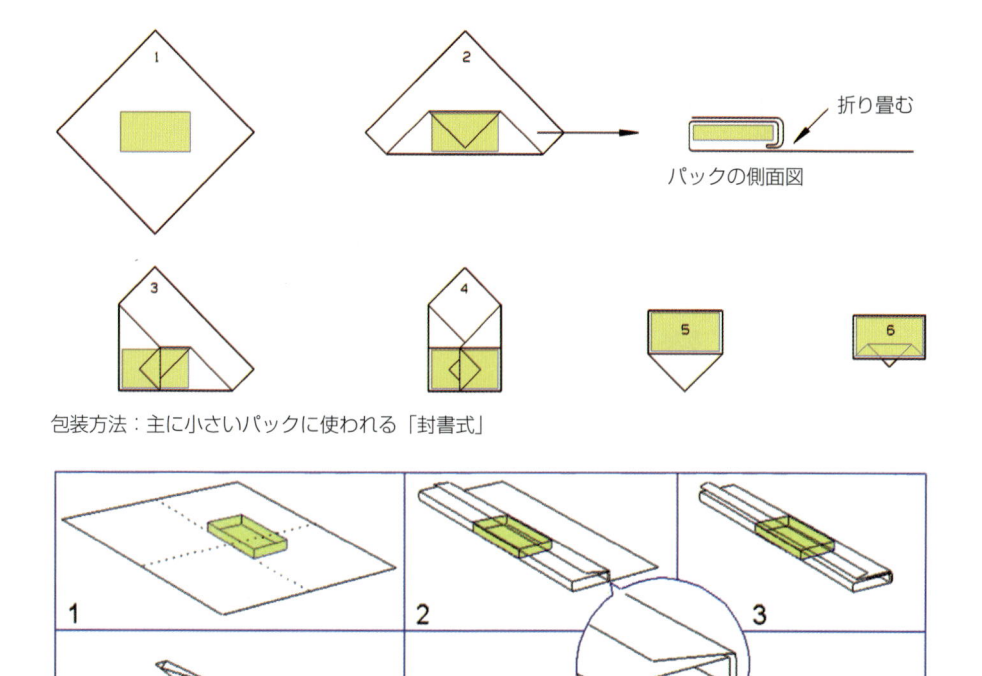

包装方法：主に小さいパックに使われる「封書式」

包装方法：主に大きいパックに使われる「小包式」

図6.12 滅菌包装の際に包装方法を守れば、使う直前まで無菌性を保つことができる。

実践してはじめて達成されます。このようなプログラムは医療従事者を守るために最適の方法でもあります。医療器材の滅菌、無菌性の確認は、院内衛生のほんの一側面に過ぎません。他に、重症患者を看護し、診療前後によく手指洗浄し、病棟、病室、厨房を清潔に保ち、安全な食事を提供し、下水、廃棄物処理システムを整備することなどが挙げられます。最後になりましたが忘れてはならないのは、職員の注意深い業務への取り組みが感染予防に欠かせないということです。感染予防プログラムにはこうしたすべての要素が盛り込まれるべきです。

6.4.2 無菌法

器材が実際に患者に使用される前に再汚染するのを防ぐため、あらゆる手だてがとられます。滅菌は、器材が使用される瞬間まで無菌にするための一連の作業のひとつにしかすぎません。全体の作業が器材、生体組織の汚染を防ぐノウハウを必要としています。このように、器材、医材、生体組織の汚染を防ぐ方法は無菌法と呼ばれます[18]。

---

[18] 無菌法（asepsis）と消毒法（antisepsis）を混同しないこと：消毒法は手術や傷の手当ての前に行われる皮膚消毒のこと。消毒法は無菌法の一種でもあります。

洗浄／消毒

包装

積みつけ

滅菌

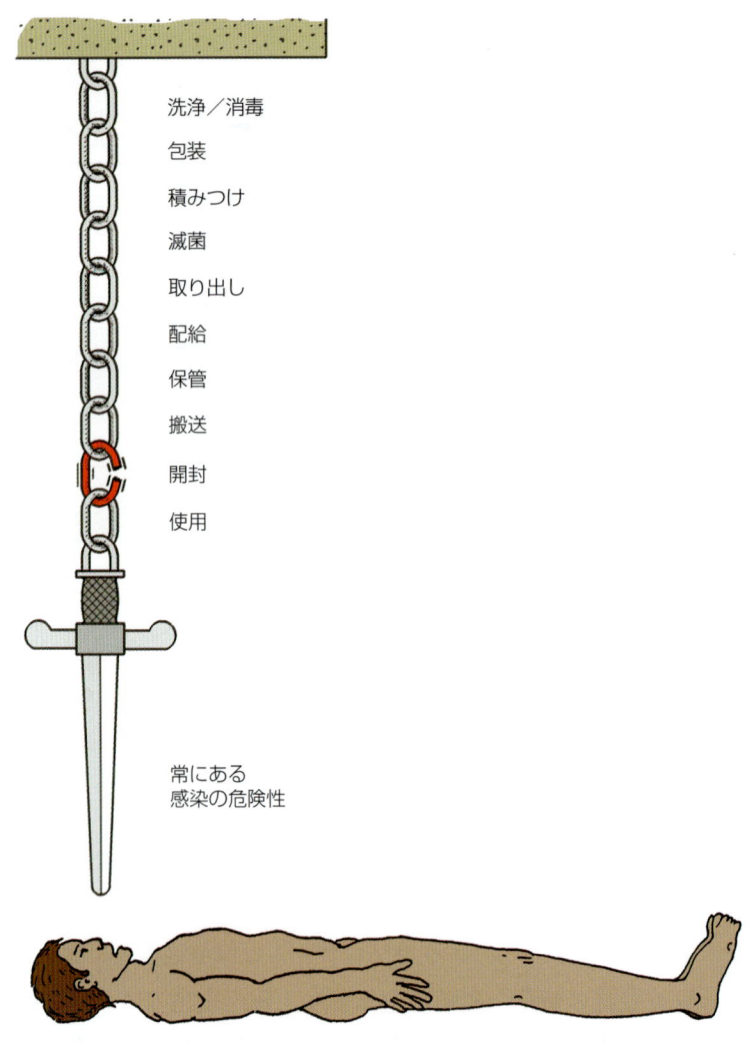

取り出し

配給

保管

搬送

開封

使用

常にある
感染の危険性

図6.13 器材を滅菌し、滅菌状態を使用時まで維持するための作業の連鎖：適切な洗浄、包装、積みつけ、滅菌、取り出し、配給、保管、搬送、開封、そして使用。それぞれが無菌法に則った方法や技術を要する。適正に行われないと、器材の無菌性は損なわれる。

> **Point** 無菌法：医療施設において、生体組織や医療器材の微生物汚染水準を最低限に維持することを目的とした業務手順の総称

以下が、無菌法を誤りなく行うための具体例です。

- 手術中に覆布などで患者を覆う
- 消毒剤で手術部位を消毒する
- 滅菌した医材、器材を使う
- 清潔な手指で作業をする
- 清浄空気を供給する

Point 器材の無菌性を維持する手順は、滅菌工程そのものと同じぐらいに大切である

　中央材料室では、無菌法の業務手順に従って作業が行われなければなりません。以下のガイドラインが関係します。

- 洗浄、包装、保管エリアの区分け
- 適切な服装
- 個人の衛生管理
- 正しい包装法
- 包装は開封しやすくしなければなりません。開けにくい包装は、再汚染につながり、ひいてはすべての滅菌処理が破綻してしまうおそれがあります。

　無菌法という考え方は、器材セットやトレイが広まったきっかけでもあります。手術や処置に必要なすべての器材を1つにまとめることにより、開封すればすべての器材が直ちに使用できるため、手間がかからず器材の再汚染のおそれを小さくすることができます。また術野近くでの動き（開封作業）を減らすことで、微生物を含む空気の流動を少なくし、再汚染を防止できるのです。

6.5　医療器材の再処理

　在院中、患者にはさまざまな医材、機器が用いられます。いずれも値が張るため、できれば再使用されることになります。しかし、再使用できるようにするには、企図したとおりに、安全に使えるよう再処理を行わなければなりません。すでに、洗浄、消毒、そして滅菌が器材の再処理で重要な位置を占めることを学んできましたが、再処理を適切に行うために、いくつかの原則を心に留めておく必要があります。

6.5.1　再処理の一般原則

- 診療や患者ケアに一般的に用いられるすべての器材は、使用ごとに念入りに再処理しなければなりません。
- 感染予防はすべての消毒、滅菌業務の目標です。それゆえ、器材の再処理手順を吟味する際、患者や職員の安全が最も重視されなければなりません。使用済み器材、患者ケア用品、検査器材は（用手）洗浄[19]の前に消毒しなければならず、雇用主は洗浄、消毒のために保護手袋やその他の適切な防護具を提供し、職員はそれらを使用しなければなりませ

19　フランスなど一部の国では、患者への使用済み器材、物品、研究用器材は洗浄前に消毒することが求められています。この処理は一次消毒と呼ばれます。

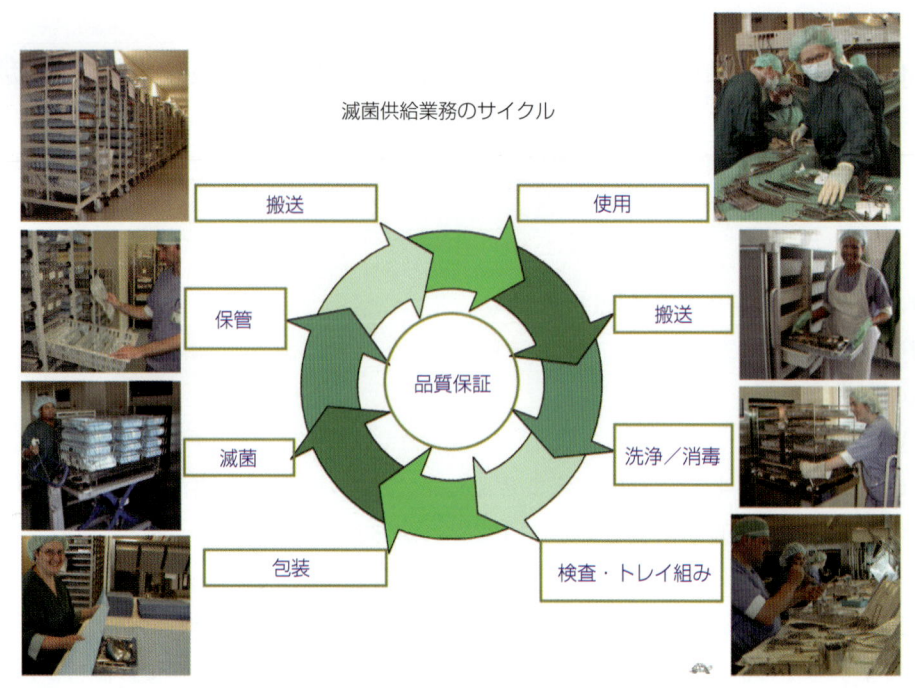

図6.14 滅菌物の再処理サイクル

ん。業務上で最も大切なことは、怪我や皮膚のかぶれを防止することです。しかし、それでも感染が生じてしまった場合、またはたまたま血液（または他の危険な体液）に触れたりした場合、順守すべき手順が明確に定められてなければなりません[20]。

- 潜在的危険がある気体、蒸気、エアロゾルの吸入を避けます。
- 熱水[21]消毒と滅菌を化学的方法より優先すべきです。
- 作業規則や作業指示は文書化されて、どのような状況であっても、従うべき手順が明記されていなければなりません。言うまでもなく、ここでは医療施設の既存条件を考慮しなければなりません。たとえば、実際に現場にはない機器が必要となる作業手順を定めることは意味のないことです。

6.5.2 滅菌物の再処理サイクル

図6.14は、リユーザブルの滅菌物と患者に使われる器材の再処理サイクルを表したものです。

それぞれの病院では、再処理サイクルをどのように運用しどの器材を用いるかにより、工程上での細かな違いが出てくるでしょう。この処理工程の図は、すべての高額な器材の再処

---

20 たとえば、ガイドライン「偶発的血液接触（病院）」（オランダ、感染防止管理グループ（WIP））
http://www.wip.nl/UK/free_content/Richtlijnen/1111Accidental%20blood%20contact.pdf（日本語訳は chuzai.jp を参照）
21 蒸気、水、高温の空気を用いて行う消毒、滅菌

理をどのように体系的に実践するかにつき基本的な枠組みを示しています。次に各段階につき簡単に記します。

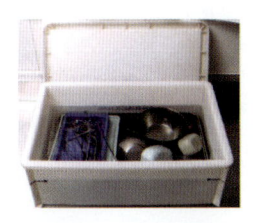

一次消毒[22]
フランスなど一部の国では、医療器材の使用後、なるべく早く一次消毒を行うことが求められています。この一次消毒の目的は、バイオバーデンを減少させ、タンパク質の乾燥を防ぐことです。よくあることですが、中央材料室ですぐに処理できない場合、使用する部署の近くで一次消毒が行われます。器材は必要に応じて分解し、開放させた後、全体を浸漬します。規定時間浸漬した後、器材は次なる処理のため中央材料室に搬送されます。

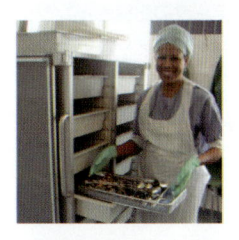

中央材料室への搬送
手術室や他部署での使用後、汚染器材は集められ、適切なコンテナやトローリーで、再処理が行われる部門、つまり中央材料室に搬送されます。

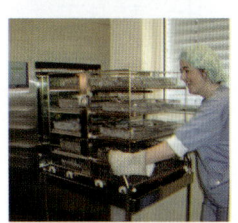

洗浄
器材は中央材料室の洗浄担当に回されます。洗浄部署では、汚れた器材が取り扱われる、つまり、この部署は中央材料室の中では「不潔区域」となります。洗浄とはすべての（目に見える）汚れを除去することであり、あらゆる病原体を含む微生物のほとんどはここで除去されます。適切な洗浄は、滅菌物の処理サイクルの中で最も不可欠な手順とされます。

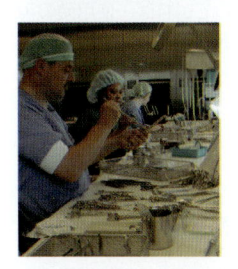

検査・トレイ組み
どんな手術であれ、手術中に器材が見当たらなかったり、落としたりしてしまうのは術者にとっても不快なことですし、また患者だけでなく手術スタッフにとっても大きな問題になりかねません。すべての手術用医療器材が揃っていて、かつその器材が適切に機能することが大切です。それゆえ、どの器材も厳格な検査を経て再確認し、完璧に組み立てることが必要になります。

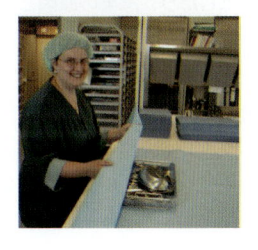

包装
使用前の滅菌物は通常、必要となる時まで保管されます。保管中の再汚染を防ぐためには包装しなければなりません。つまり、滅菌物は包装した状態で滅菌しなければならないことを意味します。それゆえ、滅菌剤が器材に達するように包装する必要があります。一方、包装は、滅菌後微生物が器材に到達しないというバリア機能を果たすべきで、使用直前までの無菌性を保証するものでなくてはなりません。包装が不適切であったり破損したりしていては、洗浄、包装、滅菌すべての処理を無意味にしてしまいます。

---

22 この手順は、フランスでは必ず行わなければなりませんが、他の多くの国では主に使用済みの不潔な器材を浸漬せずに搬送するようにしています。これは現代の洗浄滅菌部門では、洗浄前に使用済み器材に触れることはまずないのでできることです。さらに器材は使用直後、完全に乾ききってしまわないうちに搬送されます。水を張らずに搬送するため、軽量で、消毒剤を飛散させるおそれもなく、環境にもやさしいとされています。

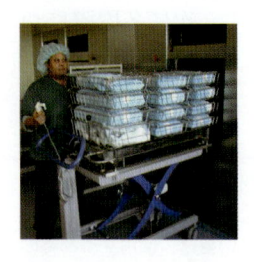

滅菌

包装が終われば、滅菌の準備が完了します。滅菌器内では、洗浄後残存していた微生物は殺滅され、菌数は安全とされるレベル、つまり無菌性保証水準（SAL）まで減少します。湿熱、乾熱、EOG、ホルムアルデヒド、放射線、ガスプラズマなどさまざまな方法が用いられ、それぞれ特定の用途があります。医療施設で最もよく使われ、一般的で安全な方法が、高圧蒸気による湿熱（蒸気）滅菌です。蒸気滅菌に用いられる機器が、高圧蒸気滅菌器（オートクレーブ）であり、性能と安全性において厳しい技術規格（例：大型滅菌器の欧州規格EN285）を満たしていなければなりません。スタッフや患者の安全のために、医療用の滅菌器は積載法と包装の組み合わせごとに、すべての工程でバリデーションを行わなければなりません。簡単に言えば、滅菌器が滅菌できることを立証しなければならないのです。

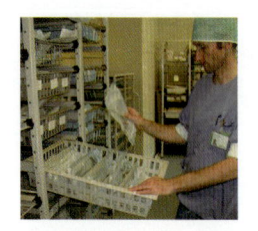

滅菌物の保管

滅菌サイクルが終わると、滅菌物を滅菌器から取り出します。工程データの記録とインジケーターをもとに工程をチェックし、条件を満たしていれば滅菌物を取り出して保管、搬送し、使用します。滅菌物は適切な場所に、次の使用に備えて保管されます。滅菌物保管庫には環境条件や保管管理のための特別な要件があります。滅菌物の時間的使用期限、あるいはイベントリレーテッド（破損、汚染等のイベント発生時が期限）の考えが 使用時までの滅菌保証に用いられています。

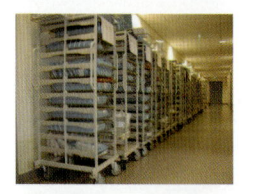

現場への搬送

滅菌物は必要な時に保管場所から取り出され、現場へと密閉式トローリー、またはコンテナシステムで運ばれます。外に搬送する際には、器材の滅菌性を保証するため他の手段がとられ、器材が使用者に渡るまで適切な手順が必要となります。

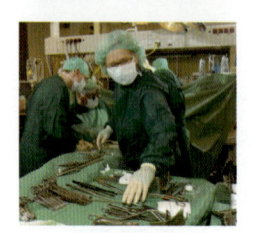

滅菌物の使用

どのような滅菌物も、安全に使用するには正しく使用する必要があります。誤った方法で開封しただけで、使う直前にも器材は汚染されます。無菌操作を意識していれば、使用時の再汚染のおそれを最小限に抑えることができます。滅菌物を無菌的に開封し、術者に手渡すことも、そうした手順の一例です。

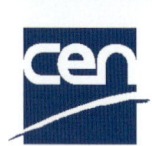

品質保証

ESO
（欧州規格作成機関）

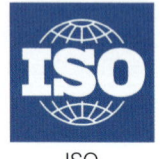

ISO
（国際標準化機構）

治療中に滅菌物やその他の物品を正しく安全に使用するためには、滅菌供給業務のいずれのステップも重要です。どのステップでもミスや失敗は再汚染の原因となり、それまでの業務すべてを台無しにしてしまいます。その結果、大きな損失を生み出したり、感染の原因となったり、患者やスタッフの命を危険に晒したりすることにもつながりかねません。そのため、どのステップも厳しく監視下に置かれる必要があります。これを実現するのが、サイクルの各ステップを分析、記録、監視するための品質保証制度です。ここには、患者やスタッフのために安全で、期待された機能を備える製品を、許容できる価格で提供するために、あらかじめ決められた品質基準が設定されています。品質基準に適合する製品を生産するための手段が品質保証制度です。

6.6　近代（西洋）医療の起源：アスクレピオスとヒギュエイア

　近代医療にあっても、古代に根づいた用語や記号が今でも用いられています。以下の古代ギリシャ人二名は、近代医療の起源と深い関わりがあります。

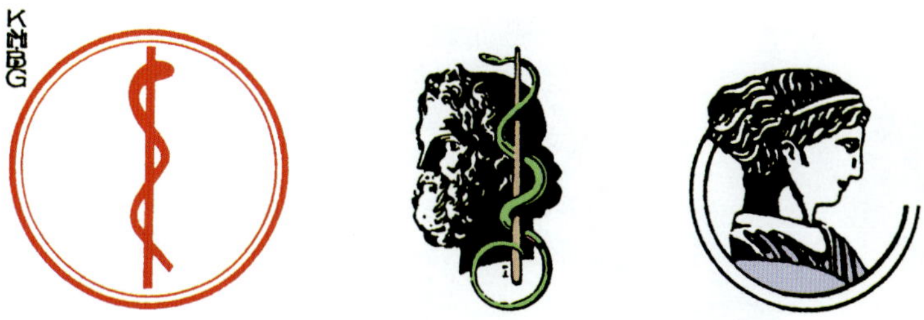

アスクレピオスの杖　　アスクレピオス　　その娘ヒギュエイア

図6.15　アスクレピオスの印は世界的に医療界のシンボルとして用いられている。シンボルには杖とアスクレピオスの蛇とが含まれている。

アスクレピオス

　古代ギリシャ世界の病院は、ギリシャ神アスクレピオス（ラテン語でアイスクラーピウス）を祀る神殿でした。同神殿で発見された多くの書物には、「（ときに奇跡的な）癒し」についての記述があります。かの詩人ホメロス（B.C. 8世紀）はアスクレピオスを医師として物語っています。詩人ピンダロス（B.C. 5世紀）はアスクレピオスを英雄（半神）とあがめました。ギリシャ神話では、アスクレピオスはギリシャの神々の一員、アポロの子とされていました。アスクレピオスは力強く、心やさしい男性像として描かれ、蛇が巻きついた杖を持ち歩き、その杖は癒しの神から授けられた「救い」の象徴でもありました。杖の「枝と葉」は「生と成長」を象徴し、その蛇は大地の裂け目や洞窟内に隠れ地中に棲むものとされました。そのため、この蛇は成長の力を秘め、命をもたらす、大地の象徴なのです。

ヒギュエイア

　ヒギュエイアはアスクレピオス神の娘であり、助手でした。実際のところ、古代ギリシャやローマ時代の、ナースが病人の看護をすることについては何も知られていません。しかし神話上では何人かの婦人が女神の立場からナースの役割を果たしています。古の医師の手助けをしたのがアスクレピオスの五人の娘たちでした。最も有名なのがヒギュエイア、姉妹のひとりはパナケイアと呼ばれました。現在でも、パナケイアの名は万能薬として知られています。神殿では、ヒギュエイアはその父アスクレピオスと共に崇拝されていました。祭壇の生贄は、アポロとその息子アスクレピオス、そして孫娘ヒギュエイアに捧げられました。病気の治療におけるヒギュエイアの役割は、主に清浄することでした。それは、彼女が純潔とみなされていたことからもわかります。五人娘のうち、ヒギュエイアは最も重要な地位を占めており、アスクレピオスの治癒力、清浄、純化のいわば象徴なのです。衛生（Hygiene）という言葉は彼女の名（Hygiea）にちなんだもので、現在は「健康を維持するための条件や慣行」を意味します。無論、本書で述べる「感染予防」にもかかわってきます。

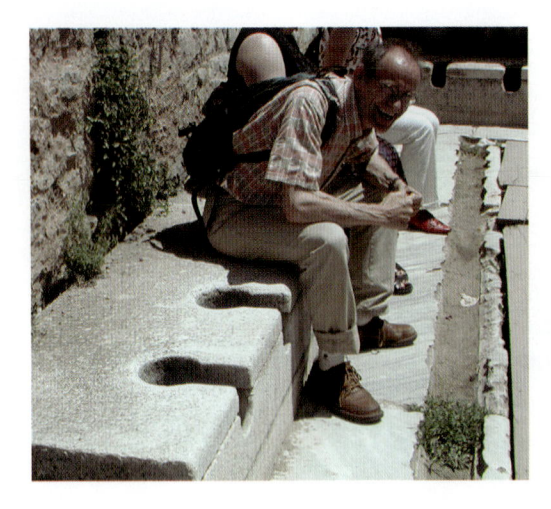

図6.16 古代の「衛生」。古代エフェソスのトイレに座る著者。エフェソスは、現在のトルコの西部に位置した、ローマ帝国のアジア側の首都。建都は紀元前1200年に遡り、グレゴリオ暦草創期の数世紀にわたり繁栄をきわめた。このトイレが作られたのもこの時期である。洗浄が容易であり、堅固で、美しくデザインされた大理石の上でひと休み。下には水が流れ、排泄物は常に流され続ける。文字が生まれる前の衛生法と感染予防である。

7. バイオバーデン（生物学的負荷）を減少させる

　医療機関で感染拡大を予防するためには清浄、洗浄、消毒、滅菌が必要なことをこれまで学んできました。医療器材が清潔、消毒済み、滅菌済みのいずれの状態かということは、その器材の清浄レベルの目安となります。この章では、バイオバーデンを減らすために用いられる物理的、化学的手法について見ていきます。微生物の生存には何が必要なのか、死滅する際に何が生じているのかについても触れることにします。最後に「消毒済み」「滅菌済み」の必要条件についてより詳しく定義していきます。

7.1　バイオバーデンを減らす方法

　不潔、清潔、消毒済み、滅菌済みはすべて異なる清浄レベルです。生物が一切付着していない器材が、滅菌済みであり、そのレベルに達するまでの方法は問いません。滅菌の媒体は乾熱、湿熱、または化学物質などがありますが、このいずれによって達成されても構いません。バイオバーデンを減らすこのような方法は、消毒にも用いることができますが、必要な条件は緩くなります。バイオバーデンを減らすには以下の方法があります。

- **機械的方法により微生物を除去**

　器材に付着する菌数は、フラッシング、ブラッシング、ブローイングなどにより、ほこりやゴミと一緒に減らすことができます。これが清浄です。清浄の実際的な方法については、第8章を参照してください。液体から微生物を除去するには、極細フィルター（マイクロポアフィルター）を用いる方法もあります。液体がフィルターで濾され、粒子や微生物はフィルターに留まります。

- **不活化（死滅させること）**

　微生物は、物理的、化学的方法によって殺滅することができ、どんな生物をも殺滅する共通のやり方です。それには加熱、毒、放射線照射などの方法があります。

　この章では、以下の項目の順に、どのように微生物を不活化させるかをつぶさに見ていくことにしましょう。

- （微）生物が生きるのに必要な条件とは
- 微生物が死滅する際、一体何が生じているのか
- 殺滅剤に曝露したとき、菌はどのように減ってゆくのか

　手始めは、微生物の生と死の特徴についてです。

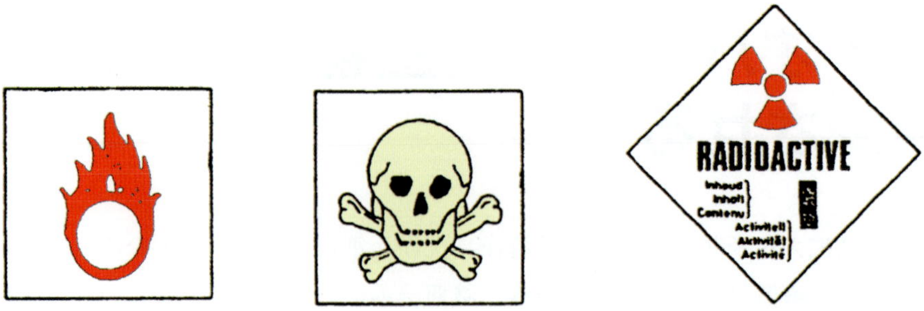

加熱　　　　　　　毒　　　　　　　放射線照射

図7.1 微生物を死滅させ、破壊する手法が消毒、滅菌時に用いられている。

表7.1 清浄、消毒、滅菌により、バイオバーデンは特定のレベルまで減少する。物理的、化学的方法により達成できる清浄レベルはいくつかあり、またそれぞれの方法にはそれらに見合った応用範囲がある。ときに、類似の方法が消毒と滅菌双方に用いられている。

清浄レベル	目に見える汚れ	微生物		バイオバーデン減少の方法						
				除去		不活化（殺滅）				
		増殖性	芽胞	ブラシ スプレー フラッシング	濾過	加熱		毒		放射線
						乾熱	湿熱	液体	ガス	
不潔										
清潔				●●●	●●	－－	－－	－－	－－	－－
低水準消毒				－－			●●●	●●		
高水準消毒				－－			●●●	●●		
滅菌				－－	●	●●	●●●	●	●	●●
汚れ バイオバーデン レベル：	多量 ▽ 無し			－－ ● ●● ●●●		使用できず 可能だが実用的ではない 可能だが特別なケースのみ 一般的 広く用いられる				

7.2　生存条件

　微生物をどのように殺滅するかを見る前にまず、微生物が生きるための絶対条件を確認しましょう。その条件を知ると、微生物を死滅させる方法がわかりやすくなります。

　ここまで見てきたように、微生物は他の生物と実によく似ています。たとえばヒトという生物を見たとき、生きるのに最低限必要なものは以下のとおりです。

- 適切かつ充分な栄養
- 安全かつ充分な水分

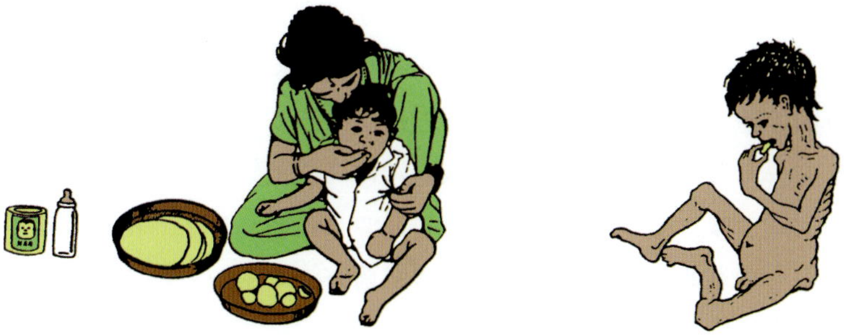

図7.2 あらゆる生物は生きるために充分な食糧（栄養）、水（水分）、適度な環境温度と呼吸できる空気を必要とする。そして、そのうちの1つでも欠ければ死に至る。

表7.2 消毒、滅菌に用いられる不活化の方法

殺滅剤	死滅の原因
・乾熱あるいは湿熱	酸化または凝固
・毒性のある液状化学物質	毒（毒物処理）
・毒性のあるガス：エチレンオキサイド	毒（毒物処理）
・放射性物質からの強力な照射	破壊
・上記方法の組み合わせ	

- 適度な環境温度
- 呼吸できる空気

　これらすべての条件は微生物の生存にも必須のものです。空気に関してのみ相違があり、微生物の中にはヒト同様に空気を必要とする微生物（好気性微生物）もいますが、空気との接触を好まない微生物（嫌気性微生物）も存在します。そして、さらに空気のあるなしにかかわらず生存する種も存在します。

7.3　不活化の方法

　生物を殺滅するのにさまざまな方法があるように、微生物を殺滅する方法もいろいろです。生きるために必要な条件のうちの1つでも取り除けば、その生物は死に至ります。食事（栄養）を与えない、不適切な食事（栄養）を与える、気温を極端に低く（高く）する、細胞の「機械的構造」を破壊する、などの手段により微生物は死滅します。

　消毒または滅菌するのに、微生物を餓死させることは現実的ではありません。微生物が必要とする栄養素の量は極めて少ないので、長時間経過しても微生物が生きている可能性がたいへん高いためです。また、微生物を乾燥させる（水分を与えない）ことも同様の理由により適していません。さらに、芽胞は水分がなくても極めて長期間生き続けます。ゆえに消毒や滅菌には、主に**表7.2**にあるような殺滅方法が用いられています。

　これらの殺滅剤のいずれかに曝（さら）されると、細胞内にある生命のキャリア（タンパク質）が

何らかの形で傷害され、本来の働きができなくなります。これがタンパク質の変性です。生命の基底が破壊されるので、細胞、生命体は死滅します。

このような方法の多くは、消毒と滅菌の両方に用いることができますが、それぞれに適した分野があります。たとえば、医療機器の滅菌には高温蒸気を使った加熱法が最も広く用いられています。次章では、その理由とプロセスにつき説明します。精密機器の中には熱や高圧に耐えられないものもあり、その場合、他の滅菌方法が用いられます。皮膚、機器、床や壁などの表面の消毒には化学物質が用いられます。

器材を準備する際に、どの方法でバイオバーデンを減らすかは以下の要件を考えて決めます。

- 適用部位：低、中、高いずれの感染リスク部位で使用するか
- 器材の種類
- 器材の素材
- 環境リスク
- 作業者のリスク
- 器材の流通度
- 費用

7.4 微生物を殺滅するプロセスのあり方

殺滅剤に充分に曝露されると、微生物は死滅します。殺滅プロセスの本質についてさらに説明するために、微生物のもっとも一般的な殺滅法である加熱法について見てみましょう。

山火事のあと、野は黒く焼け、死の大地と化します。熱から逃れられなかった動物は死に絶えています、また、炎に包まれれば人間も死に至ります。

Point　あらゆる生物は熱で殺滅できる

微生物も熱により死滅します。乾熱（熱風）および湿熱（熱水または高温蒸気）は消毒と滅菌の両方に利用されます。

微生物の死滅

微生物はこれ以上増殖（繁殖）できないとき、死滅したとみなされます。言い換えれば、微生物にとって死とはその状況が変わり、微生物が自己増殖するのに必要なプロセスが停止した状態をいいます。殺滅剤に触れると、微生物は死滅します。微生物の死滅は、増殖できる微生物の数の減少を観察すれば確認できます。

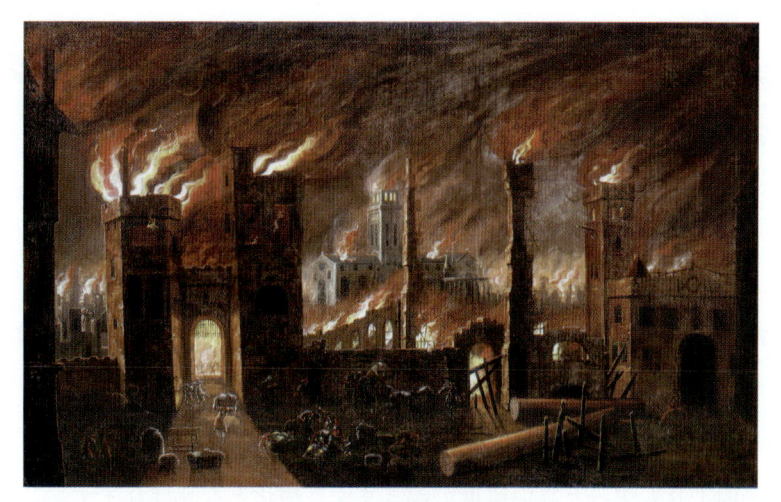

図7.3 命を呑み込む炎。熱はすべての生物を死滅させることができ、微生物も例外ではない。1665年にロンドンで大流行し、数千人の命を奪った腺ペストは、つまるところ1666年に発生したロンドン大火災により偶然にも沈静化した。絵画の中央に見えるのはセントポール大聖堂である。

熱で微生物を死滅させるとき、何が起きているのか？

微生物が熱に曝されると火傷をしたときと同様のことが起きます。まず、熱は生物の「皮膚」、つまり細胞膜を傷害し、その結果タンパク質から成る原形質が直接熱に曝露し、タンパク変性が生じます。こうして、生体を構成する物質が傷害され、生物は死に至ります。後ほど触れますが、湿熱で加熱すると乾熱（熱風）よりも早く菌を殺滅することができます。

7.4.1 熱で殺滅する2つの方法：凝固と酸化

方法によって、加熱による生物の死は2つに分けられます。卵を2つ用意し、1つをゆで卵、1つを目玉焼きにすればその両方の例えがはっきりします。

a. 凝固（固まること）

水を張った鍋を火にかけます。そこに卵を割り入れ、何が起きるかを観察すると、水温が上がるにつれ卵が白くなっていくことがわかります。次第に固まり始め、より硬くなっていきますが、これが「凝固」であり、約52℃で始まります。この温度で、原形質のタンパク質の変性がはじまり、卵は死滅します。人体に熱湯をかければ、同じことが体内の細胞内部のタンパク質でも生じます。もちろん、微生物にも同じことが起こります。

b. 酸化（焼成）

もう1つの卵をフライパンで焼いてみます。卵が次第に白くなっていくのがわかるはずです。ここでも凝固が起きていますが、熱を加え続けると縁が黒くなりはじめ、しまいには焦げてしまいます（焼成）。火にかけたままにすると、卵は全部真っ黒焦げになってしまい

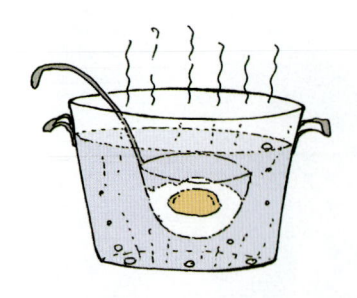

図7.4 卵をゆでると、卵は白くなり硬くなる（凝固）。

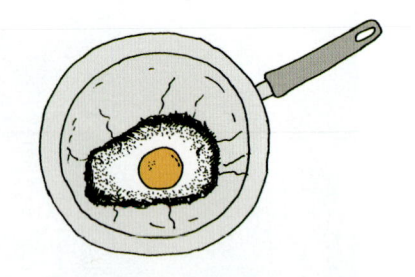

卵を焼き続けると、ついには黒く焦げてしまう（焼成）。

す。焼成は、凝固よりもずっと高い温度で起きます。酸化とも呼ばれます。

7.4.2 湿度が殺滅力に与える影響

殺滅力

湿度は、微生物の殺滅作用に大きく影響します。

微生物を殺滅する力はまた、殺滅力とも呼ばれます。高温の湿熱は高い殺滅力を持ちます。

熱担体としての湿度の生物への影響

湿度が高く蒸し暑い環境にいるとき、私たちは不快に感じ、同じ気温でも湿度が低ければ、不快感は減ります。つまり、私たちは乾熱の影響を受けにくいということが言えます。逆に、熱湯や蒸気で受傷した場合、同じ温度の乾熱に比べてはるかにひどく傷害されることになります。

水、特に蒸気は乾熱に比べて熱伝導率がはるかに高く（その理由については10章で触れます）、微生物もまた乾熱よりも湿熱に影響されるのです。

微生物が湿熱に曝されると、凝固は極めて低い温度で始まります。さらに湿熱温度には通常、上限があり[23]、湿熱に曝露した時の不活化は主に凝固によるものです。

乾熱の場合、不活化に要する温度ははるかに高く、特に含水量が低いもの（芽胞）に対して顕著です。乾熱で温度が高い場合、タンパク質はただ燃焼するだけなので、乾熱を用いる際の死滅の主因は酸化となります。

> **Point**
> 湿熱は凝固により殺滅する
> 乾熱は酸化により殺滅する

23　現行の容器内圧力（標準的なオートクレーブ内）では、沸点は最大でも120〜140℃の間です。

表7.3 湿熱への耐性により微生物を分類した表。殺滅力の違いは、消毒と滅菌では異なるプロセスを経るためである。滅菌工程の場合、耐性が高い仮想上の微生物（IMO）を例として用いている（IMOについては7.6.2を参照）。そのため、湿熱での滅菌に必要な時間は、ここで示されている時間よりも長くなる（例：134℃ 3分）

微生物	不活化に必要な温度と時間				
	80℃	100℃	120℃	134℃	
・増殖型細菌 ・菌類	1-5 分				低水準消毒
・芽胞		1-10分			
・耐性が低い細菌芽胞		1-60分			高水準消毒
・耐性が高い細菌芽胞		1-60時間	8-12分	1-2分	滅菌

生物内部における水分の影響

　生物の不活化で大きな働きをするのは、外部から作用する熱の担体だけではありません。生物細胞内部の含水量も大きく影響します。1890年にはすでに、鶏卵のアルブミン（ガラス状の粘液性物質）は含水量が多いときほど早く凝固することをレヴィト（ドイツの化学者 Franz Hofmeister の学生、S. Lewith）が発見していました。微生物も同様に、含水量が多いほど加熱による殺滅が容易となります。芽胞はほぼ完全に乾燥しているので、ほとんど水を含みません。それゆえ、熱を加えてもタンパク質は影響を受けにくいのです。言い換えれば、芽胞は熱に対する耐性が高いということであり、芽胞を殺滅するのが困難であるゆえんです。

> **Point** 水分がある場合には、水分がない場合と比べてはるかに低い温度、短い時間で微生物を殺滅することができる

　また、他の滅菌剤を使うときも一般的に芽胞の不活化がもっとも難しくなります。

7.4.3　消毒工程と滅菌工程を区別する理由

　すでに6.2.3で、細菌性芽胞の特性のため、さまざまな体内の感染リスク部位を区分する必要があることがわかりました。芽胞は不活化するのがとても難しい微生物です。芽胞は特殊な性質があるため、消毒にするか滅菌にするかは明確に区別しなければなりません。

消毒：低リスク部位に触れる器具

　低リスク部位に芽胞が存在しても危険ではありません。それゆえ、芽胞を殺滅するには及びません。そのため、増殖型細菌を不活化させるのに足る、極めて簡単で安価な方法を用いれば充分でしょう。たとえば、10分間煮沸するなどです。

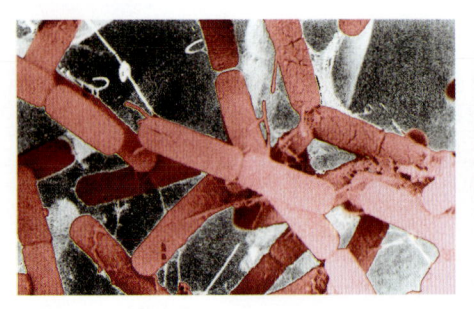

滅菌前
細菌は正常に見える。

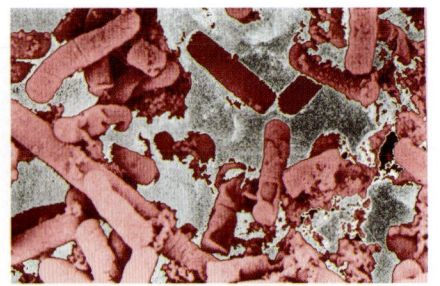

高圧蒸気滅菌後
細胞膜が引き裂かれ、原形質が直接熱を受けるため、細胞は死に至る。

図7.5 湿熱による微生物の不活化 「バチルス・アトロファエウス[24]」と呼ばれる細菌（拡大率：×10000）。これらは、滅菌器の性能試験に用いられる菌（詳しくは7.7を参照）

滅菌：高リスク部位に触れる機器

芽胞は湿度が高いと発芽してしまうため、高リスク部位に存在させるわけにはいきません。それゆえ、すべての芽胞を殺滅することができる、コストが掛かっても強力な方法が必要となります。たとえば、121℃の高温蒸気に15分間曝露させるなどです。

水分：生と死を同時にもたらすもの

水分とは、一方で生命の前提条件であり、他方で不活化を促進するものでもあります。つまり、水分の有無は生と死の双方に大きな影響を与えるのです。芽胞を不活化するのは困難であり、芽胞のまわりに水分があるかどうかが不活化に影響するため、感染リスク部位を区別する必要性があるのです。

- リスク部位を区別する理由：低リスク部位（皮膚など）で芽胞のまわりに充分な水分がなければ、危険は小さくなります。中リスク部位も、芽胞が増殖するには好ましい環境ではありません。しかし、高リスク部位（皮下組織など）で水分があれば芽胞は発芽しやすくなるため、感染の危険性が高まります。
- 芽胞を殺滅するのが難しい理由：芽胞内部に水分が存在しないので、不活化が困難なためです。

水分あり	水分なし
・芽胞が発芽しやすい	・芽胞が発芽しにくい
・微生物の不活化がより容易	・微生物の不活化がより難しい

---

[24] 古いタクソノミー（動植物の分類学）では「バチルス・サブティリス」と呼ばれていました。2001年に新しい分類法が導入され、この名称に変更されました。

7.4.4 百万単位の死滅

手術に使用した器材には、無数の微生物が付着しています。これは、つまりバイオバーデンが高いということです。特に、患者が感染症にかかっていたり、「汚染が激しい」手術（たとえば腸チフスによる腸穿孔の治療）であったりした場合、器材にはおびただしい数の微生物が付着しています。洗浄によりその大半は洗い流されますが、一部は残留してしまいます。

加熱時間を充分に長くとれば、細菌は死滅します。しかし、すべての細菌が同時に死滅するわけではありません。自然界において、1つとして同じものは存在しないからです。動物には強いものも弱いものもいて、ライオンはアンテロープよりも強くて素早く、その強いライオンの中でも最も強いものがいます。また、動物の中では熱耐性の差があり、熱に長時間耐えられる動物もいれば、すぐに死んでしまうものもいます。それぞれが異なる熱耐性をもつともいわれています。同様に、微生物にも同じ種のなかで強い弱いがあります。熱に曝露すると、弱いものはすぐに死んでしまいますが、強いものは長く生き残ります。それゆえ、すべての微生物が同時に死滅するわけではないのです。

> **Point**
> - 微生物の種類が異なれば、熱耐性もそれぞれ違う
> - ある一種類の微生物の一群が殺滅剤に触れても、すべてが同時に死滅するわけではない

微生物の死滅率

微生物が熱に曝露すると、一定時間ごとに、生存する微生物の一定の割合が死滅することが研究でわかっています。たとえば、ある微生物は、120℃の蒸気に曝されたとき1分間でその90％（＝10分の9）が死滅します。

表7.4は、この種の微生物100万個を一定時間（1分刻み）熱に曝した際に、死滅する微生物数と生存する微生物数を示しています。

この表では、ある時点から生存数が1未満になります。たとえば、7分経過後には、微生物数は0.1個となっています。つまり、7分経った時点で、生存する菌がいる確率は10％（＝10分の1）しかない、ということを表しています。言い換えれば、同じ微生物数が付着している器材を10個、7分間滅菌剤に曝露させた場合、そのうち1つの器材に1つだけ微生物が付着しているということです。

D値（Decimal reduction time ＝ 90% 死滅時間）

死滅率を示す別の方法が、微生物の90％を殺滅するのに必要な時間を特定することで

表7.4 微生物の死滅数と生存数。1分ごとに全体の90％が死滅するのがわかる。同じ数の微生物が付着している物の場合、12分後に滅菌されたということになる（7.6を参照）

分	1分開始時点で生存している微生物数	1分間で死滅する微生物数	1分経過後に生存している微生物数	
1	1,000,000	900,000	100,000	10^5
2	100,000	90,000	10,000	10^4
3	10,000	9,000	1,000	10^3
4	1,000	900	100	10^2
5	100	90	10	10^1
6	10	9	1	10^0
7	1	0.9	0.1	10^{-1}
8	0.1	0.09	0.01	10^{-2}
9	0.01	0.009	0.001	10^{-3}
10	0.001	0.0009	0.0001	10^{-4}
11	0.0001	0.00009	0.00001	10^{-5}
12	**0.00001**	**0.000009**	**0.000001**	10^{-6}

す。その時間が経過すると、元々の菌数の10％（＝10分の1）が生き残ります。この時間を、D値（Decimal reduction time）と呼び、D値は微生物ごとに異なります。

> **Point** D値：ある一定の温度条件で、微生物の数を10分の1にするために要する時間（分）

表7.4にある微生物の不活化はグラフ化することができます。横軸に滅菌時間、縦軸には残菌数を取り、目盛りごとに数値が与えられています。この目盛りは均等目盛りと呼ばれます。

図7.6aでは、微生物の数が急速に減少することが見て取れます。ほんの数分で、全く生存していないかのように見えますが、図中では実際には残存している微生物がいることを表しています。ゼロに近いかもしれませんが、滅菌という目的のためにはまだ不充分です。滅菌の効果を表現するにはこのような図表では不充分なので、微生物学上、微生物の減少を表すために別のグラフを用います。図7.6bがそれです。

ここでは、生存曲線の1目盛りの違いが、10倍を表しています。このように、大きい値のものも、量が少なくゼロに近い変化もはっきりと見て取ることができます。100万という値も、0.000001という値も同じグラフ内で両方ともはっきりと識別できます。この「対数」目盛による生存グラフでは、不活化の曲線を直線で表すことができます。このグラフから、D値（＝90％死滅時間）が極めて簡単に読み取れます。

対数減少値（log reduction value：LRV）

細菌をそのD値分だけ殺滅剤にあてると、生存数は10分の1となります。その減少係数は10＝10^1です。これを別の言い方で、1logの減少[25]があったと表します。生存数が100分

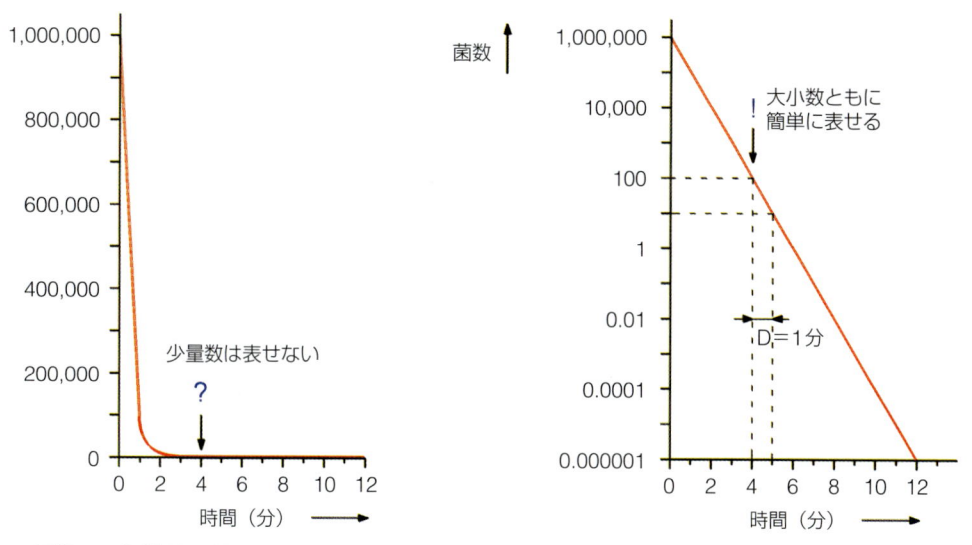

a. 通常の目盛（均等目盛）を用いた微生物の生存曲線　　b. 1目盛りの違いが10倍を表す生存曲線（対数目盛）

図7.6　微生物数と不活化

表7.5　微生物が飽和蒸気に接した際のD値（121℃）。見てのとおり、ジオバチルス・ステアロサーモフィラスの熱耐性が非常に高いことがわかる。

微生物名	D_{121}（分）
ボツリヌス菌	0.204
スポロゲネス菌	0.8 − 1.4
ジオバチルス・ステアロサーモフィラス	2.0
バチルス・アトロファエウス	0.5
セレウス菌	0.007

の1になった場合（減少係数は$100 = 10^2$です）、2logの減少となり、1000分の1にまで減った場合（減少係数は$1000 = 10^3$です）は3logの減少となります。言い換えれば、対数減少値（log reduction value：LRV）は、菌数の減少係数のゼロの数と等しくなります。または、減少係数を、10を底として表した時の乗数と等しいとも言えます。通常、対数減少値は、不活化の工程の特徴の1つといわれます。オーバーキル法（7.6.3参照）による滅菌工程では、12logが必要とされます。

25　logは数学用語であるlogarithm（対数）から来ています。$x = \log b(y)$、つまりyのbを底とする対数xは、「bを何乗すればyの数値を得られるか」を表しています。たとえば、$\log 10(1000) = 3$です（10を"3"乗すれば1000になる）。

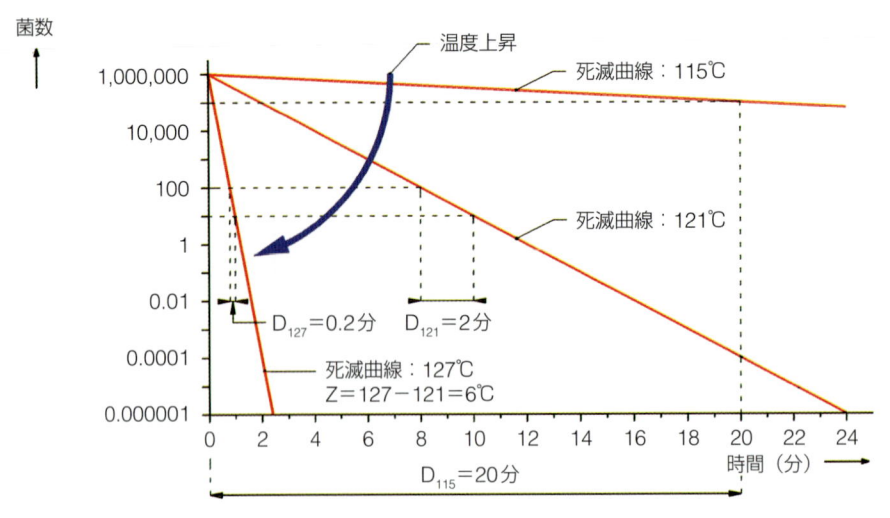

図7.7 滅菌温度ごとのジオバチルス・ステアロサーモフィラスの減少。温度が高ければ、それだけ不活化は早くなる。

Z値

温度が低ければ低いほど微生物を死滅させるのに長い時間がかかるように、微生物のD値も温度が低ければ高くなります（時間がかかる）。温度変化による死滅率の変化の影響を、生物のZ値と呼びます。

> **Point** Z値：D値を10分の1にするために必要な摂氏での加熱温度差

例をあげれば、ジオバチルス・ステアロサーモフィラスは、121℃下でD値は2（分）です。温度が高くなれば生物は早く死滅します。温度をあげて127℃にすると、わずか0.2分で10分の1まで殺滅できるため、127℃でのD値は0.2となります。ジオバチルス・ステアロサーモフィラスのZ値はそれゆえ、127-121＝6℃となります。また、Z値は微生物により異なり（図7.7を参照）、用いられる殺滅剤によっても異なってきます。

7.4.5 初発菌数の影響

最初に細菌が大量に付着していると、付着している菌数が少ない場合に比べて、ある一定のレベルまで菌数を減らすのに長く時間がかかります。

仮に、器材に1つも菌が残らないぐらいのレベルまで滅菌するとしましょう。初発菌数が1000万個のときには、1000個のときと比べて遥かに長い時間がかかります。ここで滅菌前の処理が極めて重要だということが、改めてわかるはずです。

> **Point** 正しく洗浄すれば、消毒や滅菌の信頼性は大幅に増す

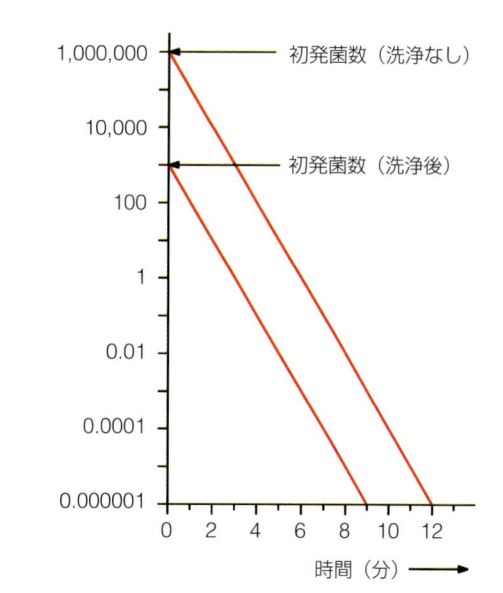

適切に洗浄すれば、初発菌数は低減し、無菌性保証水準に達するまでの時間は減少する。

例中では、初発菌数は100万から1000まで減少し、無菌性を達成するための時間は12分から9分までに減少している。

図7.8 初発菌数の影響

7.5　消毒前にバイオバーデンを減少させる

　消毒に必要なバイオバーデン減少レベルは、滅菌に求められるものよりも低くなります。消毒剤は、特定の種類の微生物に使われる場合が大半です。消毒剤や作業の効果を検証するために、以下の試験が開発されました。

5-5-5試験

　この試験は、さまざまな公共医療機関に採り入れられ、「5-5-5試験」[26]として消毒工程の検査に用いられています。確認する点は以下のとおりです。

- 5種類の微生物を
- 5分間で
- 10^5（100,000 = 5 log）減少させることが可能か

　換言すれば、5分経った時点で、5種類の微生物の数がもとの数量の10万分の1以下まで減少していなければなりません。精密で高度な機器には、こうした試験が求められます。それゆえ、通常この試験は特別に設備が整った機関で実施されます。製造元より提供された製品を試験機関が試験して、はじめて製品は市場に投入されます。

26　5-5-5試験は、欧州の標準的なサスペンションテスト（EN1276に規定）

各ドットが微生物（1個）を表す

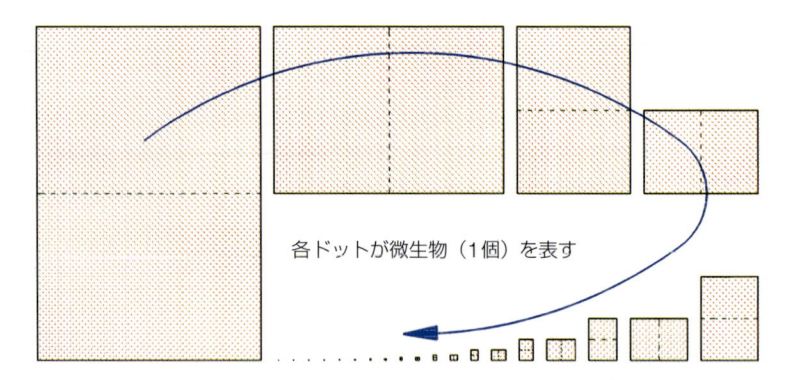

図7.9 紙の上に微生物（ドット数が微生物数と仮定）がいて熱に曝されているとする。毎分、50％の菌が生残する（死滅率50％）と仮定すると、紙を二分割したときの半分に菌が生存していると例えることができる。紙はだんだん小さくなっていくが、どれだけ分割を繰り返しても、紙がなくなってしまうことはありえない。残ったごく小さな紙片に微生物が存在しているかもしれないし、少なくともその可能性が完全に消えることはない。つまり、すべての微生物の殺滅を確認するのは不可能である。

7.6 「滅菌できた」とは？

　これまで、微生物は加熱されてもある一定時間ごとに決まった割合が死滅せずに生き残ることを学んできました。ここから導き出されるのは、どれだけ長く滅菌時間をとっても、一定の割合の生物は残存してしまい、少なくとも、微生物が生き残る可能性は完全にはなくならないということです。別の言い方をすれば、すべてが死滅したと100％確信することはできないと言えます。**図7.9**は、**表7.4**と同じことを表しています。数値は限りなくゼロに近づいていっても、決してゼロにはならないのです。

> **Point**　絶対的な滅菌を達成することは不可能

滅菌の許容基準は？

　完全な滅菌は不可能なので、滅菌工程後に生残る菌の許容数を決定するため、多くの機関が協議してきました。その後、NASA（アメリカ航空宇宙局）とWHO（世界保健機関）の研究結果を基礎に、「滅菌した100万個の滅菌物の中で、菌が1つのみ確認できるレベル」と定義しました。これが無菌性保証水準（SAL）の基準となったものです。

> **Point**　製品が滅菌されているとみなされるのは、生きた微生物がその機器に付着している可能性が100万分の1以下の時である[27]

27　同じことを以下のようにも言えます
　100万個の滅菌物があって、そのうちの1つの製品に生存する微生物数が1以下の場合に「滅菌できた」とみなす。

表7.6 滅菌剤の一度あたりの量（処量）は、滅菌剤の強さと滅菌時間の積によって求められる。

滅菌剤	滅菌の処量	
	強さ	時間
熱	温度	曝露時間
毒（薬品）	濃度	
放射線	出力／強度	

CEN（欧州標準化委員会）やISO（国際標準化機構）でも、この状態をもって機器が滅菌されたとみなしてよいレベルとしています。

7.6.1 どれぐらい滅菌するか：滅菌の処量

滅菌性を達成するには、微生物数に見合った分だけ滅菌剤（熱、薬品、放射線、ガスなど）を使う必要があります。その滅菌の処量は、滅菌剤の強さと滅菌時間によって決まります。

滅菌を達成するための殺滅剤の量を、滅菌の処量と呼びます。必要な滅菌処量は、滅菌物に付着した微生物の耐性と数（微生物数）で決まります。

F値

滅菌を達成するには、所定の時間を必要とします。**表7.4**を参照すると、D値1分の微生物100万個が湿熱に曝露した場合、1分後、その数は10万個に減少、6分後には微生物数は1まで減少します。そして12分後には、無菌性保証水準の10^{-6}を達成します。つまり、この場合滅菌を達成するのに必要な時間は、$12 \times D = 12 \times 1 = 12$（分）となります。もちろん、初発菌数が大きければより長い時間がかかります。滅菌を達成するのにかかる時間をF値と呼びます。

> **Point** F値：特定の温度、特定の滅菌剤で滅菌した際に、滅菌（無菌性保証水準）するのに必要な時間（分）

滅菌温度121℃のF値はF_0値として示されます。

通常、滅菌工程を設計するためには、1つの物品に現実的に考えられる程度の耐性をもつ10万の微生物が付着していると想定します。耐性の高い微生物の数をあまりにも多く想定すると、滅菌に必要なレベルは非現実的なものになりかねません。概して、以下のように言えます。

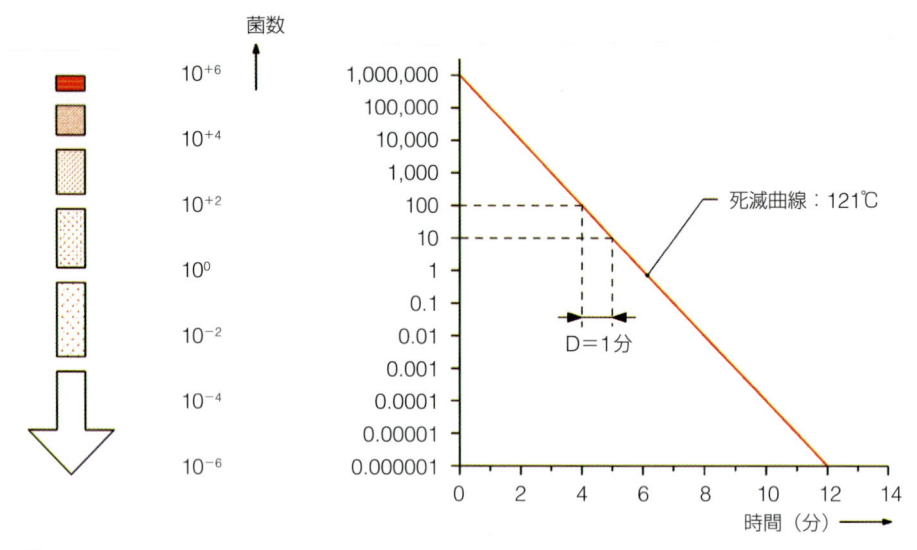

図7.10 滅菌の処量

> **Point** 滅菌工程は、バイオバーデンを無菌性保証水準10^{-6}まで減少させるものでなければならない

　微生物が10分の1まで減少するのにかかる時間がD値です。よって、100分の1減少に必要な時間は2D、1000分の1減少にかかる時間は3Dです。**表7.4**にある微生物数の場合F値は12×1＝12（分）なので、この微生物数が付着した器材は120℃の蒸気に12分間曝露したのち「滅菌済み」となります。バイオバーデン中にいかなる種類の微生物がいる場合でも滅菌を達成するには、最も耐性の高い微生物（特定の芽胞など）が死滅していることを確認しなければなりません。熱耐性がもっとも高い芽胞をもつのは、バチルス・アトロファエウスまたはジオバチルス・ステアロサーモフィラスの芽胞です。これらの微生物が死滅すれば、他の微生物も死滅していると確証できます。そこで、これらの芽胞に対する滅菌の処量が安全な滅菌の最低条件です。

7.6.2　仮想上の微生物（IMO）という考え方

　129℃以上の温度環境の中では、バチルス・アトロファエウスはジオバチルス・ステアロサーモフィラスよりも耐性が強いことが研究の結果分かっています。つまり、あらゆる滅菌条件のもとでジオバチルス・ステアロサーモフィラスの死滅によって滅菌保証の確認を行うのは最適な選択ではありません。薬局方[28]によると、蒸気滅菌の一般的な条件は現在**表7.7**のとおりです。

28　薬品の一覧とその使用方法を掲載した公式文書。滅菌法も記載されています。

表7.7 IMOを想定した場合に蒸気滅菌に必要とされる温度と時間。現代の蒸気滅菌の工程では表中の少なくとも1つの組み合わせに基づいていなければならない。赤い部分が、もっとも一般的な組み合わせである。

温度 (℃)	F値（IMO） (分)	温度 (℃)	F値（IMO） (分)	温度 (℃)	F値（IMO） (分)
100	201.89	117	24.61	**134**	**3.00**
101	178.39	118	21.75	135	2.85
102	157.61	119	19.21	136	2.34
103	139.26	120	16.98	137	2.07
104	123.05	**121**	**15.00**	138	1.83
105	108.72	122	13.25	139	1.62
106	95.08	123	11.71	140	1.43
107	84.87	124	10.35	141	1.26
108	74.99	125	9.14	142	1.11
109	66.26	126	8.08	143	0.98
110	58.54	127	7.14	144	0.87
111	51.73	128	6.31	145	0.77
112	46.70	129	5.57	146	0.68
113	40.38	130	4.92	147	0.60
114	35.68	131	4.35	148	0.53
115	31.53	132	3.84	149	0.47
116	27.86	133	3.40	150	0.41

表7.8 微生物ごとの飽和蒸気滅菌中のD値（121℃）およびZ値。耐性が高いので、これらはすべて（IMOは除いて）滅菌工程の試験に用いられる微生物である。見てのとおり、ジオバチルス・ステアロサーモフィラスの熱耐性が極めて高いが、IMOはD値が2.5分なのでさらに耐性が高くなる。

芽胞	121℃のD値（分）	Z値（℃）
ボツリヌス菌	0.204	10
スポロゲネス菌	0.8-1.4	13
ジオバチルス・ステアロサーモフィラス	2.0	6
バチルス・アトロファエウス	0.4	10
IMO	2.5	18.6

> **Point** 蒸気滅菌の標準的な温度・時間[29]
> 121℃で15分間
> 134℃で3分間

　これらの条件を満たす微生物のZ値、D値はZ値＝18.6℃、D値＝121℃・2.5分となりますが、この121℃でのD値からわかるように、これはジオバチルス・ステアロサーモフィラスよりも抵抗が高く、D値が0.5のバチルス・アトロファエウスと比べると、遥かに抵抗が高い微生物ということになります（**表7.5**参照）。また、129℃以上でもこの微生物は前述の2つの生物よりも高いD値を持っています。しかしながら、こうした特徴を持った微生物は存在しないため、仮想上の微生物（Imaginary Micro-Organism：IMO）と呼ばれます。

29　フランスなど一部の国では、プリオンの不活化をもとに滅菌工程の基準が定められています（4.1.6参照）。これらの国では蒸気滅菌のパラメータは134℃18分です。

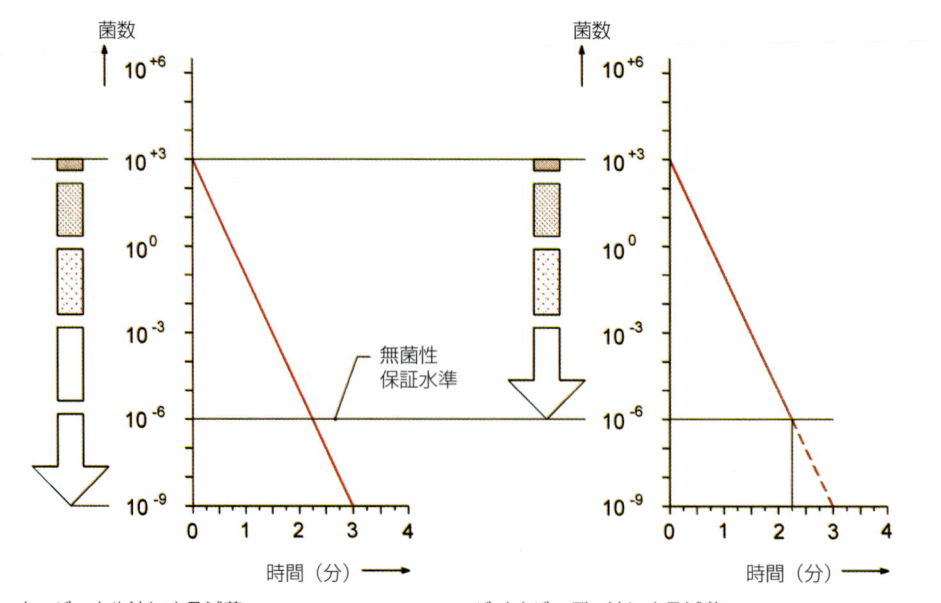

オーバーキル法による滅菌
初期バイオバーデンが1000で、標準的な滅菌工程をもとに12log減少の滅菌をすると、10^{-6}の無菌性保証水準を大きく上回ることになる。この工程は、それゆえ無菌性保証水準に比べてかなりのオーバーキルとなる。

バイオバーデン法による滅菌
滅菌の一回量は初期バイオバーデンにより調整する。初期バイオバーデンが1000の場合9log減少の滅菌で、充分に10^{-6}の無菌性保証水準を満たすことができる。つまり、滅菌時間を短くすることができる（この例では3分から2.25分に短縮）

図7.11 オーバーキル法および、バイオバーデン推測に基づいた滅菌工程によるバイオバーデンの減少

IMOのZ値とD値（121℃）をもとに、すべての温度−時間の組み合わせを計算することができます。その結果が、**表7.7**と**図7.14**のグラフです。

ISOおよびCENの滅菌基準はこの表に準拠しています。この表は言うまでもなく蒸気滅菌のもっとも一般的な温度−時間の組み合わせです。

7.6.3 滅菌工程：オーバーキルとバイオバーデン

滅菌工程を1回行うごとに滅菌対象物は滅菌剤の1回量に曝露します。効率的な滅菌工程のために、2つのアプローチが現在用いられています。

● オーバーキル法

オーバーキル法に基づいた工程は、従来から医療機関や医療産業の滅菌器に適用されてきました。これは、安全をみて被滅菌物に通常存在すると推測される量よりはるかに多いバイオバーデンを不活化できる滅菌工程とするべきである、という考えに基づいています[30]。安全マージンのために、通常は滅菌の処量を増やし、最低でも12logの減少が求められます。

30　効果的な洗浄法を行えば、現在の滅菌現場の滅菌器に入れる際の被滅菌物の初発菌数は1000程度しかないと思われるため、12logを達成する滅菌工程であれば充分なオーバーキルということができます。

オーバーキル法では滅菌の処量を多くする必要があります。

　滅菌剤が湿熱の場合、滅菌物は高温に長時間曝されますが、多くの器材（手術器材、衣類など）にとってこれは問題ではありません。IMOの考え方に則した工程では、極めて耐性の高い架空の微生物を滅菌することを求められるので、オーバーキル法に基づいた工程と言えます。

> **Point** オーバーキル法に基づいた滅菌工程は最低でも、12logのバイオバーデン減少と無菌性保証水準 10^{-6} を達成しなければならない

●バイオバーデン法

　しかしながら、高温や長時間の滅菌に耐性がない器材、無菌液や熱に弱いプラスチック製器具の場合、滅菌により損傷を受ける場合もあります。こうした場合、滅菌の処量はできる限り低く抑えなければなりません。このような器材の滅菌工程は、一般的にその機器に存在していると推測されるバイオバーデンの量に基づくこともあります。清潔な製造法に従えば、バイオバーデンを低く抑えることはできます。たとえば、クリーンルーム[31]で製造するなどです。こうすれば、滅菌の処量を減らすことができますが、この（高価な）方法には、バイオバーデンの入念なモニタリングと、細心かつ清潔な製造法が必要です。この方法は製薬会社や医療機器（使い捨て使用のものが主）の製造の際に用いられますが、普通は医療現場では用いられていません。

7.7　滅菌性能評価

　滅菌されたと認められるレベルを設定することで、滅菌工程が安全であったかをチェックするテストができます。旧来からある方法としては、あらかじめ規定数の芽胞を滅菌工程にかけ、生存菌がいるかを確認する方法です。この菌は、滅菌剤に対してもっとも耐性のある芽胞でなければならず、加熱滅菌の場合にはバチルス・アトロファエウスまたはジオバチルス・ステアロサーモフィラスが使用されます。このテストは生物学的インジケーター（BI）テスト[32]と呼ばれます。その他の加熱滅菌工程の試験用具としては、化学的インジケーター（CI）があり、充分な時間、適切な温度に保たれると変色するため、判定が可能となります。CIの一例として、インジケーターストリップや、ボウィー・ディックテスト（空気除去試験）に用いられるテストシートがあります。

31　クリーンルームは、粉塵、微生物、薬品蒸気などによる汚染レベルを極力低く抑えた環境で、特定の滅菌機器や液体を取り扱う場所です。汚染レベルは1辺1メーターの立方体中にある特定サイズの粒子の数により決定されます。たとえば一般都市部では、同サイズの立方体中の空気に直径 $0.5\,\mu m$（マイクロメートル）以上の粒子が3,500万個含まれます。標準的なクリーンルームでは、粒子はわずか3,250個しかないので、いわば「約10,000倍清浄な部屋」です。クリーンルームはまた、電子チップを製造する工場や、科学研究にも使用されます。
32　生物学的インジケーター（BI）は米国などの国ではいまだに頻繁に用いられています。

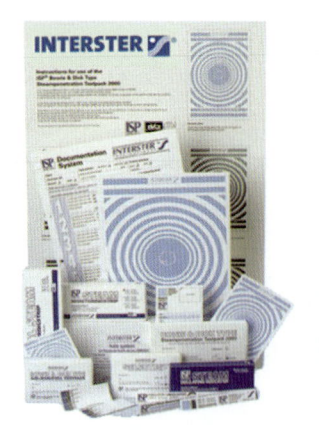

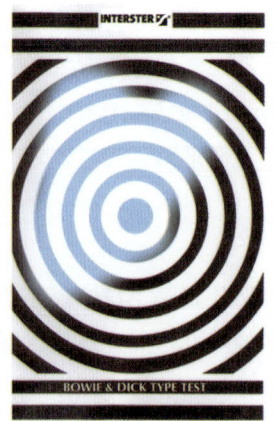

ボウィー・ディックテスト用紙、ディスポーザブル（使い捨て）のテストパック、さまざまな用途のインジケーターストリップ、ヘリックス、BI など、滅菌確認のためにさまざまな製品がそろっている。

空気除去性能を確認するための、ボウィー・ディックテスト用紙。白い部分は、インジケーターを挟むテストパック内に空気が残存していることを示す。

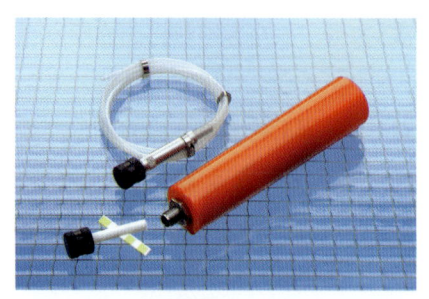

大型滅菌器の欧州規格 EN285 および小型滅菌器の欧州規格 EN13060 には、欧州規格 EN867-5 に規定されている「ホロー A」というホロー型の工程試験用具（PCD）による試験の合格が求められている。近年のホロー器材の広がりとともに、その「ホロー A」に準拠する日常モニタリング用 PCD も登場し、ホロー器材の滅菌保証の質向上に役立っている。

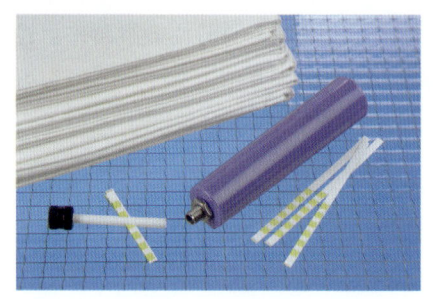

ボウィー・ディックテスト用の再使用型 PCD。ディスポーザブルのテストパックは不要で、ストリップ式のインジケーターを本体にセットすることで繰り返し使用できる。

図7.12 滅菌性確認用の道具

　近年では、ヘリックス試験が必要性を増しています。これは長いホロー（管腔）型チューブ内に蒸気が浸透する工程の性能を確認できる試験です。このような、滅菌工程の性能を試験するための器具を PCD（Process Challenge Device ＝ 工程試験用具）と呼びます。また電子式の滅菌工程試験システムも市場に登場してきています。

パラメトリックリリース

　しかしながら、ISO や CEN が推奨するオートクレーブの運転状況確認のもっとも一般的な手段は、滅菌工程中の物理的条件（パラメータ）の記録に基づいています。蒸気滅菌器におけるこの条件は、被滅菌物中に飽和蒸気が必要な温度・必要な時間存在することです。毎回の記録は、あらかじめ適切な滅菌工程[33]と検証された同様[34]の工程記録と照合されます。

33　こうした工程は「バリデーション済み工程」と呼ばれます。13章を参照。
34　類似の前提条件：同じ滅菌器、同じ被滅菌物、同じ包装。

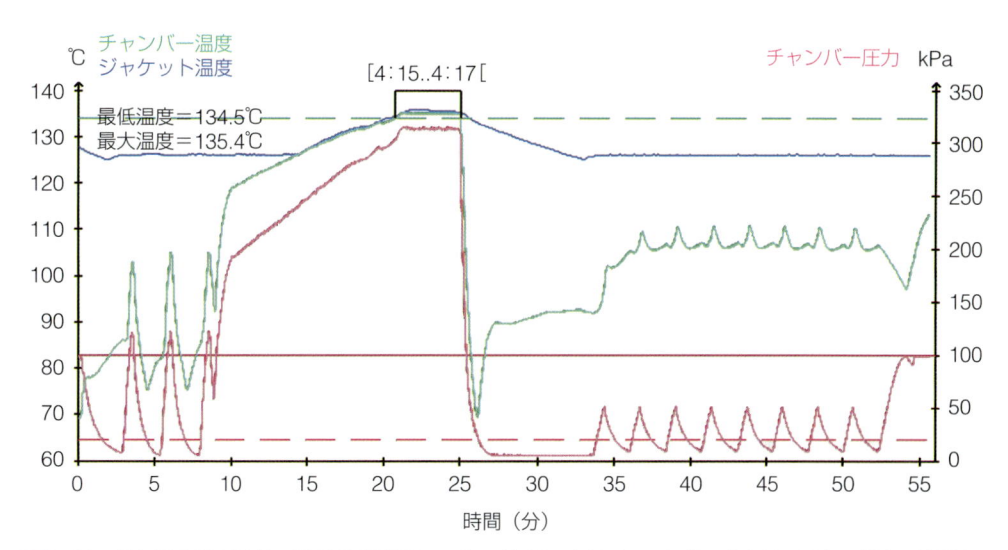

図7.13 蒸気滅菌器の滅菌工程の記録用紙は、パラメトリックリリースに用いられる。圧力、温度、時間という工程パラメータの分析結果により払出が行われる。

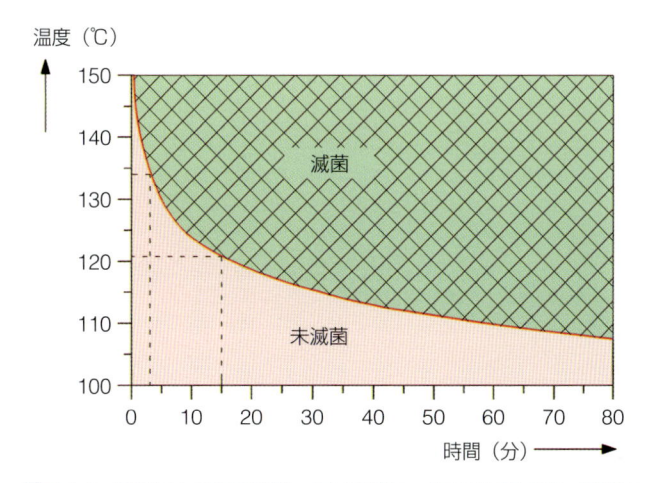

図7.14 湿熱による死滅曲線。赤い曲線は、表7.7に基づき、滅菌に必要な時間を温度ごとに表している（オーバーキル法）。網掛け部分の時間・温度の組み合わせであれば滅菌ができたという事を示す。例：121℃の場合15分で滅菌が完了する。

そして、記録の突き合せで必要な条件が合致すれば払出が可能となります。この滅菌工程パラメータを確認することで滅菌物を払い出すことを、パラメトリックリリースと呼びます。

> **Point** パラメトリックリリース：記録上のパラメータと滅菌に必要な工程パラメータの一致を基に滅菌物を払い出すこと

　ここで強調したいのは、滅菌では滅菌器、包装、工程、被滅菌物のいずれもが結果に影響を与えるということです。ですから、新たに検証される工程が、参照記録上と同じ滅菌器、被滅菌物、包装を使用した時のみ検証が正しいと言えるのです。

> **Point** 滅菌性試験では、滅菌サイクルごとに物理的条件を記録し、適正な工程を経た類似の記録結果と照合されなければならない

8. 滅菌前の洗浄

8.1 序論

6.2では、なぜ滅菌前に洗浄を行うことが重要であるかを学びました。本章では、洗浄すべき「汚れ」とは何なのかについて、また中央材料室での実際の洗浄業務、そして洗浄工程のメカニズムについてより詳しく学習していきます。その洗浄に適した特性から、水は洗浄工程において重要な役割を果たします。水質の確保は重要な要素であるため、水質改善の方法も記載しました。また、洗浄を適切に行うには水の力のみでは不充分なので、さまざまな化学物質で洗浄効果を高める必要があります。そこで、洗浄の化学作用についても説明します。洗浄には用手洗浄と機械洗浄があり、それぞれに特徴があります。中央材料室では、汚染レベルの高い器材が処理されているので、本章では作業員を守るための方法についても紹介します。最後に、洗浄が適切であるかを確認すること、つまりバリデーションが必要となります。日常業務においては数々のバリデーション用試験器具が利用できるので、本章の最後で紹介します。

Point どんな器材でも、滅菌するものはまず洗浄しなければならない

8.2 滅菌の前に洗浄する理由

使用目的によって、医療機器の再処理は清浄（洗浄）、消毒、滅菌に分類されます。消毒、滅菌すべき医療機器をまず洗浄するにはいくつもの理由があります。

- 目に見える汚れ、組織、血液、異物の除去

医療機器のなかで、特にそれがクリティカルな器材であった場合、生存する細菌が一切付着していない状態が求められます。しかしながら、器材がたとえ無菌であっても、汚れや異物が残留していれば傷口から患者の体内に入り、非常に危険な合併症の原因となるおそれがあります。人体は体内に入ったあらゆる異物を排除しようとするため、回復の遅れや、余計な苦痛を患者に強いることになります。万が一、手術中に汚れが血流に混入した場合、非常に危険な状態に陥りかねません。

- バイオバーデンの減少

6.2.1で学んだように、器材に付着した微生物の数（バイオバーデン）は大幅に減らすことができます。このようにして、消毒、滅菌前の初期汚染を大幅に減らすことで殺滅する菌

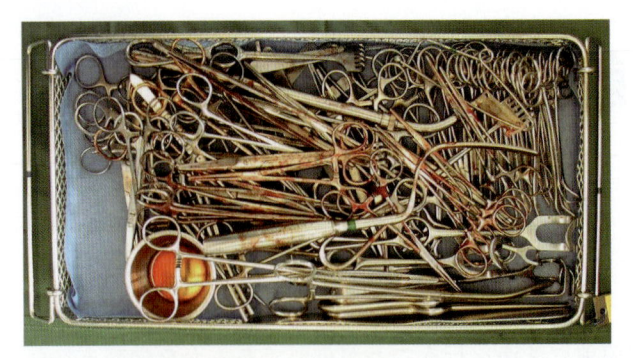

図8.1 手術場から返却された状態の器材セット。ただちに洗浄する必要がある。

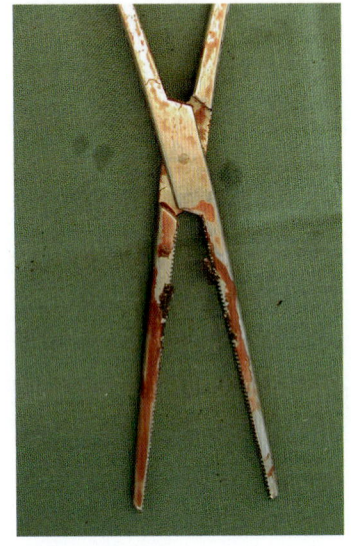

図8.2 眼に見える汚れはすべて取り除かなければならない

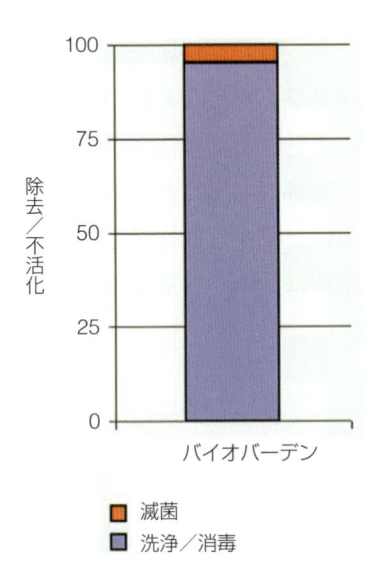

図8.3 バイオバーデンの大半は、洗浄により除去することができる

数をあらかじめ減らし、作業をより効率的にすることができるのです。さらに、食べかす、血液、膿などの目に見えるすべての汚れを取り除くことで細菌の培地を奪い、繁殖を防ぎます。しかしながら、他にもまだ恐るべきことがあります。

　もし、細菌の残骸が血流に混入した場合、発熱の原因になることがあるという事実です。この死骸はパイロジェン（発熱物質）と呼ばれ、細菌によっては死滅時に有毒物質を排出するものが存在し、これらのエンドトキシン（内毒素）が、重篤な病気の原因になることがあります。細菌の殺滅（消毒、滅菌）の前にバイオバーデンをなるべく低く抑えるのは、こういった理由があるからです。

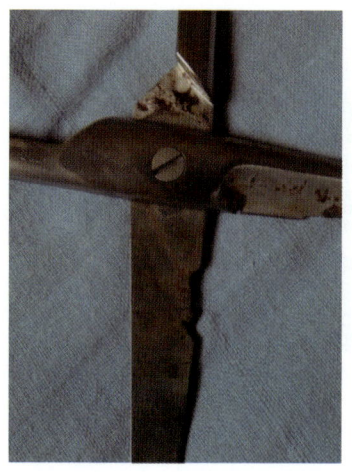

図8.4 腐食し、大きく破損した剪刀

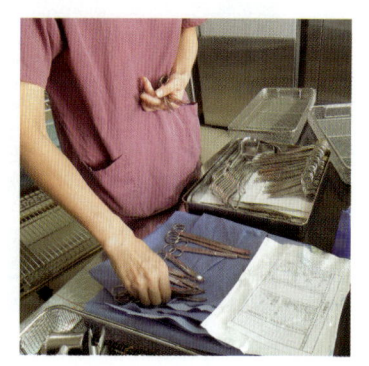

図8.5 洗浄消毒をすれば、器材をより安全に使うことができます。

- 器材の腐食、孔食予防

医療機器の多くは非常に精密な構造をしています。ピボットやヒンジは、残留した汚れにたいへん弱い部分です。わずかに残留した血液でも重大な腐食（錆）の原因となり、滅菌（特に蒸気滅菌）中の湿度や温度によってさらに悪化します。腐食は医療機器を損傷するだけではなく、その機能や患者の安全までも損なうことになりかねません。

- 正しい洗浄や消毒により、器材はより安全に使うことができるようになる

洗浄後、器材は点検、セット組みし、滅菌用に包装しなければなりません。集中力を要する作業ですが、洗浄や消毒によってこの作業をより安全に行うことができます。

> **Point** 消毒、滅菌業務では、第一段階として常に洗浄が行われる

まとめ：洗浄の目的
1. 目に見える汚れを除去する
2. バイオバーデンを減少させる
3. 細菌が繁殖する培地をなくす
4. 器材の腐食、孔食を防止する
5. 再処理のサイクルで、器材のより安全な取り扱い、移動ができるようになる

8.3 使用済みの手術器材の汚れ

手術に使った器材には血液や組織が付着し、汚染します。また、消毒剤やその他の化学薬品と接触する可能性もあります。しかし、付着する汚れの大部分は組織や血液が残留したも

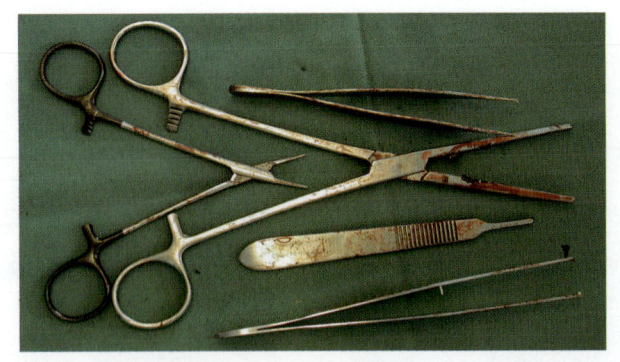

図8.6 洗浄しなければならない鋼製小物

のであり、タンパク質を含みます。タンパク質は、約50℃以上になると卵を茹でたときのように固まります（凝固：第7章参照）。熱水消毒や蒸気滅菌の際、滅菌物はこれよりもはるかに高い温度に晒（さら）されるので、残留したタンパク質はすべて器材に固着してしまいます。そこで、以下の2点が重要になります。

1. 消毒、滅菌の前に血液や組織などの汚れをすべて取り除くこと
2. 予備洗浄時の水温は50℃以下に留めること

8.4　使用後すぐに洗浄する

　血液や組織などの有機物が乾いて残留すると、器材に固着し時間の経過とともに除去が困難になっていきます。食事の後、皿を洗わずに放置しておけばどうなるか？それと同じことです。そのため、使用後にできるだけ早く洗浄しなければなりません。国によっては[35]、汚染した器材を使用後すぐに消毒薬の中に浸漬することもありますが、器材の乾燥は防げても、消毒薬による腐食や、作業時の衛生を保てないなどの問題があります。そのため、むしろ使用後直ちに洗浄することが重要です。

8.5　洗浄工程

　器材を使用後に洗浄するにはいくつかの手順を踏まなければなりません。以下ではその手順を紹介していますが、病院で定められた手順や器材の種類、コストや資源の手に入れやすさによって異なる場合もあります。

8.5.1　ディスポーザブル製品の分別

　手術後、器材トレイには綿球、メスなどのディスポーザブル（単回使用）製品が含まれて

35　6.5.2も参照

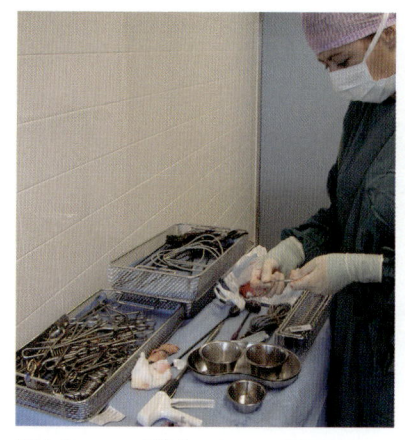

図8.7 a：手術後、セット器材からディスポーザブル製品を速やかに分別する。

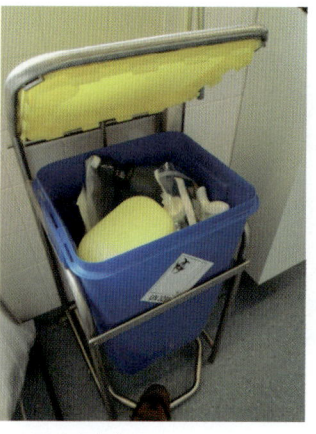

b：医療廃棄物用のコンテナ。ここでは医療廃棄物用を黄色で色別管理している。

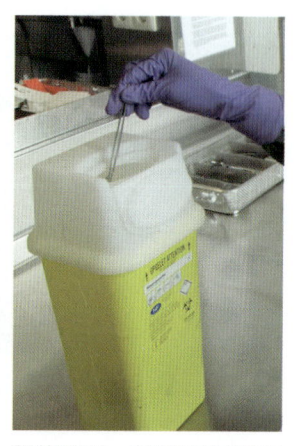

鋭利な物は、鋭利物廃棄容器に廃棄。

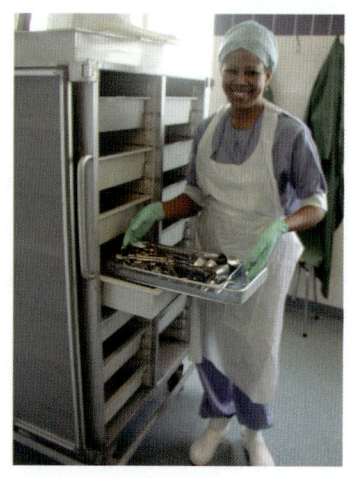

図8.8 a：密封したトローリーを使った、器材セットの搬送。

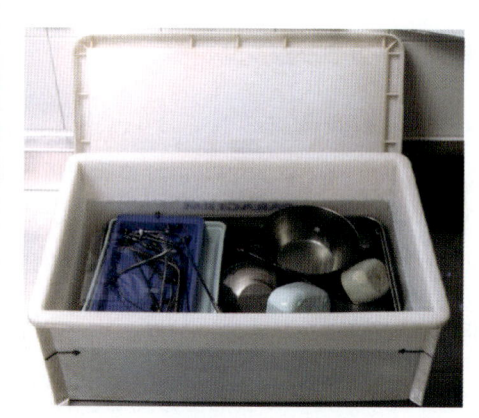

図8.8 b：消毒剤で満たされた密封コンテナを使った搬送（aと異なり、器材は浸潤している）。6.5.2も参照。

いることがあります。これらは、手術室で使用後すぐに廃棄されます。

　刺創のリスクを減らすために、針、メスなどの鋭利な器材（鋭利物）は、専用コンテナで回収されます。また、他のディスポーザブル製品は医療廃棄物専用の廃棄用コンテナに収納されます。この医療廃棄物用コンテナは色別管理がされています[36]。

8.5.2　中央材料部へのセット器材搬送

　通常、セット器材は使用後に使用前と同じトレイに入れられて洗浄部門[37]に運ばれます。

36　黄色がよく使われますが、他の色もあります。適用されるカラーコードを所属の施設に相談してください。

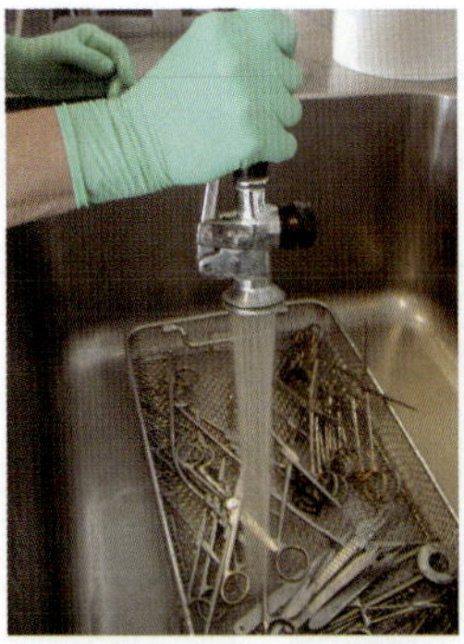

図8.9 a：ハンドシャワーでの洗浄　b：自動フラッシャー、超音波洗浄槽での洗浄

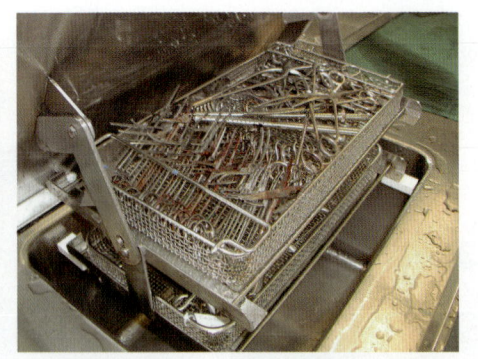

　中材での工程フローについてはさまざまな考え方があり、手術室での一次処理、器材の搬送法などにより異なります。多くの病院と同様に、搬送が乾燥状態で行われるならば、以下の手順になります。

8.5.3　初期洗浄／フラッシング

　使用済みの器材は汚れにまみれており、感染源となります。トレイの器材は深めのベースンの中で、50℃以下のハンドシャワーで洗い流します。この場合、充分に深さのあるベースンを使い、作業者に水しぶきが飛散しないように注意してください。また初期洗浄は、自動フラッシャーや、超音波洗浄槽で行うことも可能です。

8.5.4　用手洗浄と機械洗浄の使い分け

　手術室でディスポーザブル製品を分別しきれていない場合は、それらをすべて取り除き、機械洗浄が可能な器材と不可能な器材とを分別します。この作業中は受傷のおそれが最も高いため、細心の注意を払いつつ作業します。エプロン、ガウン、丈夫な防護手袋も必須です。できればマスクも着用しましょう。作業者の防護については、8.12も参照してください。
　器材の損傷を防ぐためには、器材を別のトレイに移し替えるようにしましょう。作業台に乱雑に積み上げていくようなことをすると、精密な器材を破損してしまうおそれがあります。噴射水が器材の全表面に確実に達するように、大きな器材セットは2つ以上のトレイに収納することが必要となる場合もあります。

37　洗浄エリアや洗浄室は、汚染エリア、不潔室とも呼ばれます。この言葉からは、すべてが不潔でもよいという印象を抱きがちですが、実際には「洗浄するエリア」です。この言い方のほうが、このエリアで行う業務を的確に表しています。

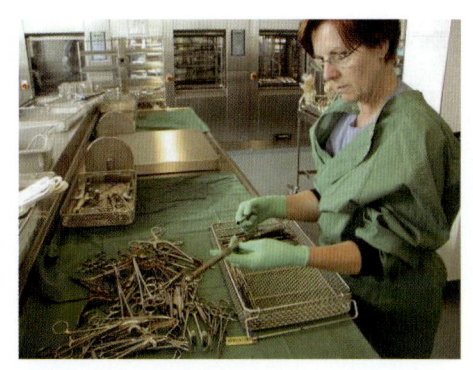

図8.10 a：用手洗浄と機械洗浄に分別する。この写真中で足りないものは？　b：ブラシを使った用手洗浄

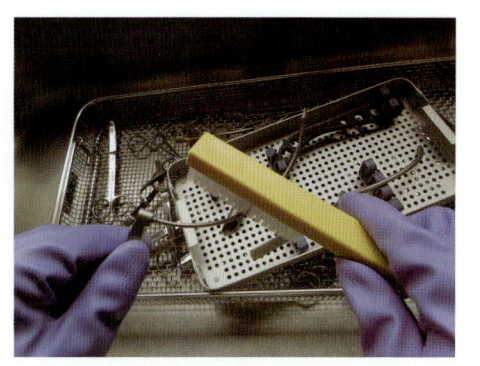

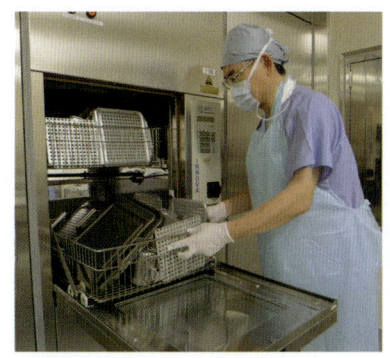

図8.11 a：ウォッシャーディスインフェクターへの搬入。作業者は手袋、ビニルエプロン、手術キャップを装着する。　b：ウォッシャーディスインフェクターから搬出。洗浄物はまだ高温なため、作業者は耐熱性の防護手袋を装着する。

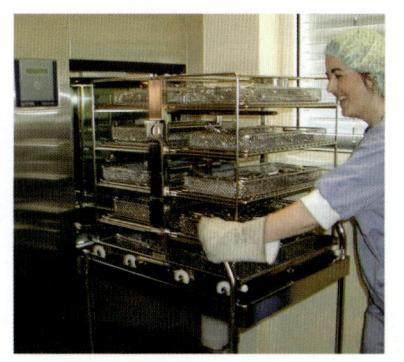

8.5.5 洗浄／消毒

残存したすべての汚れは洗浄中に取り除かれます。洗浄には用手洗浄と機械洗浄があります。ウォッシャーディスインフェクターの場合、まず洗浄し、その後熱水による高温消毒を行います。通常は、手洗浄であらかじめ洗浄をした場合でも、機械洗浄が可能であれば機械洗浄を行い、その後消毒します。

8.5.6 洗浄と乾燥の確認

洗浄後、すべての器材が乾燥していて、正しく洗浄されているかどうかを検査します。ピボット、鋸刃（のこば）、管腔部などの洗いづらい部分は特に念入りに検査を行い、また通常はこのとき機能検査も併せて行います。

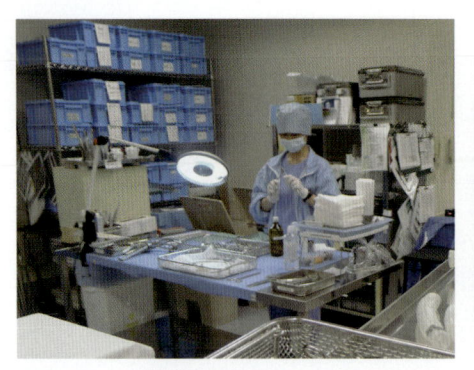

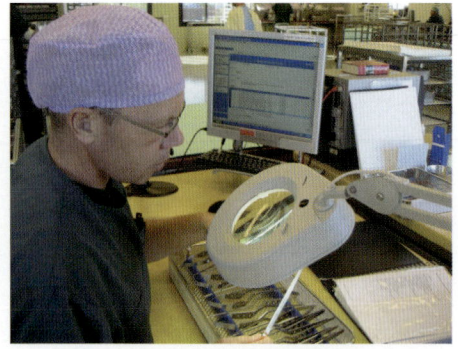

図8.12　a：器材の検査　　b：コンピュータのセット器材管理システムでセット器材を検査する。

作業者のリスク軽減

作業者のリスクを軽減するため、用手洗浄を事前に行わない国もあります。言い換えれば、可能な限り機械洗浄を選ぶということです。製造元は、機械洗浄だけでも適正な洗浄ができるように洗浄工程の改善に日々努めています。

> **Point**　可能な限り、用手洗浄は極力少なくする

8.6　洗浄作用

私たちは手を洗う際、水（ぬるま湯）と石鹸を使い、手をこすり合わせます。そして、石鹸と汚れを水ですすぎ流します。洗浄工程には、この手洗いと同じように単純な要素が含まれています。

1. 水（溶媒）
    水は、被洗浄物の汚れを溶かし、または浮き上がらせそして運び去るための媒体です。すべての洗浄作用の基本にあるのが水です。
2. 機械的作用
    拭き取り、ブラッシング、高圧水噴射、超音波などがこれにあたります。
3. 化学的作用
    洗浄剤の水溶液を使い、汚れや細菌を浮き上がらせます。石灰などの残存物のもとになる汚れの中の化合物も分解できます。洗浄剤には殺菌作用やタンパク質分解効果、器材の保護効果のある添加物が配合されているものもあります。
4. 熱作用
    熱は、水、石鹸、洗浄剤の分解力を高めます。
5. 時間的作用
    洗浄効果を得るためにはある一定の時間が必要となります。適正な洗浄のためにかかる

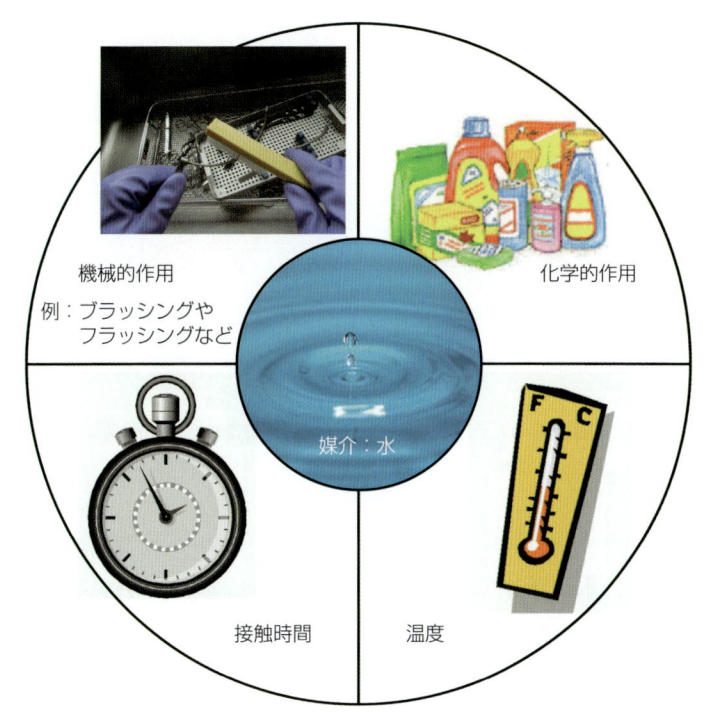

図8.13 洗浄に必要な要素を円で図示したもの。洗浄には円内のすべての要素が不可欠である。

時間は、洗浄方法や作用の強さによって変わります。

メモ：組織や血液の凝固を防ぐために、予備洗浄中の温度や中性洗浄剤の温度は50℃以下に抑えなければなりません。しかし、アルカリ性洗浄剤を使う場合、タンパク質残留物を加水分解（水の力で分解）するためにより温度を高くする必要があります。そのため、洗浄中の温度は洗浄剤の種類に合わせて正しく選択しなければなりません。

洗浄のサークル図

器材の清浄化のための洗浄作用を円グラフで総合的に表すことができます。それぞれのエリアが、洗浄作用に与える相対的な影響を表しています。この図は、Dr. Herbert Sinnerにちなみ、「シナー・サークル」と呼ばれます（**図8.14**）。洗浄の方法により、それぞれの洗浄作用の占める役割は異なります。ブラシを使う用手洗浄では機械的作用が洗浄結果に大きな影響を及ぼすのに対し、機械洗浄の場合だと、機械的作用は水の流れのみなので、化学的作用や温度などの他の要素を高めないと同様の洗浄効果を得ることができないのです。

8.7 洗浄の化学的原理

洗浄では、すべての汚れを器材から除去しなければなりません。汚れを分解し、分解でき

図8.14 用手洗浄と機械洗浄の、それぞれの洗浄要素の影響度を比較した円グラフ

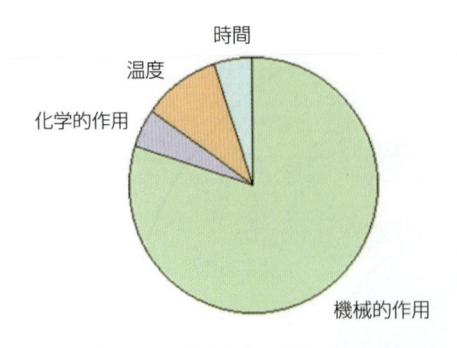

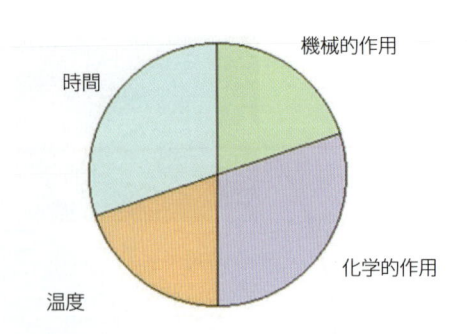

用手洗浄または超音波洗浄：洗浄作用の大半が機械的作用によるもの。

機械洗浄：洗浄作用の大部分が化学的作用と時間に依存している。

なければ汚れを落とし、水に溶かしこませます（懸濁）。水に溶かすことで、すすぎにより汚れを洗い流すことができるわけです。手術後、器材には血液、組織、脂肪、油脂、化学物質が付着しますが、これらはすべて除去しなければなりません。水は、洗浄において非常に大切な役割を果たします。脂肪などの汚れは水溶性ではないので、水に懸濁するようにしなければなりません。タンパク質は脂肪よりも粒子が大きく、また水溶しないため、細かく分解して除去しやすくする必要があります。洗浄を理解するには、洗浄物、汚れ、洗浄剤、水の間の非常に複雑な相互作用、つまり「洗浄の化学」を深く理解しなければならないことは明らかです。現在では技術が発達し、さまざまな器材を洗浄するための高性能な製品が開発されました。洗浄に関する詳細な情報は、多くの書籍やウェブサイトで学ぶことができます。洗浄の化学の基礎を理解するために、本節では洗浄工程に関連した内容に焦点を当てて、機械的作用や溶液の温度が、水、化学製品の働きをどのように助けるかについてみてゆきます。

8.7.1　水と洗浄

水は、優れた数々の特性をもった驚くべき液体です。ふんだんに得ることができ、あらゆる生物に欠くことのできないものです。社会、家庭、工業において、信じられないほど多くの用途があります。そして洗浄工程においても、水は大切な役割を果たします。

8.7.1.1　水の構造と水の特性

水の化学式は H_2O です。この化学式を見ればわかるように、水の分子（物質の性質をもつ最小単位）は2つの水素原子（H）と1つの酸素原子（O）から成り立っています。水素原子と酸素原子が、電子の作用により共有結合して分子を形成しています。電子は負（−）の電荷をもっており、原子核は正（＋）の電荷をもっています。水分子の場合、負の電荷をもつ電子は、水素の原子核よりも酸素の原子核に偏る傾向があるため、酸素原子側は負の電

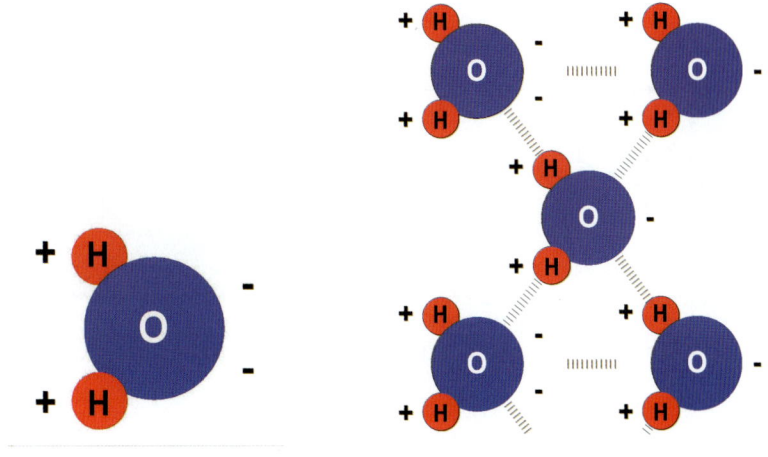

図8.15 a：水分子の分子構造と極性。分子の片側は正（＋）の電荷を帯びており、逆側は負（－）の電荷を帯びている。　b：水素結合。水分子の極性のため、他の分子との結合が起きる。

荷を帯び、水素原子側は正の電荷を帯びます。水は、そのため「極性を帯びている（＝電気的な偏りがある）」といわれます。この極性のため、水の分子は互いに引き合います。これを「水素結合」と呼び、水がもつ数々の素晴らしい特性の元となっているのです。

- 多くの物質の溶媒として適している
- 沸点が比較的高い
- 物質的に安定している
- 表面張力が非常に大きい

これらの特性も、洗浄工程中の水の作用に影響を与えます。

8.7.2　水を使った洗浄の問題点

　正しく洗浄するには、汚れを分解するか水に懸濁させ洗い流すことが必要です。水は多くの物質を分解しますが、残念なことにそれ単体では油脂、脂肪、タンパク質などの汚れを落とすには不向きな性質もあります。しかし、使用済みの器材にとっては、これらが主な汚れの原因である以上、解決法を見出さなくてはなりません。

8.7.2.1　水が弾かれる理由－表面張力

　汚れを洗い流すために、汚れを溶かして浮かせる必要がありますが、そのためにまず水が汚れに接触しなければなりません。実は、純水には物の表面をなるべく濡らさないようにする性質があるため、接した表面上でビーズ状になろうとします。水は極性を帯びているため、それぞれの水分子は他の水分子に囲まれ引き寄せあっているのですが、水滴の表面で

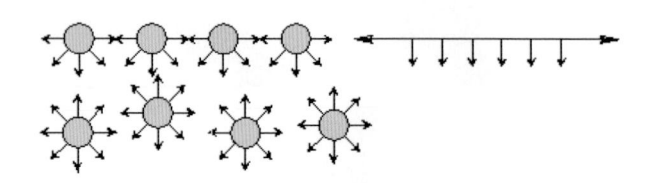

図8.16 a：液体分子間の引力。内側の分子は平衡しているが、外側の分子は内側の分子にのみ引き寄せられる。このため、水滴にはその内側に向かおうとする力が生まれる。水滴表面にできる水平面はこの力の合力によるもので、弾性膜のように下の液体を包み、押し込めている。

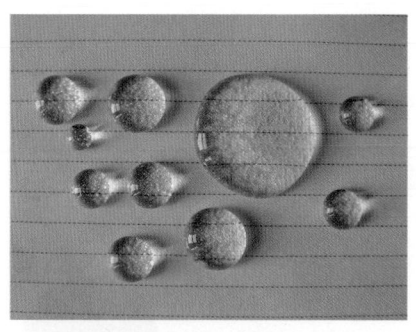

b：表面張力によりビーズ状になった水。洗浄の妨げになる水の特性である。

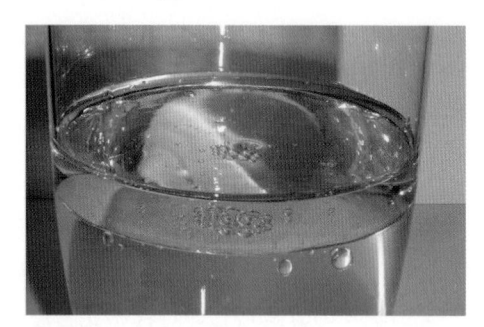

図8.17 水に浮く植物油。油は水とは混ざらない。

は、水分子は水側（内側）の分子とのみ結合しようとします。表面の水分子が水滴の内部に引っぱられるため、張力が生まれるのです。この表面張力により、水はガラスや繊維の表面上でビーズ状になろうとします。水滴は形を保ち拡がろうとしません。この表面張力のため、水は器材表面を濡らそうとしないので、洗浄工程を妨げてしまうのです。

8.7.2.2 水は脂肪や油脂を分解できない

水はその極性のため、多くの物質を分解することができます。一般的に言って、水のような極性をもつ物質は、水溶性を示しやすくなるといえます。塩、酸、塩基などはその例で、これらは親水性の物質です。

しかし、汚れの中でも重要なある物質群は極性を持たず、水に溶けません。これらの物質は疎水性の物質と呼ばれます。脂肪、油脂、タンパク質の一部などはその例であり、使用済み手術器材に大量に付着します。そのため、水の力だけでは洗浄を正しく行うことはできません。正しい洗浄のためには、これらの汚れも除去しなければならないのです。

8.7.2.3 水の洗浄力の改善－界面活性剤

肝心なのは、水が器材表面に接触するようにすること、つまり、表面張力を弱めることで

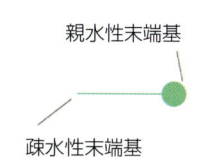

図8.18 a：石鹸水の界面活性剤が、水を分散させ浸透力を高める。　b：界面活性剤分子のイメージ図

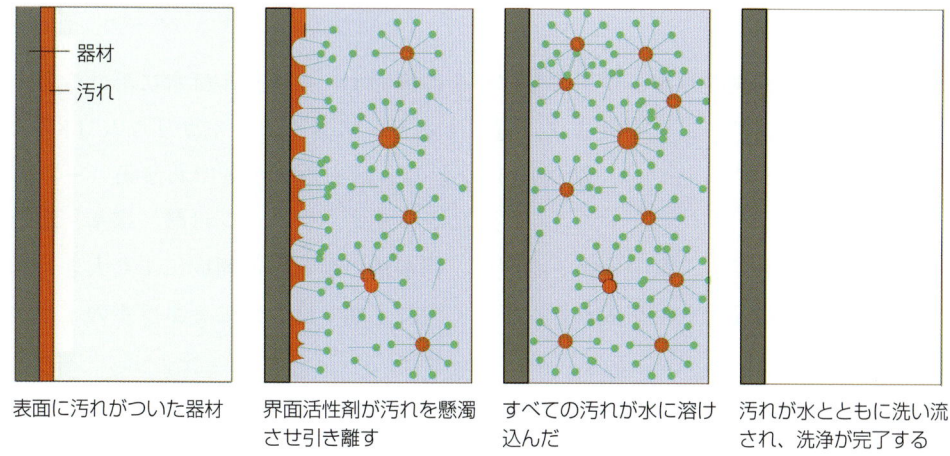

表面に汚れがついた器材　界面活性剤が汚れを懸濁させ引き離す　すべての汚れが水に溶け込んだ　汚れが水とともに洗い流され、洗浄が完了する

図8.19 界面活性剤を加えた水で汚れを除去。機械的作用や水流により、除去効果を高めることもできる。

す。表面張力を弱める添加物を水に加えることで、水は拡散し浸透力が高まります。この働きに優れた化学物質を界面活性剤と呼びます。界面活性剤は、その分子の片側が水と馴染み（親水性末端基）、逆側が油と馴染む（疎水性末端基）性質をもつ物質です。これらの物質は水の表面張力を弱める作用があります。界面活性剤は脂肪や油脂を分解することができ、乳化させ水に溶かす作用があります。また、汚れを水に懸濁させるので、すすぎ時に水とともに洗い流すことができます。その代表格が、石鹸や洗浄剤です。

また、リン酸塩なども脂肪や油脂を乳化することができるため洗浄剤に配合されていますが、表面張力を弱める力は強くはありません。

8.7.3　水の組成と水質

天然の水は、ごみや塵の粒子、微生物、ミネラルなど広範な物質を含みます。ミネラルは自然界に存在する化学物質で、塩化ナトリウム（食卓塩の主成分）[38]、硫酸カルシウム（ジ

38　塩化ナトリウムの化学式：NaCl

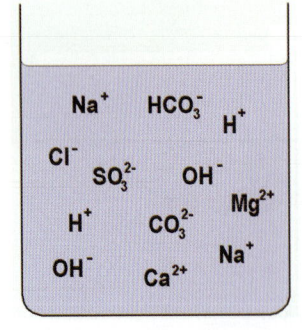

図8.20　a：遊離したミネラル、酸、塩基イオンが溶け込んだ水　　b：硬水が沸騰した後に残留した塩　　c：オートクレーブの蒸発器に付着した塩

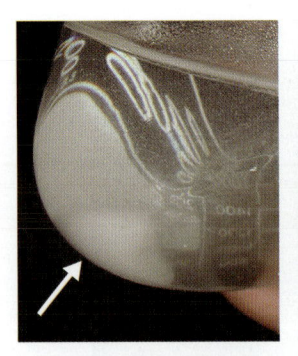

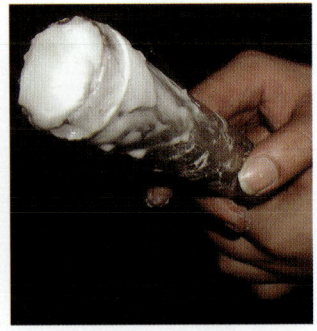

プサムの主成分)[39]、重炭酸カルシウム[40]などがその例です。ミネラルは水に溶けると、水中で遊離しイオン（荷電粒子）になります。電解すると、水素イオンやカリウム（K）、ナトリウム（Na）、カルシウム（Ca）、鉄（Fe）などの金属イオンが主である陽（＋）イオン（カチオン）[41]と、陰（－）イオン（アニオン）[42]になります。アニオンは酸、塩基、塩の「残り物」であるのが普通です。水中イオン濃度は、採水地の地質学的組成により大きく異なります。カルシウム（石灰）やマグネシウムを多く含む土地では、水にミネラルのイオンが多く含まれています。

8.7.3.1　硬水と軟水

蛇口や洗濯機のドラムにスケール（水垢）が溜まっているのを経験したことがあるでしょうか。これは水が硬水であるために発生し、地域によってその度合いが異なります。硬水は、水が石灰岩地形を流れたときに生成されます。また、カルシウムイオンやマグネシウムイオンが水中に溶け込んでいます。そのため、水の硬度は採水地の地質学的組成により大きく異なるのです。

水の硬度には2つの種類があります。

一時硬度：重炭酸カルシウムや重炭酸マグネシウム（スケール）によるもの

水に多量の重炭酸カルシウム[43]や重炭酸マグネシウム[44]が含まれているとき、硬水と呼ばれます。沸騰など高温時に、これらの物質は水に溶けず、重炭酸塩は不溶性の炭酸塩とな

39　硫酸カルシウムの化学式：$Ca(SO_4)_2$
40　重炭酸カルシウムの化学式：$Ca(HCO_3)_2$
41　カチオン：カソード（陰イオン）に吸着するイオン
42　アニオン：アノード（陽イオン）に吸着するイオン
43　重炭酸カルシウムの化学式：$Ca(HCO_3)_2$
44　重炭酸マグネシウムの化学式：$Mg(HCO_3)_2$

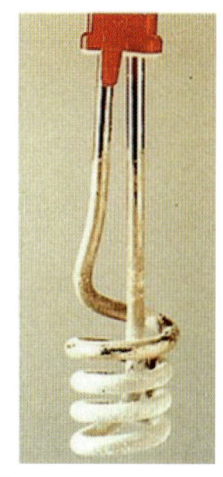

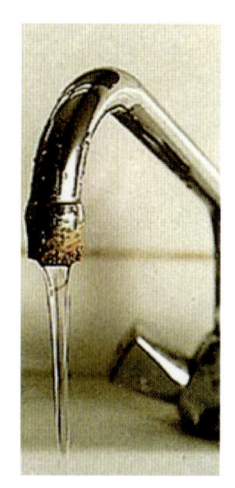

図8.21　a：スケールの付着した加熱エレメント　b：吐水口にスケールが付着した蛇口　c：新品のパイプと、スケールが固着した同じパイプ

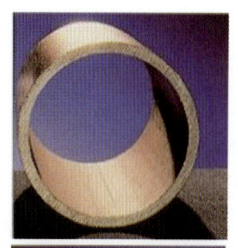

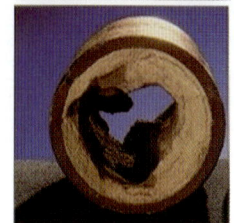

り、沈殿します。時間がたつと幾層もの硬いスケールとなり、水との接触表面に沈着してゆきます（図8.21）。重炭酸は一時的には水溶しますが水を加熱すると沈殿するので、重炭酸塩による硬度を一時硬度と呼びます。この沈着物は器材の変色や洗浄器の不具合の原因となります。ヒーターが熱の伝わらないスケール[45]に覆われると、放熱を妨げられます。その結果、オーバーヒートを起こし、ついには破損してしまうのです。また、スケールがあると昇熱に余分なエネルギーを要するので、エネルギー消費量も大きくなります。軟水化だけで、水溶性の永久硬度塩に変えることができます。一時硬度が全くない、あるいは非常に少ない水を軟水といいます。

永久硬度

　永久硬度は、硫酸カルシウムや硫酸マグネシウム[46]など、非炭酸塩により生じます。これらは水中に溶解したままで、加熱しても沈殿を起こさないため、永久硬度と呼ばれます。二段階のイオン交換や、逆浸透処理により、永久硬度を取り除くことが可能となります。

　ミネラルは一時硬度の原因となるため、取り除くか水溶性の塩に変換する必要があります。この工程を軟水化といいます。これは、不溶性のカルシウム塩やマグネシウム塩をイオン交換によって水溶性のナトリウム塩にする工程です。ナトリウム塩は水溶性を保ち、残留物を生じません。そのため、パイプのつまりや加熱エレメントの損傷を防ぐことができます。

---

[45]　炭酸カルシウムの化学式：$CaCO_3$、炭酸マグネシウムの化学式：$MgCO_3$
[46]　硫酸カルシウムの化学式：$CaSO_4$、硫酸マグネシウムの化学式：$MgSO_4$

表8.1 単位ごとに違う硬度の範囲

硬度	ドイツ硬度（°dH）	1リットルあたりの酸化カルシウムの濃度（mg）	フランス硬度（°fH）	1リットルあたりの塩の濃度（mg）
超軟水	0-4	0-40	0-7	0-20
軟水	4-8	40-80	7-15	20-40
中軟水	8-12	80-120	15-22	40-60
硬水	12-18	120-180	22-32	60-80
中硬水	18-30	180-300	32-55	80-120
超硬水	>30	>300	>55	>120

Point 軟水化とは：不溶性のカルシウム塩やマグネシウム塩を水溶性のナトリウム塩に置換する処理工程

硬度の単位

水の硬度は、さまざまな単位で表されます。ヨーロッパで一般的なものが、一定の水量に含まれる酸化カルシウムの量を表すドイツ硬度（°dH）[47]です。1ドイツ硬度は、1リットルの水に10mgの酸化カルシウムが含まれる状態を指します。国によってさまざまな単位の表し方がありますが[48]、日本ではアメリカ硬度を採用し、10ppmなどと表します[49]。

他のミネラルの硬度は、水中の分子量を考えれば、ドイツ硬度に変換することができます。たとえば、1ドイツ硬度は、17.848mgの炭酸カルシウムが1リットルの水に含まれるので、17.848ppm[50]と表すことができます。炭酸カルシウムは、スケールの主成分です。

スケール残留量の計算例

炭酸水素塩による一時硬度が6°dHで、水の使用量が1年あたり150m^{3}のときの、年間のスケール量を計算します。

計算：水1m^3=1,000リットル。1°dHでは水1,000リットルあたり17.8gのスケールを含むので、計算すると6°dH=6×17.8g=106.8g。つまり1,000リットルの水に106.8gのスケールが含まれます。年間の水使用量が150m^{3}だと、150×106.8g = 16,020gなので、年間のスケールの量は16.02kgにもなります。

---

47 ドイツ語由来：dH（= Deutsche（ドイツの）Härte（硬度））
48 硬度単位相互の変換計算については、http://www.cactus2000.de/uk/unit/masswas.shtml を参照してください。
49 1ppmは、1 part per million（100万分の1）を表します。1klは単位を直すと1,000,000mlになり、1mlの水の質量は1gです。つまり、10mg/klは、1,000,000gの水に10gになるので、10g/per million = 10ppmとなります。
50 CaOの分子量：Caが20、Oが8なので、合計で20 + 8 = 28。CaCO$_3$の分子量：Caが20、Cが6、Oが8なので、合計で20 + 6 + 24=50。分子量比は50/28 = 1.78となります。分子量が同じと仮定すると、10mgのCaOは17.8mgのCaCO$_3$に相当することとなります。

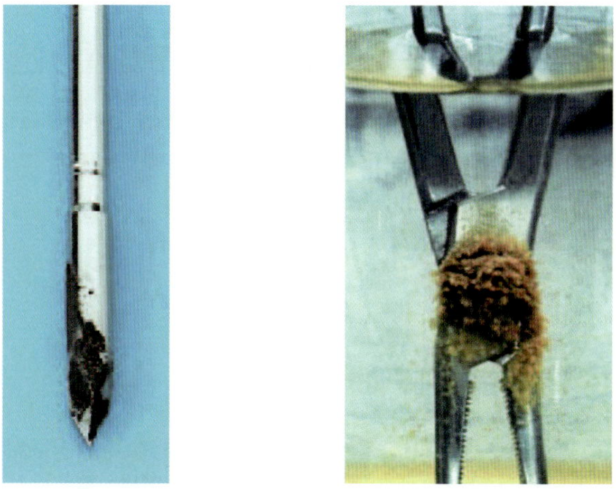

図8.22　a：塩化物による孔食　　b：塩水に浸した手術器材。数時間後、「出血」したかのように赤褐色の錆が発生しはじめる

ウォッシャーディスインフェクターの水質の要件

　たとえばオランダの公共用水の硬度は、5.6〜14°dH（平均8°dH）です。ウォッシャーディスインフェクターで最初のすすぎと洗浄に使われる水の硬度は、3°dH[51]未満、最終すすぎ用と消毒用の水は、0.12°dH未満でなければなりません。これらの数値から、ウォッシャーディスインフェクターで使う水は未処理のままでは使えないということがわかります。水質を改善する方法については8.7.4で詳述します。ウォッシャーディスインフェクターでは、複数の処理法を組み合わせて水処理を行います。

8.7.3.2　塩化物

　水道管内の水は塩化物を含んでいることがあります。また、洗浄中汚れと一緒に塩化物が水に入り込みます。体液は通常は塩化ナトリウムを含むので、塩素も当然に含まれます。塩化物イオンは反応が強く、金属イオンを水に溶かす性質を持っています。そのため、水に塩化物が含まれていると、金属製器材のひどい腐食を生じ、目で見ても腐食したことがはっきりとわかる孔、「孔食」が生じます。洗浄中の最終工程では、すべての塩化物が除かれていなければなりません。

　鋼製小物を塩水に浸せば、塩化物が腐食に与える長期的な影響が簡単にわかります。高品質のステンレス鋼でさえも、数時間で腐食が始まり、1日後には赤褐色の錆が発生しています。あたかも器材から「出血」したかのようです。

51　ウォッシャーディスインフェクターでの最終すすぎと消毒の水の要件は、EN285の付属書Bで述べられている滅菌器用の水質と類似しています。

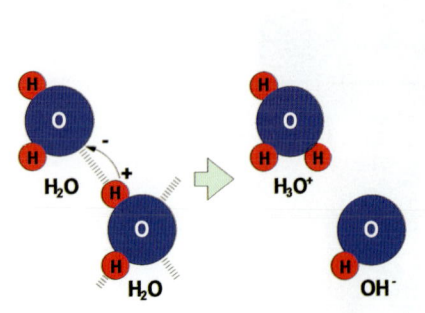

図8.23　a：純水では、10,000,000個の水分子のうち1個の水素（H）原子が他の分子と結合して、陽イオンであるH_3O^+（オキソニウムイオン）とOH^-イオン（水酸化物イオン）が生じる。

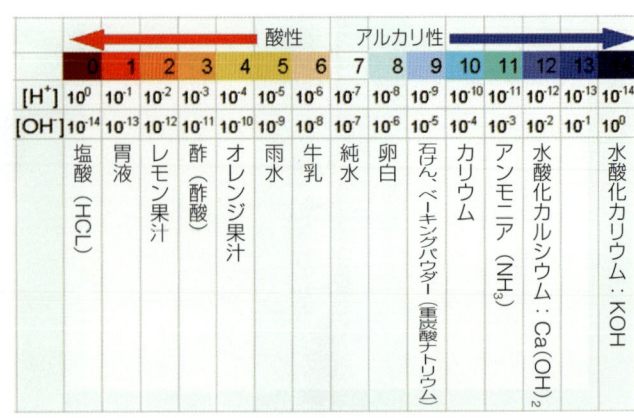

b：H_3O^+（またはH^+）が多くなると液体は酸性となり、OH^-が多くなるとアルカリ性になる。酸は一般的にH^+を増やすので酸性に寄る（pHが小さくなる）。塩基はOH^-イオンを増やすので液体が塩基（アルカリ）性になる（pHが大きくなる）。

	酸性							アルカリ性						
pH	0	1	2	3	4	5	6	7	8	9	10	11	12	13
$[H^+]$	10^0	10^{-1}	10^{-2}	10^{-3}	10^{-4}	10^{-5}	10^{-6}	10^{-7}	10^{-8}	10^{-9}	10^{-10}	10^{-11}	10^{-12}	10^{-13}	10^{-14}
$[OH^-]$	10^{-14}	10^{-13}	10^{-12}	10^{-11}	10^{-10}	10^{-9}	10^{-8}	10^{-7}	10^{-6}	10^{-5}	10^{-4}	10^{-3}	10^{-2}	10^{-1}	10^0
例	塩酸（HCL）	胃液	レモン果汁	酢（酢酸）	オレンジ果汁	雨水	牛乳	純水	卵白	石けん、ベーキングパウダー（重炭酸ナトリウム）	カリウム	アンモニア（NH_3）	水酸化カルシウム：$Ca(OH)_2$	水酸化カリウム：KOH

8.7.3.3　水の酸性度（pH）

純水中では、無数の水分子が結合し合っています。しかし、水素結合によりまれに水素原子核（プロトン）が他のH_2O分子にくっつき、水素原子を3つ持つ、H_3O^+（オキソニウムイオン）[52]となる場合があります。電荷をもったまま水素原子を1つ失った分子は、陰イオンとしてOH^-イオン（水酸化物イオン）[53]になります。純水では、10,000,000個（10^7）の分子のうち1つで生じます。純水ではH_3O^+とOH^-が等量なので、中性であり、酸性度を表すpHは7（10,000,000分の1のゼロの数）になります。H_3O^+の活量がOH^-より増えると、水は酸性になります。たとえば、H_3O^+の活量が10,000分の1（10^4分の1）の場合、pHは4（10,000分の1のゼロの数）、つまり7未満のため酸性になります。H_3O^+の活量がOH^-より少なくなると、水は塩基性（アルカリ性）[54]になります。この水の酸性度は洗浄に用いられる化学物質の洗浄特性、化学物質や水で生じる腐食に大きな影響を与えます。

8.7.3.4　ケイ酸塩

砂地から採水された水道水には、ケイ酸塩が含まれます。ケイ酸塩はシリコン（砂の主な成分）を含んだミネラルです。ケイ酸塩は器材に付着し、最初はくすんだ色に、付着が進むとやがて深青色に器材を変色させます。脱イオン化、蒸留などの方法で水処理を適正に行え

---

[52] H_3Oイオンは、ヒドロニウムイオンとも呼ばれます。
[53] OH^-イオンは水酸化イオンとも呼ばれます。
[54] 厳密には、水溶液がアルカリ系金属（周期表で第1族～2族に属する元素。価電子が1ないし2）を含む化合物によって塩基側に傾いている（OH^-イオンが多い）とき、その水溶液はアルカリ性といいます。例：水酸化カリウム（NaOH）は水溶液中でNa^+、OH^-となり、水溶液は塩基側（アルカリ側）に傾きます。（塩基、アルカリという言葉は同じ意味で使用される表現です）

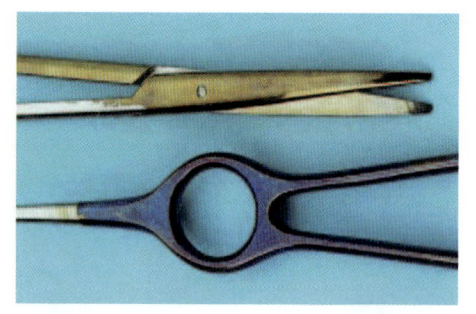

図8.24 ケイ酸塩により、くすんだ深青色に変色した器材。

ば、ケイ酸塩などミネラルの大半を取り除くことができ、この問題を解決できます。また、洗浄剤にはケイ酸塩を溶解状態に保ち、ケイ酸塩の付着を防ぐ化合物が配合されているものもあります。

8.7.4 水質の改善

水質は、洗浄の仕上がりに大きく影響します。水質の分析や水の処理を行うには、専門的な実務知識が求められます。水処理施設の設置計画や水に関連する問題解決には、豊富な経験と知識をもった機関や企業のアドバイスを受けなければいけません。この節では、水処理のごく基本的な部分だけを紹介します。洗浄工程の段階により、求められる水質は変化します。ここでいう高品質の水とは、粒子やミネラルの含有量が極めて低い水を意味します。洗浄工程中最初のすすぎでは、普通の水道水でも事足りる場合もありますが、最終すすぎ用の水は、ミネラルの含有量を最小限にしなければなりません[55]。中央材料室では業務に使用する水の質を改善するために様々な方法が採られます。

8.7.4.1 濾過

水中を浮遊する粒子やごみの大半を取り除くために、シーブスクリーンやフィルタエレメント、フィルタベッドを使って細かな粒子を濾過します。目が細かいほど、通過する粒子はより小さくなります。濾過だけでは完全に純水化することはできませんが、最初の段階として必須の工程です。なぜなら、粒子を除去しないとその後の純水化処理が妨げられ、処理装置の目詰まりを惹き起こし、莫大な費用がかかってしまうからです。そのため、水処理装置には大抵、プレフィルターが含まれています。

8.7.4.2 蒸留

蒸留は、水を沸騰させて水蒸気を発生させる方法です。蒸気が発生し、温度の低い部分に

---

[55] 水の要件については8.7.3.1を参照

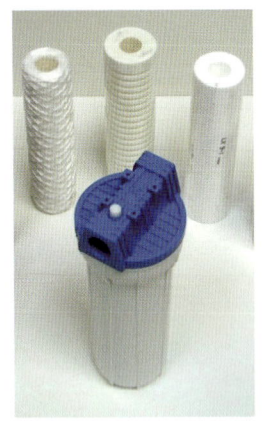

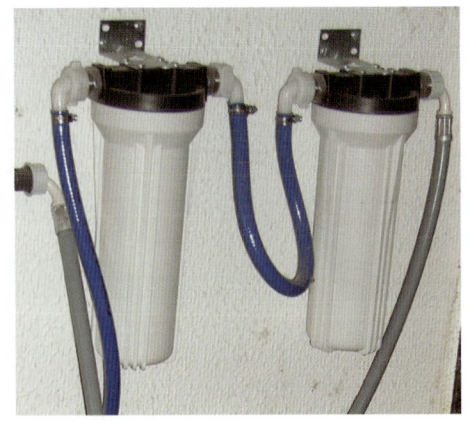

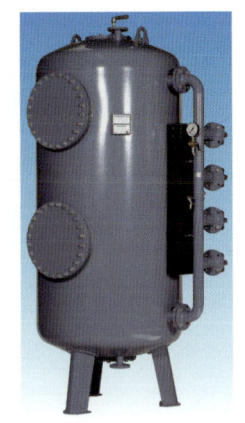

図8.26　a：水フィルターカートリッジ　　　　　　　　　　　　　　b：大容量のプレフィルター

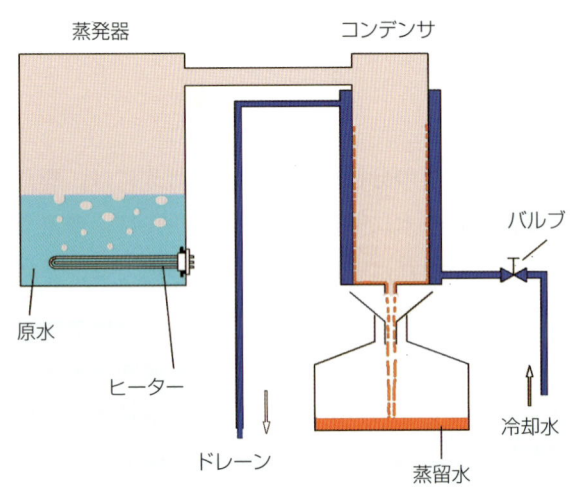

図8.26　a：蒸留器の原理　蒸発器で水を沸騰させる。蒸気が発生し、コンデンサで凝縮水になり、蒸留水が抽出される（赤）。コンデンサは冷却水（深青）で冷却される。　　b：蒸留器の内部。左側が蒸発器。右側がコンデンサ。下部が蒸留物[56]の容器

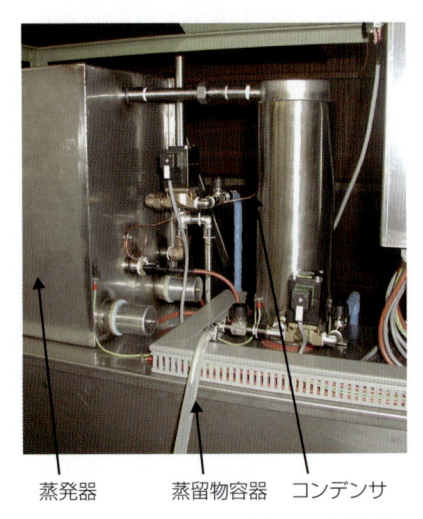

触れて凝縮し、水に戻ったものを回収します。これによって液体を集めることができます。溶質[57]は基本的に蒸発しないため、沸騰液中に留まります。沸点が近い不純物や、蒸発しない液体の小滴が蒸気とともに運ばれることがあるため、蒸留だけでは完全に純水化できません。しかし蒸留により、99.9％の純水を得ることができます。注射などの難しい用途では、複式蒸留、つまり、二回連続して蒸留を行います。この複式蒸留で高純度の水を得ることができます。しかし、この方法では膨大なエネルギーが必要なので、洗浄や滅菌に純水を大量に必要とする場合には軟水処理、脱イオン処理、逆浸透処理など他の方法が用いられます。

56　蒸留物：蒸留工程により精製された液体。この場合は蒸留水。
57　溶液中（この場合は水）に溶け込んでいる物質のこと

8.7.4.3 イオン交換法による軟水化

軟水器では、重炭酸カルシウム[58]や炭酸水素マグネシウム[59]といった、一時硬度の原因となる付着しやすい物質を塩化ナトリウムに置換します。これらの塩化ナトリウムは、水に極めてよく溶けるので付着を起こしません。軟水器では、硬水イオンがナトリウムイオンに置換されます。水をイオン交換樹脂に通すことでイオン交換を行います。カルシウムイオンやマグネシウムイオンはナトリウムイオンよりも強く樹脂に吸着するため、硬水が樹脂を通過すると、カルシウム、マグネシウム、その他の重金属イオンが吸着し、ナトリウムイオンと置換されます。ナトリウムイオンは水溶性なので、付着することはありません。やがて、樹脂は硬水イオンで飽和しますが、この樹脂中の硬水イオンはナトリウムイオンで再置換することが可能です。具体的には、樹脂を塩水（塩化ナトリウム）で洗い流すことで再生させます。このために、装置には塩水が満たされた容器が付属されています。通常、この再生の工程は自動で行われます。

ゼオライト

イオン交換樹脂の代わりに、ゼオライトが使われることがあります。ゼオライトは自然界に存在する一見粘土のような鉱物です。通常、粘土はトランプの束のような結晶構造をもっていて、層のすき間に水が出入りすることで膨張、収縮するようになっています。対照的に、ゼオライトは蜂の巣状に三次元的な結晶構造をもっており、空洞が多層式に連結しています。そのため、ゼオライトは微細孔をもった固体であり、「分子ふるい」として知られています。このふるいは、カルシウムやマグネシウム（硬水の原因、不溶性のイオン）、ナトリウム（水溶性イオン）などの陽イオンを吸着します。もともと、ゼオライトは水溶性のナトリウムイオンと結びついていますが、硬水がゼオライトを通過するとゼオライト中の水溶性のナトリウムイオンが、硬水中にある不溶性のカルシウムイオンやマグネシウムイオンと置換されます。このため、ゼオライトを通過した水には、水溶性のナトリウムイオンのみが含まれます。

今日では、ゼオライト[60]はイオン交換に適した特性をもつように合成して生産することができるようになりました。

硬水イオンで満たされた樹脂やゼオライトは、塩水（塩化ナトリウム）で洗い流すことでナトリウムイオンによる再生が可能で、軟水化に再び使用することができます。

8.7.4.4 二段階イオン交換法による脱イオン化

工程中、水中のすべてのイオンは二段階の工程で取り除かれます。まず、金属イオン（陽

---

[58] 重炭酸カルシウムの化学式：$Ca(HCO_3)_2$
[59] 炭酸水素マグネシウムの化学式：$MgCO_3$
[60] ゼオライトは、水の硬度を下げるために洗浄剤で使われます。8.8.1参照。

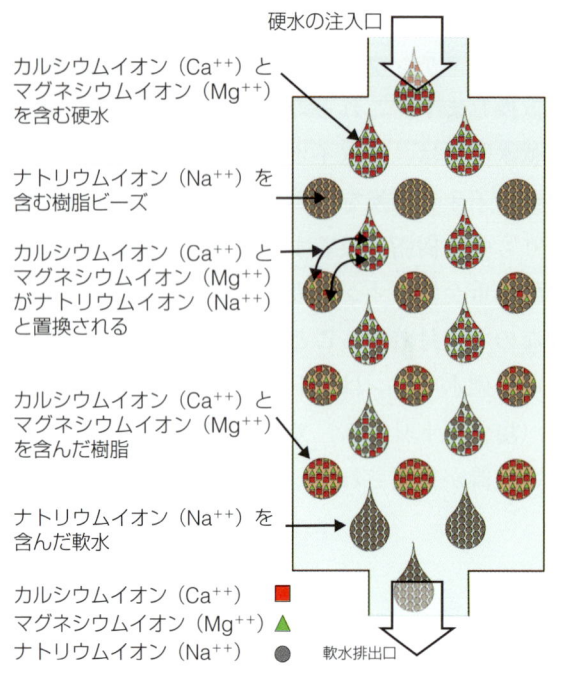

図8.27 a：イオン交換樹脂を使った軟水化の原理。硬水イオンであるカルシウムイオン（Ca^{++}）とマグネシウムイオン（Mg^{++}）が、樹脂ビーズによりナトリウムイオン（Na^+）に置換される。

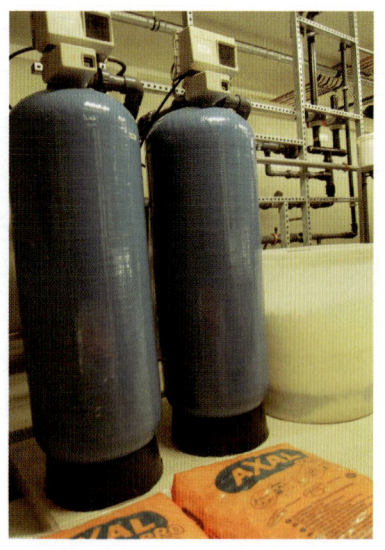

b：連続使用ができる大容量の軟水装置。右側がイオン交換樹脂の再生に使う塩の袋。手前が再生に使う塩の袋。1時間に約$6m^3$の軟水化が可能。（オランダ　エーデ、GelderseVallei 病院）

イオンのカチオン）が水素イオン（H^+）と置換されます。次に、酸や塩の残り（陰イオンのアニオン）が過酸化イオン（OH^-）と置換され、H_3O^+（オキソニウムイオン）と過酸化イオン（OH^-）が一緒になって水（H_2O）を生成します。このようにして、すべてのミネラルが取り除かれます。研究施設の多くでは、蒸留法に代わって短時間に大量の純水化が行えるこの方法が使われています。

また、洗浄の最終すすぎに使われる水は通常、この方法で処理されます。この方法で純水化した水は、脱イオン水、脱ミネラル水、脱塩水などと呼ばれます。ステンレス鋼の器材にくすみを生じさせるケイ酸塩は樹脂への吸着が非常に弱いため、イオン交換器ではすべて取り除くことができません。特に樹脂が飽和しかかっている時にはそうなります。ケイ酸塩は水の電気伝導率を高めることがないので、ケイ酸塩の存在は見逃されがちです。

8.7.4.5　逆浸透

逆浸透を理解するには、浸透の理解が不可欠です。まず浸透を学んだあと、逆浸透を説明します。

浸透

濃度の異なる2つの水溶液が半透膜により仕切られていると仮定します。**図8.29a**を参照

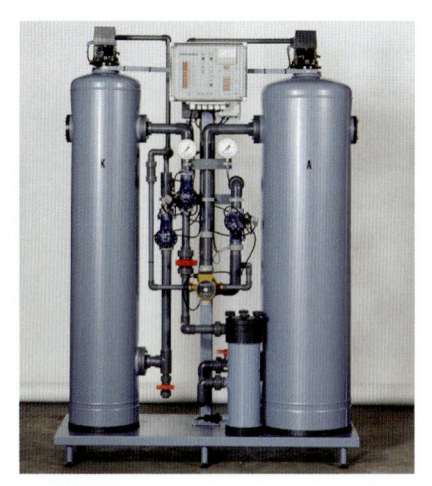

図8.28 脱イオン水を作るための二段階イオン交換器

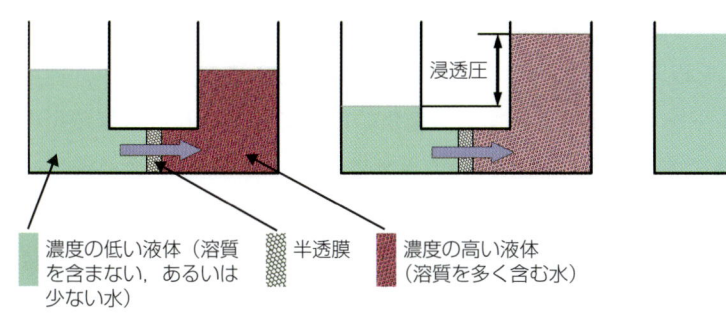

図8.29 a：浸透。半透膜の両側の濃度を等しくしようとするために、水は濃度の低い側（きれいな側）から半透膜を通って濃度が高い側（汚い側）に移動する。

b：浸透圧。水が半透膜を通る際、濃度が高い側では圧力が高まる。浸透によって生じる圧力と、水位の上昇による圧力の上昇とが釣り合ったときこの圧力上昇は止まる。この圧力差が浸透圧である。

c：逆浸透。浸透圧よりも高い圧力を、濃度が高い側にかけると純水のみが半透膜を通過する。溶質は半透膜に留まり通過しない。

濃度の低い液体（溶質を含まない、あるいは少ない水）　半透膜　濃度の高い液体（溶質を多く含む水）

してください。この膜は、溶媒は通しますが、水溶した物質は通しません。たとえば純水は通りますが、塩分は通過できません。塩分濃度は半透膜の両側で同じになろうとしますが、そのためには塩分濃度の低い水が濃度の高い側に移動しなければなりません。この、水などの液体が半透膜を通過し、濃度の低い液体から濃度の高い液体へと移動しようとする自然現象を「浸透」と呼びます。この水が流れる圧力は数値化することが可能で、これを浸透圧といいます。**図8.29b** を参照してください。

逆浸透（RO：Reverse Osmosis）

再び、2つの濃度が異なる溶液が半透膜で仕切られていると仮定します。**図8.29c** を参照してください。濃度の高いほうに圧力がかかっていて、浸透圧よりもその圧力が高いと仮定

8. 滅菌前の洗浄　117

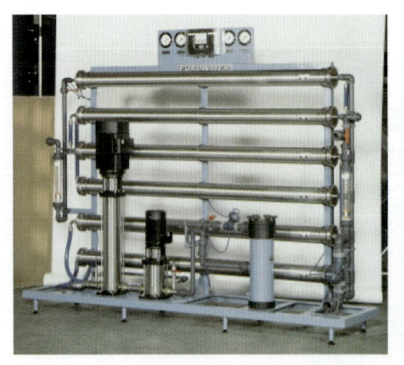

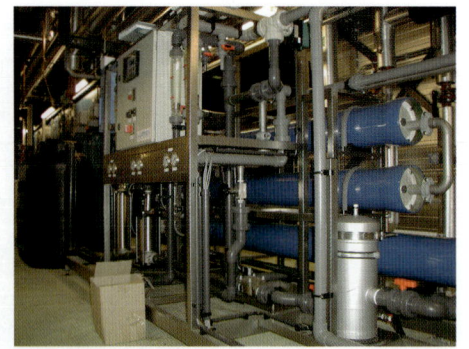

図8.30　a：逆浸透装置　　b：病院に設置された逆浸透装置。処理容量1時間あたり3m^3（オランダ、グローニンゲン、Martini病院）

します。このとき、水は逆に半透膜を通り、濃度の濃いほうから薄いほうへと移動します。この現象を逆浸透（RO）と呼び、この現象を用いると溶解したミネラルの98％、コロイドや、浮遊物のほぼ100％を取り除くことができます。また、他の純水法と比べ、純度の高い水を低コストと低エネルギーで生成できます。滅菌供給部門で使用される水処理用の半透膜の孔径は、0.0005μ前後です（参考：微生物の大きさは0.2〜1μ程度）。逆浸透は、大容量の水を純水化するには理論上最も完璧に近い方法と言えます。半透膜は塩素イオンや金属イオン、その他の不純物に弱いので、高純度の水を処理する逆浸透装置で使われる水は、プレフィルターを用いたり軟水化によるプレ処理を行ったりします。逆浸透で得られたこの高純度の水は、滅菌やウォッシャーディスインフェクターでの最終すすぎに用いられる水に求められる厳しい要件を満たしているものです。

8.8　洗浄に使う化学薬品

洗浄には複数の化学製品が使われます。用手洗浄では、通常は一種類の洗浄剤で充分ですが、機械洗浄では多くの化学製品が、洗浄と消毒の各段階で個々に使用されます。化学製品は、高度な研究の成果であり、汚れに合わせた洗浄効果があります。近年では、環境への負荷や化学製品の安全性への配慮が日増しに重要になってきているため、より環境に配慮した製品が生まれてきています。ウォッシャーディスインフェクターは洗浄剤の自動注入システムを装備し、洗浄中の最適なタイミングで、洗浄剤を必要量注入するようにプログラムされています。どの場面でどの洗浄剤を使うのが最適かについては、製造元のアドバイスを受けることができますので、この節では洗浄、消毒中に使われる最も重要な製品について簡潔に説明します。

8.8.1　洗剤／洗浄剤

洗浄剤は、洗浄で使われる主な化学製品です。界面活性剤、アルカリ成分、酵素、防錆

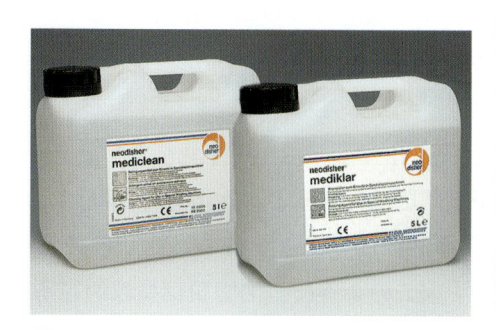

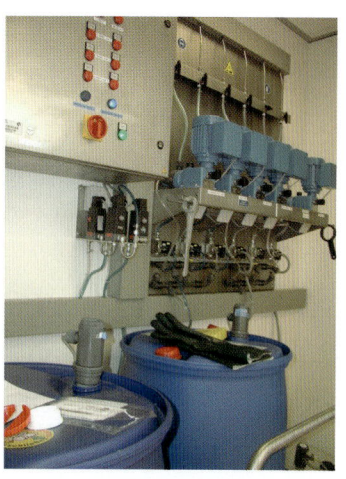

図8.31　a：ウォッシャーディスインフェクター用の洗浄剤とリンス剤　　**b**：ウォッシャーディスインフェクターに洗浄剤を注入する装置。それぞれ専用の注入ポンプが割り当てられている（写真右上の青いモーター）

剤、溶剤などが含まれており、用手洗浄、機械洗浄の両方に使用することができます。手術器材の洗浄用には、手術後の典型的な汚れを考慮し、専用に開発された洗浄剤があります。また、軟性鏡などの精密器材にも、専用の洗浄剤があります。

洗浄剤には以下の主成分が含まれています

界面活性剤：石鹸と洗浄剤

界面活性剤は、水の表面張力を減らし油脂を水中に溶け込ませる、洗浄剤の重要な成分です（8.7.2.3「水の洗浄力の改善」も参照）。石鹸や洗浄剤は界面活性剤です。

- 石鹸は動物性・植物性油脂由来
- 洗浄剤[61]は石油系合成物質[62]です。洗浄剤は特別な用途に合わせて製造することができます。

界面活性剤は数多くあり、用途に合わせて使用されています。界面活性剤は分子の表面活性部分の電荷によって大きく3つに分類でき、陽イオン（カチオン）界面活性剤、陰イオン（アニオン）界面活性剤、非イオン（ノニオン）界面活性剤があります。詳細な情報についてはWebなどで得ることが可能です。

61　文献上では、すべての界面活性物質が洗浄剤と考えられています。この定義では、石鹸も洗浄剤の一種です。
62　合成：人工的に作られたという意味

アルカリ

アルカリ[63]とは水に溶解し塩基性を示す物質のことです。洗浄剤の溶液中では水酸化物イオン（OH^-）をもっています。アンモニア（NH_3）、炭酸ナトリウム（Na_2CO_3）、リン酸塩、ケイ酸塩、水酸化ナトリウム（NaOH）や水酸化カリウム（KOH）などの水酸化物がそれにあたります。アルカリには種々の特徴があります。

- 界面活性剤の効果を最適化させます。
- 油脂を落とすために使われます。油脂が塩基と反応すると、水溶性の脂肪酸とグリセリンに加水分解します。脂肪酸それ自体が界面活性剤の働きを持ち、脂肪の乳化を促進します。この加水分解の工程を鹸化（けんか）といいます。このように、油脂類は比較的容易に除去することができます。
- 不溶性のタンパク質を加水分解により分解し、最終的に水溶させます。この工程で、タンパク質の分子が細かくされ、水に溶けるようになります。加水分解は、温度が高いと効果が高まります。洗浄剤の使用説明で正しい使用温度を必ず確認してください。
- また、アルカリの一部（リン酸塩など）は、水中や汚れの中にあるカルシウムやマグネシウムのような硬水イオンと結合できます。

ビルダー

ビルダーは、カルシウムやマグネシウムのような硬水イオンと結合し、スケールの沈着を防ぐ化学物質です。リン酸塩、ホスホン酸塩はその一例です。しかし、リン酸塩の流出は藻類の爆発的な繁茂を促し、なかなか分解しないという問題点がありました。そのため、リン酸塩の使用は制限され、環境に影響の少ない新たな物質が求められるようになりました。現在はゼオライトがビルダーとして使われるようになっています[64]。ゼオライトはナトリウムイオンと硬水イオンを置換します。ビルダーの量や組成は、洗浄に用いる水質に大きく依存します。手術機器は通常ウォッシャーディスインフェクターで、脱イオン水、脱ミネラル水を用いて洗浄されます。そのため、手術機器の機械洗浄に使う洗剤にビルダーが含まれないこともあります。ビルダーは、たとえば台所用や洗濯用など水道水を使うことを想定した一般的な洗剤に添加されています。

インヒビター（防錆剤 ぼうせい）

ステンレス鋼は、洗剤成分よる影響を受けることはめったにありませんが、アルミニウムは洗剤のアルカリ成分による悪影響を受けます。そのため、アルミニウム製品の保護のた

---

63 アルカリ金属は、リチウム、ナトリウム、カリウム、ルビジウム、セシウム、フランシウムなど。水素とともに周期表では第1族に属する元素です。
64 軟水化については8.7.4.3を参照

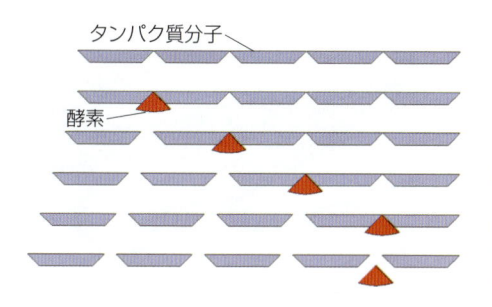

図 8.32 大きなタンパク質を水に溶けるように細かく分解する酵素。酵素は、鍵が鍵穴にはまるように、タンパク質の弱い部分を「解錠」し、分解する。酵素そのものは作用を受けないので、大量に分解ができる。

め、インヒビター（防錆剤）が添加されます。ケイ酸アルミニウムが一般的なインヒビターで、アルミニウムの酸化膜への損傷を防ぐ働きがあります。

バイオサイド

バイオサイドは、細菌、真菌、ウイルスなどの微生物を殺滅する化学物質です。その大半は、細胞のタンパク質を酸化することで微生物を殺滅します。バイオサイドの例が、過酸化水素、過酢酸、次亜塩素酸ナトリウム、アンモニア化合物です。

医療機器の洗浄工程では、通常、高温の水で微生物の不活化を行います（高温消毒）。

酵素

酵素は、生物学的に特殊なタンパク質分子で、細胞内の多くの化学反応を容易にし促進します。また、酵素は生物が作る触媒[65]であり、タンパク質や脂質、でんぷんなどの大きい分子を細かくし、水に溶け込ませます。血液や脂質による汚れはこのように取り除かれます。

生物学的な物質を分解するために、種類に合わせた酵素が存在します。たとえば、プロテアーゼはタンパク質を、リパーゼは脂質を分解する、という具合です。この大きな分子を分解する工程の中で、酵素そのものが使い切られることはありません。充分な時間があれば、ごく少量でも大量のタンパク質を分解することができるのです。使用済み手術機器には多くの有機的な汚れが付着しているので、医療用の洗浄剤には酵素が含まれていることがあります。

8.8.2 中和剤

中和剤は、主にアルカリ性の洗浄剤を使う洗浄時に使用します。アルカリ残渣が洗浄物を損傷するのを防ぐため、中和段階で酸を加えてアルカリ性を弱めます。クエン酸などの弱酸性物質を使うことが一般的です。リン酸を用いる場合もあります。中和剤は、アルカリ性洗

---

[65] 触媒とは、化学反応を促進しつつ、自身は反応の前後で変化しない物質をいいます。触媒があると通常は化学反応が促進されます。

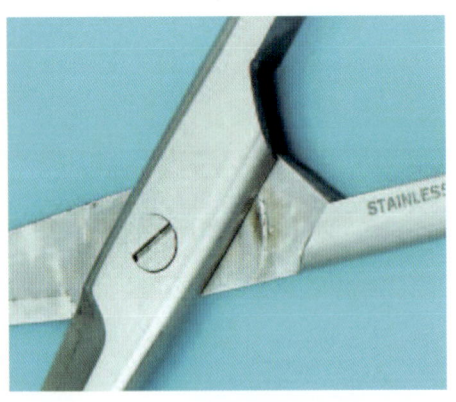

図8.33 摩擦による鋼製器材表面の損傷。潤滑剤が保護膜を形成し、損傷を防ぐ。

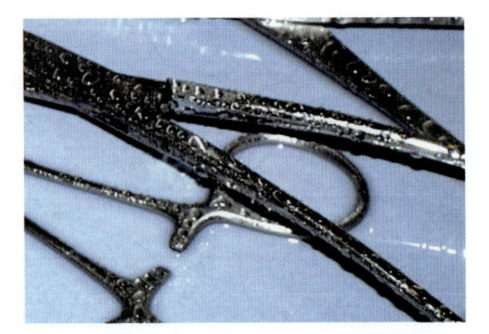

図8.34 表面張力のため、水滴が付着した器材。リンス剤はこの水滴を表面に拡散させる働きがある。

浄剤を使う場合にのみ必要となります。

8.8.3 潤滑剤

　手術機器は腐食しやすく、特にヒンジ部表面は腐食が起きやすい箇所です。ステンレス鋼はその性質上、酸化クロム皮膜をもっており、この皮膜は時間の経過とともに厚くなっていきます。摩擦が起きるとこの保護皮膜は傷つけられ、むき出しの金属がさらけだされ、腐食しやすくなるのです。また、ヒンジ部に残留したミネラルが腐食を早めます。リンス剤に潤滑剤が配合されているのは鋼製器材の表面に保護膜を形成するためです。

　潤滑剤は水溶性であることと、滅菌に適合するように考えられていることが求められます。代表的な潤滑剤がパラフィン油です。手術器材用の潤滑剤はしばしば「ミルク」と表現されます。潤滑剤を用いすぎたり、異なったものを使ったりすると、表面張力を高めてしまい、乾燥の悪化や滅菌物の濡れにつながりかねないので、製造元の指示に従いましょう。

8.8.4 リンス剤

　熱水消毒後、器材を乾燥します。既に学んだように水には表面張力があるので、器材の表面で水滴化しようとします。

　これらの水滴は乾燥に時間がかかるため、乾燥時間が長くなります。そのため、最終すすぎに使う水にはリンス剤を添加することがあります。リンス剤は界面活性剤を含み、水の表面積を広げます。そのため、水滴時にくらべて早く蒸発し、乾燥時間を大幅に短縮することができるのです。このようにして、工程全体のエネルギー消費も大幅に抑えることができます。

8.9　洗浄後の中間すすぎの必要性

　洗浄後、器材には化学物質が残留していることがあります。充分にすすぎをしないとき

や、すすぎ水の質が悪い（ミネラル分が多い）ときに起こります。これらの残留物は乾燥時に器材に深刻な損傷を与えてしまうことがあります。湿熱により腐食が進む蒸気滅菌中には、特に損傷は大きくなります。それに加えて、器材に残留した物質は、時に眼などの繊細な組織に接触する器材の場合には患者を傷害することがあります。そのため、洗浄後にしっかりとすすぐことが大切なのです。すすぎは脱イオン化や逆浸透化処理した良質の水で行うのが理想的です。

機械の設計もまた洗浄後の機器に残留する化学物質濃度に影響します。以下の設計上のポイントが洗浄サイクルから次のサイクルへと持ち越される洗剤の量に影響します。被洗浄物の残留化学物質を減らすために、以下の設計上のポイントを最適化しなければなりません。

- 洗浄器内の板面や配管の勾配（排水効率のため）
- 洗浄段階ごとの排水
- 水平面の割合（排水効率のため、水平面は極力少なくする）
- デッドウォーター（洗浄後も排出しきれていない水）の量

8.10 消毒と乾燥

ウォッシャーディスインフェクターには、その名前が示すように中間すすぎの後に消毒工程が組み込まれており、消毒は通常、熱水によるすすぎで行われます。オランダなど多くの国では熱水消毒は90℃で5分間行います。この消毒と乾燥が終われば、消毒のみでよい器材は使用できます。さらに滅菌処理する際にも中央材料室で安全に取り扱うことができるようになります。

8.10.1 湿熱消毒のパラメータ（A_0）

医療機器が使われる部位の感染リスクにより、消毒の要件が分類されています。これは、特定の人体部位に使用する器材に付着すると想定される最も耐性の強い菌をどこまで不活化できるかに基づいた分類です。言い換えれば、器材が使われる部位の感染リスクごとに、消毒処理は一定の死滅率をもっていなければならない、ということです。最も一般的な高耐性菌のZ値はおよそ10℃です（**表7.8**も参照）。そのため、消毒工程の設定には、Z値=10が想定されています。

80℃で微生物をある一定レベルで不活化するために必要な秒数をA値といい、特にある微生物のZ値が10℃とした場合のA値をA_0値といいます[66]。ウォッシャーディスインフェクターはすべてA_0値で3000を達成できなければなりません。消毒前の洗浄で、微生物数は4～5log（1000～10000分の1）減少します。洗浄後、表中の数値での消毒を行えば、適正なレベルの安全性を担保することができ、中材の作業者もリスクを気にかけることなく物品を取り扱えるようになります。いかなる場合でも、クリティカル器材は使用前に滅菌しなけれ

表13.1 器材のクリティカル度で分類した A_0 値の一覧表。A_0 値だけでなく、同等の殺滅ができる時間と温度の組み合わせ例も併記。

使用部位ごとの感染リスクレベル	例	80℃での消毒時間 秒（A_0）	80℃での消毒時間 分	別表記
低リスク 洗浄／消毒が最終処理	排泄物容器（ベッドパンなど）	60	1分	90℃ 0.1分
中リスク 洗浄／消毒が最終処理	喉頭鏡 内視鏡	3000	50分	90℃ 5分
高リスク 消毒後滅菌の必要あり	手術用器材	3000[67]	50分	90℃ 5分

ばなりません。80℃では比較的時間がかかるので、消毒時間を短くするために温度を上げることもできます。Z値から分かるように、同じ死滅率を得るために10℃刻みでの必要な消毒時間を導き出すことができます。

> **Point** 湿熱消毒での A_0 値とは：Z値が10℃である耐性菌が所定の死滅率に達するための80℃での時間（秒数）を表す

消毒に必要な時間の計算例

ドイツとオランダにおける、手術器材の適正な消毒ためのガイドラインでは、A_0 値 = 3000秒が求められます。90℃、100℃、70℃で同じレベルでの不活化に必要な時間を計算してみましょう。

解答：90℃は80℃より10℃高いので、Z値が10℃だと不活化に必要な時間は80℃の時とくらべて10分の1となります（Z値の定義による）。そのため、90℃での消毒時間は3000 ÷ 10 = 300秒（5分）となります。100℃の場合、80℃より10℃ × 2 = 20℃高く、10℃高くなるごとに時間は10分の1ずつ短くなるので、3000 ÷ 10 ÷ 10 = 30秒となります。70℃の場合、逆に時間は10倍になるので、3000 × 10 = 30000秒 = 500分 = 8時間20分にもなります。実用的ではありません。

Web上の用語集（chuzai.jp 参照）の「A_0」の項目にある式や数学の知識があれば、温度ごとに必要な最低の消毒時間を導き出すことができます。消毒工程中、温度と時間は常に一

---

66 同様の考えが、蒸気滅菌の F_0 値です。7.6.1を参照してください。
67 手術器材の消毒についての勧告は、EN15883によると A_0 で600の工程です。しかし、多くの国家はこれでは不充分と考えて、ドイツやオランダでは A_0 で3000としています。WIP Richtlijn：Hospitals：Policy on cleaning, disinfection and Sterilisation（2009年7月改定）を参照してください（日本語訳は chuzai.jp を参照）。また、消毒が最終処理となる器材については、同ガイドラインで A_0 で3000を推奨しています。言い換えれば：すべての器材は同じ工程を経る：実務上この方法はとても便利：器材の分類、工程の選択、被滅菌物の選別などにかかる時間と労力を大幅に節減できます。

定時間ごとに計測されていますが、これらの計測値に基づいてウォッシャーディスインフェクターのプロセッサがインターバルごとの死滅率を計算します。すべての死滅率が必要な値に達したら、消毒工程は終了します。このようなシステムはまた、加熱時間中の殺滅効果も同時に計算に入れます（65℃で開始）。

このようにして、消毒時間を最短に保つことができ、それはとりもなおさず、熱に弱い器材には非常に重要なことです。

消毒工程のバリデーション

消毒工程を経る医療機器のすべての表面は、適切なパラメータで管理する必要があります。バリデーションにより、典型的なすべての器材がこれらのパラメータと一致していることを確認する必要があります。8.13.5を参照。

> **Point** 積みつけした被洗浄物のすべての表面[68]を消毒に要求されるパラメータ条件で曝露しなければならない

低リスク部位か、または中リスク部位に使う器材の場合、消毒し、乾燥処理をすれば、再使用できます。高リスク部位に使う器材は、滅菌部門で安全に作業ができるよう、消毒と乾燥を施した上で、滅菌工程に送られます。

8.10.2 乾燥

消毒後、器材を乾燥します。洗浄後に乾燥していなければならないのは、以下の理由によります。

- 消毒済みの器材が濡れたままだと、濡れた部分が微生物の培地となるので、再汚染のリスクが高まります。
- 残留した水分が、滅菌工程（を行う場合）の乾燥を阻害し、滅菌工程後に濡れたままになるおそれが高まります。
- 水分により包装材が劣化します。特に紙製の包装材が使われている場合はこの傾向が強まります。

8.11　中央材料室での洗浄方法

洗浄物の種類や使用可能な資源によって、洗浄方法は異なります。ウォッシャーディスインフェクターによる機械洗浄に対応したもの、用手洗浄にのみ対応したものなどがあります。多くの場合、用手洗浄と機械洗浄を組み合わせた方法が使われます。

68　これらはすべて人体や体液に接触する可能性のある表面です。

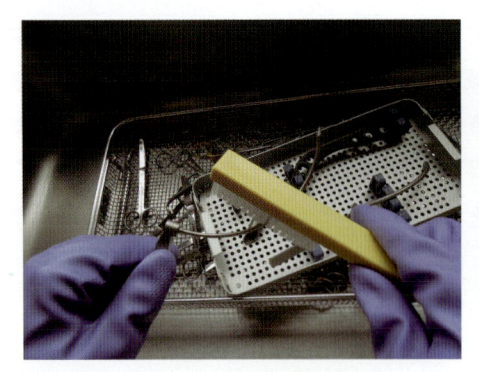

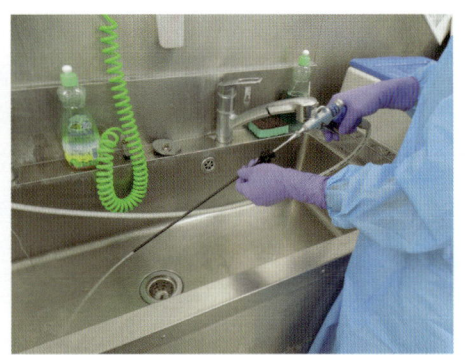

図8.35　a：ブラシを使った用手洗浄　　b：スプレーガンで管腔器材を洗浄

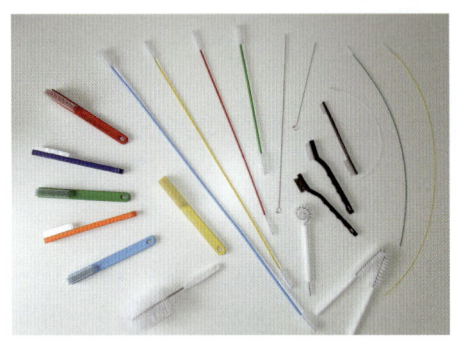

図8.36　さまざまな形状、サイズのブラシ。

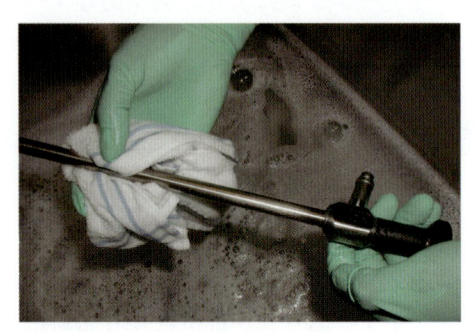

図8.37　柔らかいタオルでの洗浄

8.11.1　用手洗浄

　作業者のリスクを減らすため、機械洗浄が可能であれば機械を使用します。用手洗浄は中材でも最もリスクの高い作業です。ゆえにできる限り洗浄は機械で行い、用手洗浄は、機械洗浄が不可能な場合に限って行うべきです。機械洗浄には不向きな器材を洗浄する場合、または洗浄用機械がそもそもない場合などの状況では、用手洗浄は必要となります。そのために、さまざまな洗浄用品があります。

ブラシ：内側／外側用
　用途に合わせ、さまざまなブラシが用手洗浄に使われます。
　外側用ブラシ：器材の外側を洗浄します。毛の固さも選べます。
　内側用ブラシ：管腔器材の内側を洗浄します。管腔器材のタイプやサイズ、素材に合わせてブラシ径や長さを選べます。
　注意：ステンレスの保護被膜やアルミニウムに傷がついてしまうので、スチール製や金属製のブラシは使用しないようにしましょう。

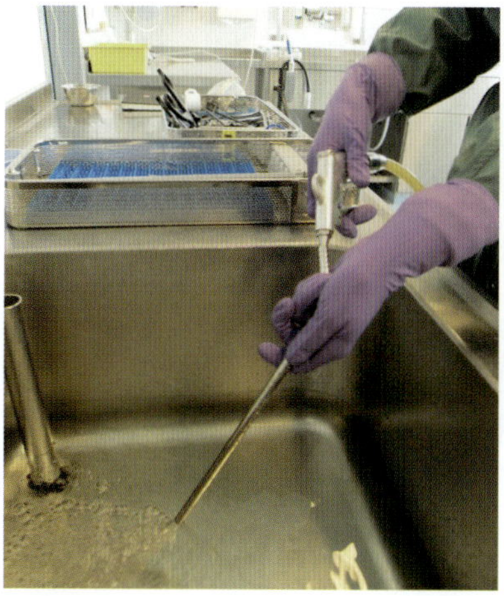

図8.38 スプレーガンを使用。水の噴き出し口は水面より下にする。

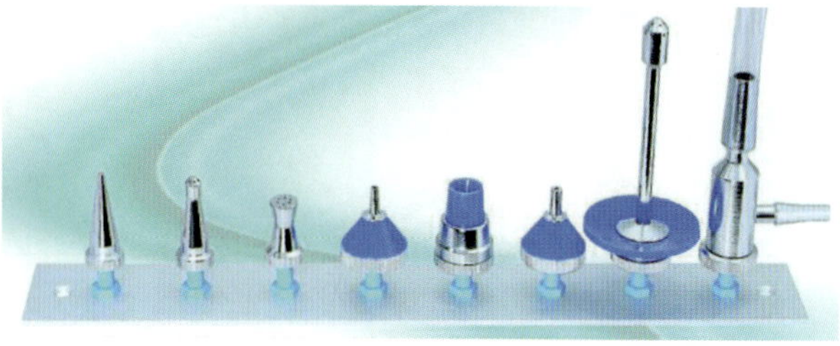

図8.39 さまざまな用途に対応したスプレーガンのノズル

スポンジ、タオル

光学機器などの精密機械は、柔らかなタオルやスポンジで洗います。

スプレーガン

スプレーガンは管腔器材のすすぎやフラッシングに欠かせません。多くの種類のノズルが洗浄用途ごとに用意されています。エアロゾル[69]を防ぐため、水の噴き出し口は水面より下に保ってください。

ハンドシャワー

ハンドシャワーは器材の最初のすすぎに使うことができます。

水はねを防ぐよう、深い洗浄槽を使います。また、水圧を強くしすぎないよう注意が必要です。血液を洗い流すときには温水は使いません。グローブとマスクを装着するか飛散防止用のスクリーンを洗浄槽上に装備します。個人の防護については8.12を参照してください。

8.11.2　プレフラッシャー（予洗）

予洗用の機械：器材に水を噴きかけ洗浄する機械です。

内部では、器材セットが浸漬され強力な冷水ジェット（洗浄剤は含まない）により汚れを落とします。冷水を用いるのは、血液の凝固を防ぐためです。汚れの大部分が流れ落ちます。落とし切れなかった汚れはさらに超音波洗浄器や用手洗浄により洗浄します。それに続

---

[69] エアロゾル：気体中に、細かい粉塵の粒子や液体の粒子が混ざったもの。この場合、空気中の細かい水滴を指します。

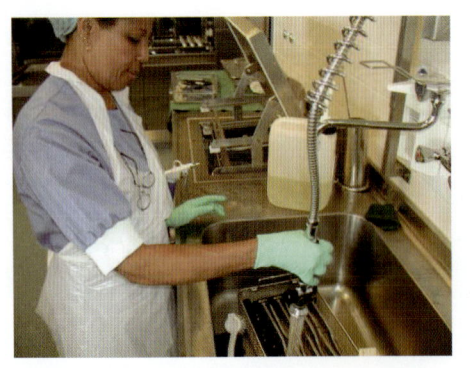

図8.40　器材セットの最初のすすぎに使うハンドシャワー

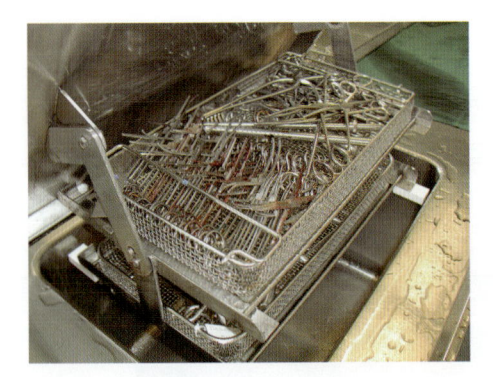

図8.41　プレフラッシャー

き、通常はウォッシャーディスインフェクターで消毒します。

8.11.3　超音波洗浄：極小の「ブラッシング」

　充分な洗浄には、機械的作用が不可欠です。機械的作用により、汚れの層を分解し、洗剤が汚れに浸透して汚れを水に浮かすことができます。通常の、ブラッシング、フラッシングなどによる洗浄だけでは内腔部などの複雑な器材のすべての汚れには届かないことがあります。超音波洗浄では、人間の聴覚では捉えきれない音域の周波数で水が振動します。例えるならば、音速よりも速くブラッシングするようなものと言えるでしょう。超音波洗浄の長所は、水が届く場所であれば器材のあらゆる部分に洗浄作用を加えることができることです。

8.11.3.1　超音波洗浄の原理

　ある一定の温度下で、一定以上の圧力がかかっていると、水は液体でしか存在し得ませんが、圧力が臨界圧を下回ると、水は気体に変わります。図8.42aの蒸気圧曲線と赤い水平線に注目してください。たとえば、水が100℃、気圧が200kPaの場合、水は液体の状態（赤い水平線が蒸気圧曲線下の青い領域内に入っている）にあります[70]。この温度で圧力が大気圧（100kPa）よりも低くなると、水は液体としての相を保てなくなり、沸騰して気体（水蒸気）となります（赤い水平線が曲線より上のピンクの領域内に入っている）。気圧100kPa、温度100℃の状態は、蒸気圧曲線上にあり、「臨界圧」にある状態です。水温が下がり、たとえば60℃になると大気圧（100kPa）では水は液体になります。図8.42aの緑のラインを見てください。圧力が20kPa（60℃の臨界圧）まで下がると、その温度ではもはや水は液体の相を保てず、気化します。超音波洗浄器では、水は超音波の周波数で振動します[71]。この超音波は液体中できわめて高速の加圧と減圧を生み出し、この急激な減圧によって、水は液体状態でいられなくなり、気泡が発生します。そして、圧力が高まると、気泡は

---

[70]　蒸気曲線については、10.5.7も参照。

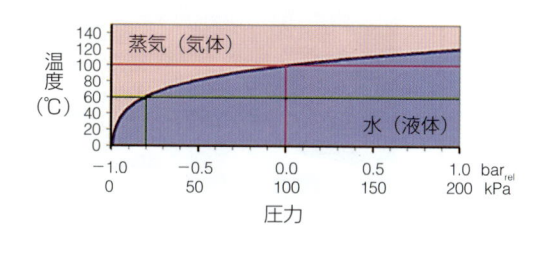

図8.42　a：蒸気圧曲線。一定の温度下で圧力が下がると、水は蒸発する。

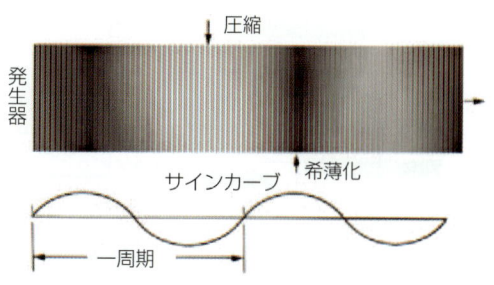

b：超音波には圧力が上がる領域（圧縮）と下がる領域（希薄化）がある。

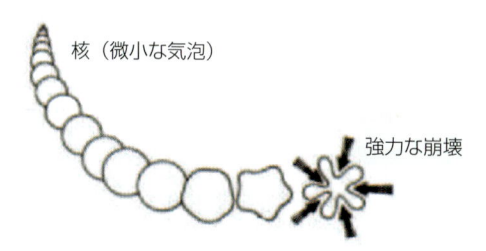

図8.43　水中の急速な減圧のため空洞が生まれ、圧力の上昇とともに崩壊する。

再び崩壊します。この微小気泡や空洞の発生現象を、キャビテーション（空洞現象）と呼びます。

キャビテーションによる、微細なブラッシング

超音波洗浄は、洗浄液中の微小な気泡（空洞）の急激な生成と崩壊による、キャビテーション工程を原理としています。数えきれないほどの細かい気泡が激しく崩壊することで撹拌が起き、洗浄液中の器材の露出部分と内側の隠れた部分の両方の汚れを、効率よくこすり落とすことができます。

キャビテーションは、まるで微細なブラシのような働きをします。周波数を高くすると空洞の数は増えますが、個々の空洞が生み出すエネルギーは減少するので、器材に負担を与えずに細やかに洗浄するには、周波数を高めるのが理想的です。

8.11.3.2　超音波洗浄器の構成

超音波洗浄器は以下の部品で構成されます。

71　超音波：人間が聞き取れる範囲を超えた周波数による空気の振動。人間の可聴域は、20Hz～20kHzですが、超音波は20kHzより高い周波数で振動します。超音波洗浄槽では、超音波の周波数で水が振動します。
1Hz＝1秒間に1回振動する。別の言い方では1cps（1秒間に1サイクル）。1kHzは1,000Hzに相当します。

図8.44　a：超音波洗浄器の主な構成を模式した簡略図。　　b：卓上超音波洗浄器

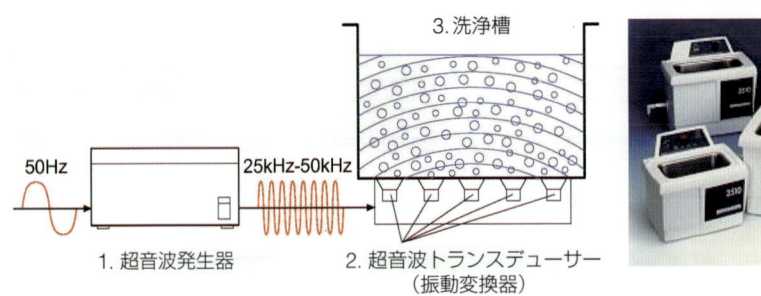

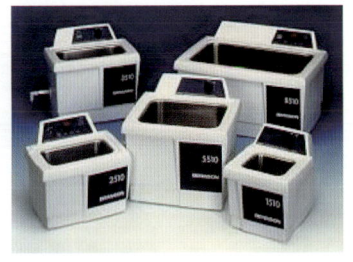

1. 超音波発生器
   AC電源供給により、超音波周波数の電波が発生します（25 kHz～50 kHz）。
2. トランスデューサー（振動変換器）
   トランスデューサー（振動変換器）が電波を超音波に変換します
3. 洗浄槽
   洗浄槽には洗浄液（通常は酵素系洗剤の水溶液）が入っています。洗浄槽の底部にトランスデューサーが設置されています。

8.11.3.3　適用

超音波洗浄は、ステンレス鋼の洗浄に適しています。特に、マイクロ手術機器、歯科用機器など機械的衝撃に弱い器材にはうってつけの方法です。

以下の器材には超音波洗浄は使えません。
- 軟性内視鏡、光学レンズ。絶対に超音波洗浄槽に入れてはいけません。
- 弾性の高い物。超音波を吸収し、キャビテーションの発生を減衰させるため、洗浄効果が弱まります。そのため、ゴム製品やシリコン製品などの弾力があるものは、超音波洗浄には適していません。
- MIS手術機器や硬性鏡の場合、製造元のマニュアル上で認められているもののみ、超音波洗浄にかけることができます。製造元の確認が得られない場合、光学機器は超音波槽で洗浄すべきではありません。

8.11.3.4　超音波洗浄器の種類

超音波洗浄器は、小型の卓上型のもの、大型の作業台や洗浄槽に組み込まれている物などがあります。大型のものは、一般的な洗浄トレイを1～2個収納するのに適しています。超音波洗浄器は、ウォッシャーディスインフェクターと一体化しているものもあります。
むき出しの超音波槽は耳障りな高音や、水面のエアロゾルを発生させることがあるため、

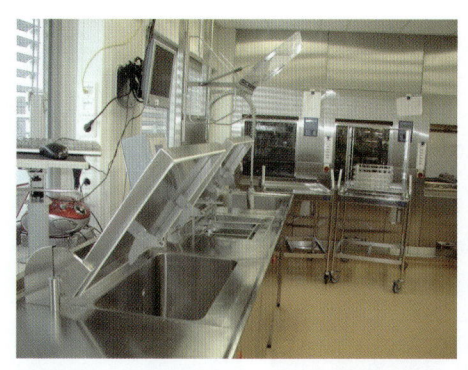

図8.45 a：作業台と一体化された超音波洗浄器　　b：トレイのリフトが付いた超音波洗浄器。騒音を防ぐ蓋が付いている。

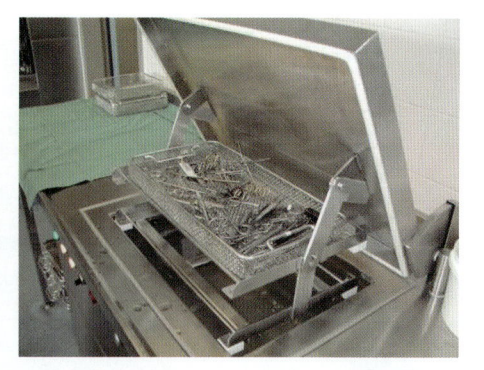

超音波槽には適当な蓋が必要です。大型の超音波洗浄器には、蓋を開けたときに中身が持ち上がるシステムが備わっている場合があります。

8.11.3.5　超音波洗浄のガイドライン

- 難聴を防ぐために、蓋つきの装置を選ぶべきです。
- 水位、洗浄剤の量は製造元の指示に従ってください。
- 洗浄剤や、洗浄消毒剤は製造元の指示により正しい温度と濃度で使用します。
- 洗浄槽は脱気すること。水中のガスはキャビテーションの効果を弱め、ひいては洗浄の非効率につながります。そのため、約35℃の温水を使って脱気を促進し、洗浄効果を高めます。しかし、50℃を越えると凝固の原因になるので、適宜凝固を防ぐための洗浄剤を添加します。
- 超音波振動子のエネルギー放出により、超音波洗浄中は水温が上昇します。凝固を防ぐため、温度が50℃以上にならないようにしてください。また、水温計を使用するのが良いでしょう。
- 被洗浄物は、完全に洗浄液に浸るようにします
- ヒンジ部のある器材は開いて入れます。
- トレイの過積載は厳禁です。
- 最低でも1日に2回は洗浄槽内の水を取り換えてください。使用状況によっては交換頻度を増やします。

8.11.3.6　超音波洗浄器の運転テスト

　超音波洗浄器の基本運転をチェックする簡単な方法が2つあります。定数的な評価を行うためには、より高度な試験を行う必要があります。

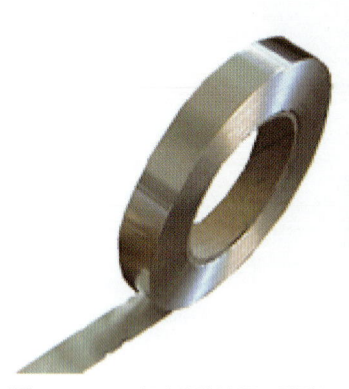

図8.46　a：超音波洗浄器の試験に使うアルミニウムホイル片。家庭にあるアルミホイルでも充分である。　b：洗浄トレイに試験用のアルミホイル片をセット　c：正常なキャビテーション。ホイルが破砕されている。

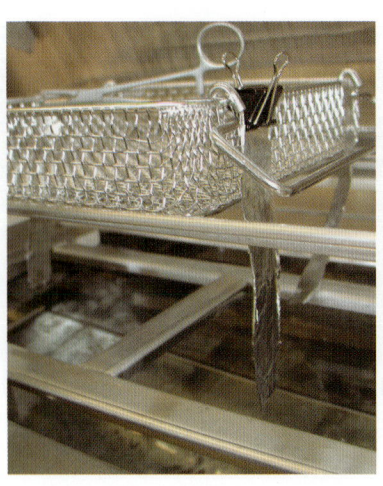

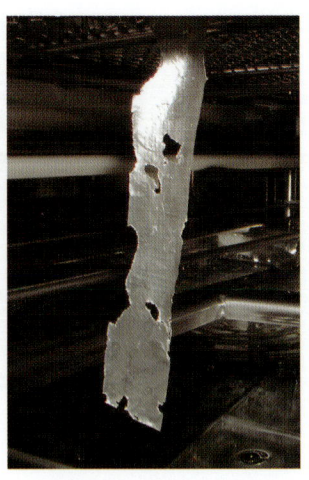

a. スライドグラス試験

　半透明で片側がつや消し面のスライドグラス（顕微鏡で使うようなもの）を水道水で濡らし、HB（No.2）鉛筆でつや消し面の対角線上に×印を書きます。洗浄槽が必要レベルまで満たされている状態で、つや消し面を洗浄槽内の未使用洗浄剤に浸し、超音波をオンにします。すると×印がたちまち消え始めます。そして10秒もしないうちにすべての線が消えるはずです。

b. アルミホイル試験

　いくつか試験方法があります。2cm × 20cm のアルミホイルを3片用意し、それぞれをトレイの端やロッドで折り返して洗浄槽内に垂らした状態にします（図8.46参照）。洗浄槽内は洗浄剤を入れた状態で脱気し、常温状態に設定します。1つを槽の中心に入れ、他の2つは槽の両端から2センチほど離して入れます。槽内には規定値まで洗浄液が入っていることを確認し、超音波を10分間オンにします。アルミホイルを取り出し、検査します。3つすべてのアルミホイルが同程度に破砕され、小穿孔やしわができていなければなりません。別の試験方法です：15mm〜20mm幅のアルミホイル片を9枚準備し、洗浄槽の底に触れないよう10mm以内の高さに浮かせて設置します。機械作動終了後アルミホイル小片の飛散状況を確認します。試験後は散らばったアルミホイルを取り除くため、槽内を充分に清掃します。

c. キャビテーションをチェックするための化学的インジケーター（CI）

　近年は、超音波洗浄の性能を確認できるCIも市場に登場しました。このCIでは超音波洗浄器のキャビテーション性能を実際に確認できます。キャビテーションは試験用液体の中で化学的作用を起こし、はっきりとインジケーターが変色します。この試験用具は、ビーズ

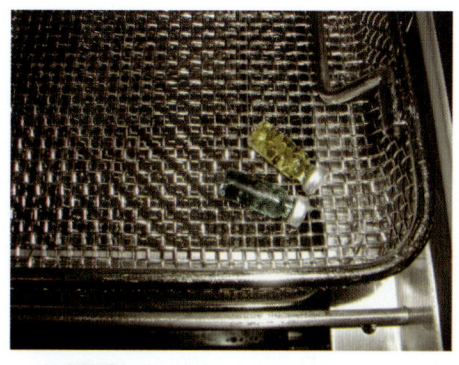

a：超音波洗浄器で洗浄した後のトレイ内のカプセル。深緑色のカプセルは、参照用に後から置かれたもの。

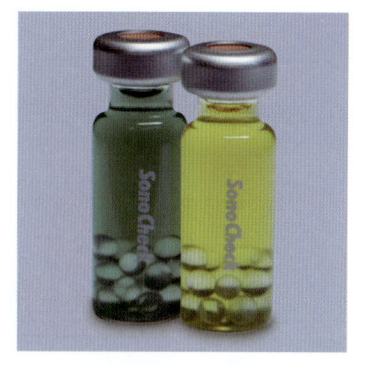

b：左側は試験前のカプセル。右側は適切な超音波洗浄にかけた後のもの。

図 8.47 キャビテーションインジケーターつきのカプセル。半径 1cm、高さ 2cm 程度。ガラスビーズと、深緑色の溶液が入っている。適切な超音波洗浄にかけると、数秒間で色が緑から黄色に変色する。

入りの密閉したカプセルで、ある一定の周波数、時間、温度条件下で洗浄槽にセットされます。キャビテーションが有効レベルに達するとビーズから薬液が染み出し、溶液と試薬が反応し、カプセル内が青緑色から黄色に変わります。このシステムの利点は、洗浄中にも一緒に使える点です。

8.11.4 ウォッシャーディスインフェクターによる洗浄

その名が示すように、ウォッシャーディスインフェクターは洗浄工程後、消毒工程が続きます。約 90℃の熱水を 1〜10 分間噴射することで消毒を行います。機械消毒により、器材は清浄され、消毒、乾燥させることで点検や包装に必要な操作ができる安全な状態になります。運転は高速であり、操作も容易です。被洗浄物により異なるプログラム設定をすることもできます。欧州国内では、ウォッシャーディスインフェクターは欧州規格 ENISO 15883 に適合していなければなりません。

8.11.4.1 ウォッシャーディスインフェクター内の一般的な洗浄消毒工程

以下のグラフは、ウォッシャーディスインフェクターでの一般的な洗浄工程を表していますが、製造元や個々のモデルにより詳細は異なります。

冷水すすぎ：
　冷水による、最初のすすぎ。汚れの大部分を洗い流すことができます。温度は 45℃以下に保たなければなりません。

本洗浄：
　洗浄剤が添加され、水は 45〜55℃まで加熱されます。主な洗浄はこの間に行われます。

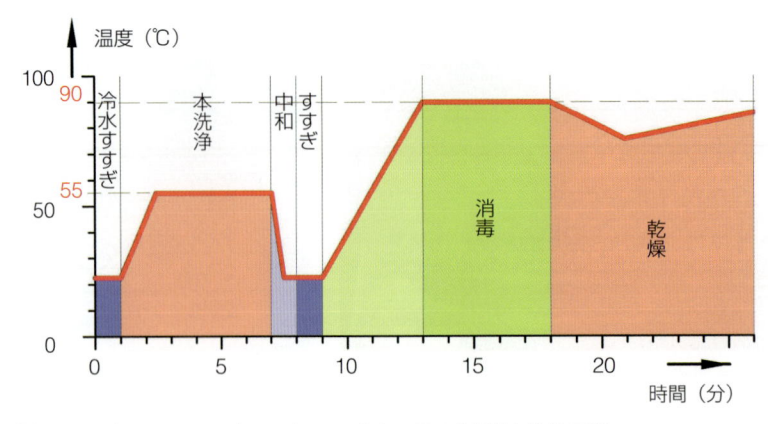

図8.48　ウォッシャーディスインフェクター用の典型的な洗浄工程

アルカリ洗浄剤については、より高温で洗浄することもあります。

中和：

アルカリ洗浄剤が使われた場合、腐蝕を防ぐため化学的に水を中和します。

すすぎ：

すべての残留した汚れは冷水で丹念に洗い流されます。

消毒：

90～95℃で1～10分間消毒を行います。界面活性剤を含んだリンス剤が、乾燥を改善するために添加されることもあります。時間と温度は被洗浄物によって異なります。

乾燥：

再汚染を防ぐため、被洗浄物は取り出しまでに乾いている必要があります。

8.11.4.2　単層式ウォッシャーディスインフェクター

　この種の器械は、「バッチ洗浄器」とも呼ばれます。洗浄がバッチごとに1層のチャンバー内で完結し、使用に供される方式です。さまざまな洗浄段階を連続したチャンバーで別々に行う多層式（トンネル式）ウォッシャーとは逆の概念です。サイズによってはいくつもの標準的な器材トレイをラック（インサート）に積載し、チャンバー内にセットします。専用の洗浄ラックは、器材、コンテナ、MIS機器、麻酔に使う器材など、幅広い器材に対応しています。対応例として、特に管腔器材については内部を洗浄しすすぐことがことが不可欠なため、それぞれの器材を噴出ノズルに接続できるようになっています。被洗浄物の種類により、プログラムを選択することもできます。ほとんどの器械には、挿置するラックに指標システムが付いており、自動的に適切な洗浄プログラムを選択できるようになっています。こうして人為的ミスのリスクをあらかじめ軽減することができます。プログラムはすべて自動的に進行し、1つのチャンバー内で完結します。

　これらの器械の利点は、以下です。

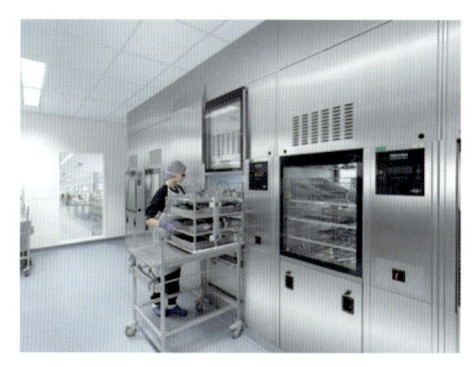

図 8.49 a：自動ドア付きの単層式ウォッシャーディスインフェクター（積みつけ中）。ガラスウインドウ越しに中の状況を視認することができる。　b：管腔器材用の洗浄ラック（インサート）。管腔器材（MIS 器材など）の内部が洗浄されるように、個々の器材は噴射ノズルに接続される。

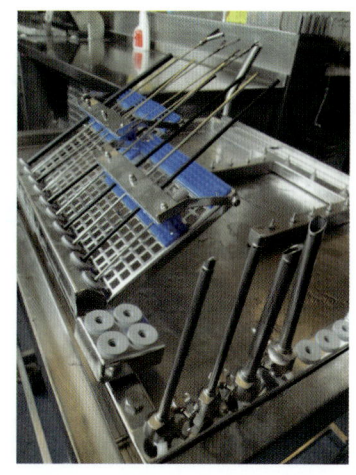

- コンパクトな設計
- 自己洗浄システム。洗浄が完了したあとにはチャンバーやラックも洗浄され、消毒も完了しています。
- 多層式ウォッシャーに較べて構造が単純なため故障が少ない
- 追加してユニットを隣り合わせに設置すれば洗浄容量を増やすことができます。故障時のバックアップとしても機能します。

それでも容量が足りない場合は、多層式ウォッシャーの導入も考慮します。

単層式ウォッシャーディスインフェクターにはシングルドア、ダブルドア（パススルー型）のいずれのタイプもあります。パススルー型は、中央材料室の清潔エリアと汚染エリアを区分し、交差感染のリスクを減らすことができるため、推奨されています。ドアはインターロック式でどちらか一方のドアしか開かないように設計されていて、手動式と自動式があります。大きな容量が必要な際には、複数ユニットを自動で積載、取り出しできるシステムを設置することもできます。

8.11.4.3　多層式ウォッシャーディスインフェクター

多層式（トンネル式）ウォッシャーディスインフェクター[72]では、被洗浄物がコンベヤベルトに乗せられ、各洗浄工程を受け持つ区画を次々と通過します。どの区画もドアがあり、工程中は閉鎖されます。一例をあげれば、冷水すすぎ、超音波洗浄、本洗浄、消毒／乾燥の4つの区画となります。

72　ドイツの文献では、タクトマシンとも呼ばれます。

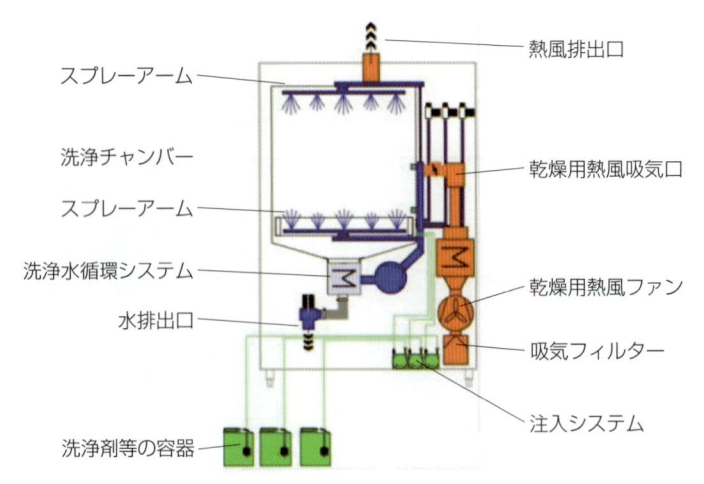

図 8.50 一般的な単層式ウォッシャーディスインフェクターの簡略図

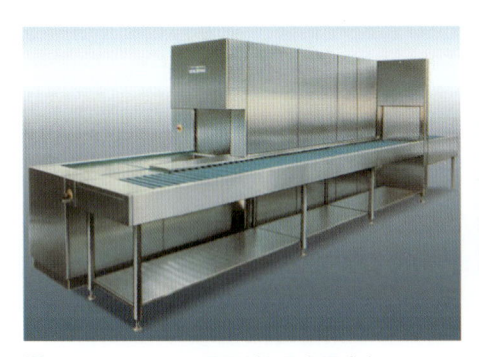

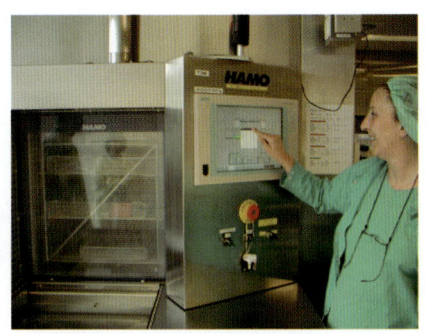

図 8.51 a：4つの区画がある多層式ウォッシャー。　b：多層式ウォッシャーの操作。ディスプレイで器械のそれぞれの区画の状態を確認できる。

　全区画で器械が同時に作動するため、単層式にくらべて遥かに処理能力が高く、大量に洗浄処理する必要がある場合に用いられます。多層式ウォッシャーは1時間に30以上のトレイを洗浄することができるものがあります。しかし、欠点もあります。

- 多層式ウォッシャーの一部は、チャネル部や波形の空洞がある複雑な器材用には設計されていません。こういった複雑な器材は用手洗浄か、別の器械で洗浄しなければなりません。
- 多層式ウォッシャーは非常に複雑な器械であるため、故障は避けられません。故障は洗浄処理量の大幅な低下につながり、多層式ウォッシャーのある施設にはバックアップ用に単層式のウォッシャーも備えていることが一般的です。
- 普通に器械が作動している場合、冷水すすぎ区画や乾燥区画などでは、洗浄・消毒が行われません。しかしながら、これらの区画でも、衛生的な操作のためには洗浄・消毒が欠か

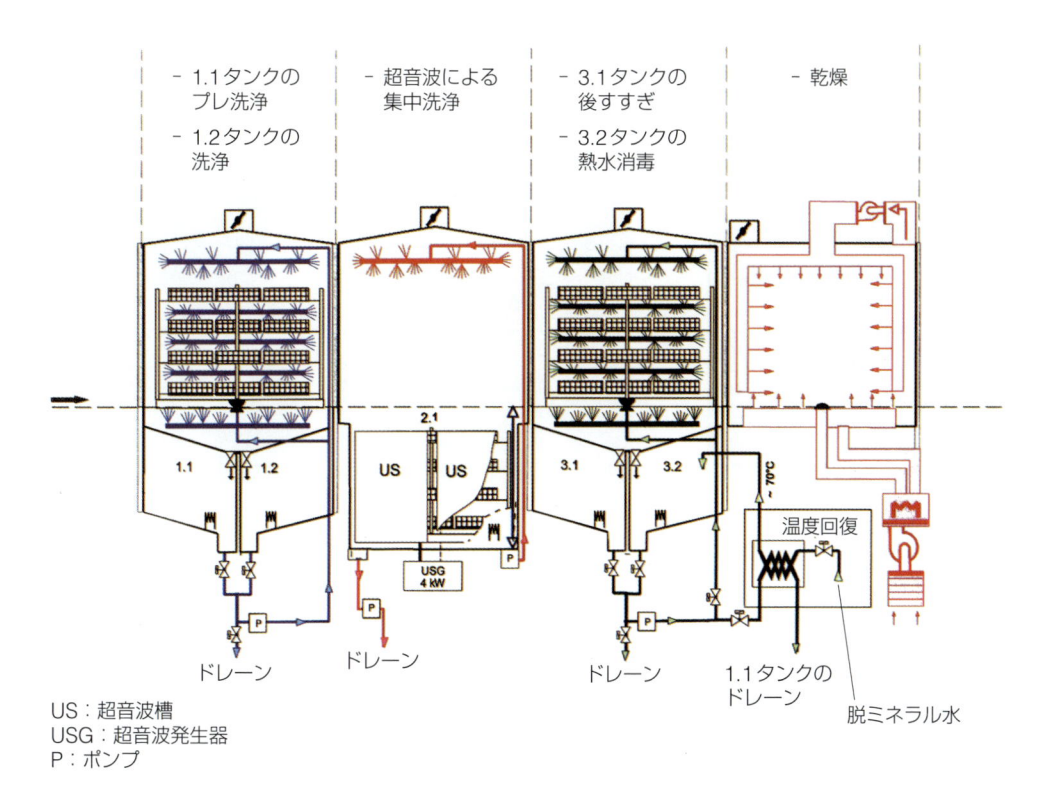

図 8.52　多層式ウォッシャーの見取り図。洗浄の4つのステップごとに区画がわかれている。すべての区画が同時に稼働することも可能であり、いかなる時でも同時に4〜8つのトレイを同時に処理することができる。

せません。そのため、これらの区画をマニュアルで洗浄するか、もしくは自動で洗浄・消毒する装置を追加で設置する必要があります。

8.12　洗浄時の作業者保護

　手術室で使用された医療機器は、中央材料室の洗浄部門に到着した時点で、微生物によりひどく汚染されているおそれがあります。そのため、中央材料室の洗浄部門は最も感染の可能性が高い区域ともいうことができます。リスクを減らし、洗浄工程中に安全な作業ができるよう、あらかじめ対策を講じることが不可欠です。第一の原則は、器材との接触は極力避けることです。そのため、洗浄はできるかぎり器械で行います。用手洗浄の際の保護には、さまざまな道具を使用できます。

グローブ・エプロン

　器材を洗浄する際には、高品質のグローブを装着します。厚手の家庭用手袋も使えます。ブラッシングするときは、飛沫を浴びないように必ず自分とは逆方向に向かってブラッシングしてください。水中でブラッシングするのも良いでしょう。
注：丈夫なグローブをしていたとしても、刃物や針を洗浄する際の針穿刺や切創には充分注

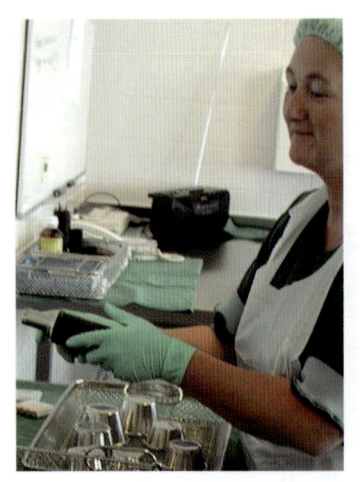

図 8.53 洗浄中は常にグローブ、エプロンを装着すること。

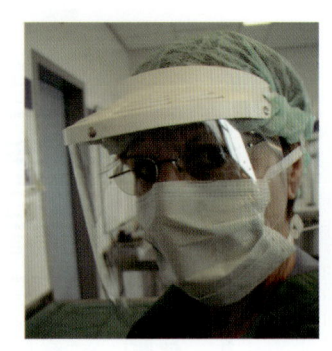

図 8.54 a：手術キャップ、マスク、バイザー　b：眼を保護するゴーグル

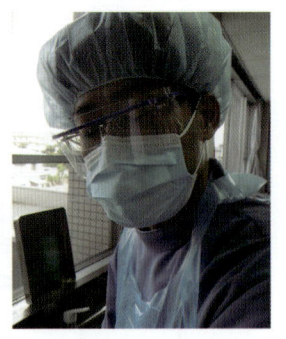

意してください[73]。怪我をした際には、病院や施設のマニュアルに従ってください。

エプロンは衣服や身体が濡れることを防ぎます。

帽子、マスク、バイザー、ゴーグル

手術キャップを使用することで、汚染原因である頭部や毛髪からの汚れが落ちるのを防ぎます。使用目的に合わせさまざまなキャップが揃っています。

マスクは、水はね、飛沫、エアロゾルなどを呼吸とともに吸い込まないようにするため使用します。

バイザーやゴーグルは目を保護します。

飛沫防止スクリーン

洗浄槽上の飛沫防止スクリーンは、飛沫が目、口、鼻に入るのを防ぎます。バイザーやマスクをする必要性が減るので、呼吸が楽です。

スクリーンは、軽快に動かせること、洗浄物がはっきりと見えることが必須です。

8.13　洗浄の品質管理

洗浄工程後に適切な洗浄効果が得られているかを確認することは不可欠です。洗浄の品質

---

[73] 英国でのプロトコルの一例を、以下 URL で確認できます。
http://www.nhsemployers.org/Aboutus/Publications/Documents/Needlestick%20injury.pdf（日本語訳は chuzai.jp を参照）

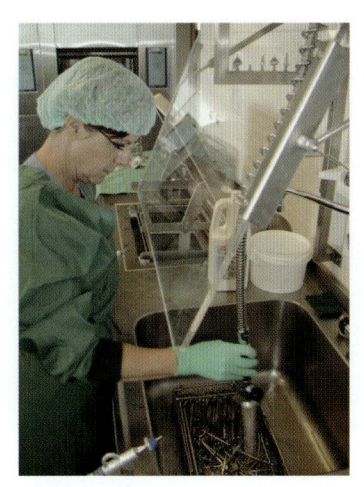

図8.55 飛沫防止スクリーン

管理については現在も激しい論議がされており、適正な洗浄について多くの試験方法が開発されつつあります。洗浄試験では、以下の検査により洗浄工程を検証します。

- 一般的な目視検査
- 清浄度の検査
- 消毒の検査
- 乾燥度の検査

ウォッシャーディスインフェクターの規格（EN 15883）によれば、洗浄性能は被洗浄物の種類ごとに検証しなければなりません。そのために、洗浄インジケーター用のテストソイルやPCD（工程試験用具）[74]が開発されました。

8.13.1　一般的な目視検査

最も基本的な洗浄工程の成績検査は、器材の清浄度を入念に確認することにより行います。器材に汚れや残留物、ピッチング（孔食＝金属表面の腐食）などがあってはなりません。ピボット、ボックスロック、鋸刃状部分は特に入念に確認します。また、腐蝕により亀裂が発生することがありますが、これも不充分な洗浄によるものです。ライト付拡大鏡も、残存汚れを見つけるのにとても役立ちます。器材の亀裂を検知するのにも効果的です。

---

[74] PCD（Process Challenge Device）とは、工程試験用具のことであり、言い換えれば「工程が適正であることを確認するための用具」です。PCDには洗浄用だけでなく、滅菌用も存在します（7.7参照）。

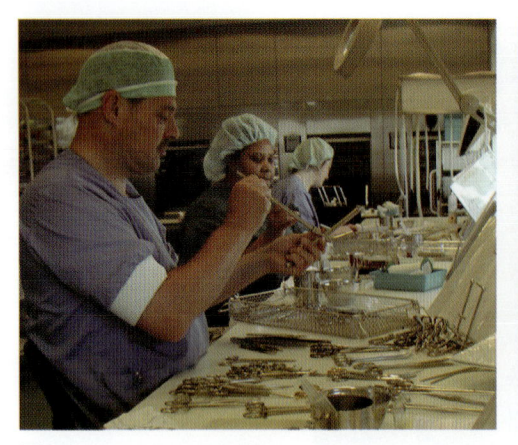

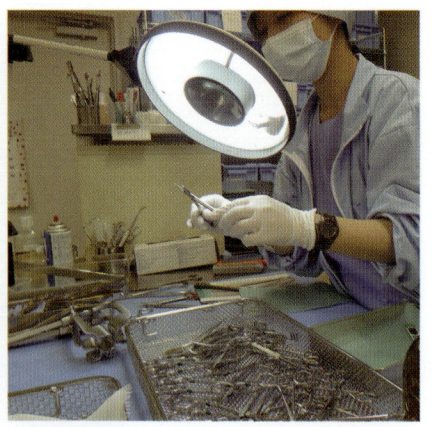

図8.56　**a**：器材の目視検査　　**b**：ライト付きの拡大鏡は、残存汚れや亀裂を発見するのに有効。

8.13.2　清浄度の検査

　清浄度の検査のために、前述の基本的な目視検査から、残留汚れの定量的分析まで、多くの方法が生み出されました。清浄度に関する勧告[75]は、AKI（再生処理ワーキンググループ）により編纂されています。現在の勧告では、洗浄後に器材に残る汚れは1器材あたり平均100μg未満であることが望ましいとされ、200μgを超える汚れがあると、洗浄は不合格と考えられます。いずれにしても目に見える汚れの量ではないので、タンパク質試験などの他の検査方法が必要となります。

8.13.2.1　蛍光塗料とUVライト

　洗浄結果を検証するための、テストキットがあります。このキットは蛍光性の塗料（粉末／液体）で、器材に塗布して使用します。通常の洗浄を行った後、UVライトで照らすと残留した粒子や汚れが発光して浮かび上がります。教育訓練に最適の教材です。洗浄過程の弱点がはっきりと視認できるからです。歯状部、ジョイント、スクリューなどはすべて汚れがたまりがちであり、洗浄がおろそかになりやすい箇所でもあります。また、このキットは手指洗浄の改善に役立てることもできます。しかし、汚れの量を測定できないので、洗浄工程のバリデーション用としては適していません。

メモ：人体に影響がないと立証されない限り、蛍光塗料やテストソイルで洗浄効果を検証する際には、手術で使用されないデモ用の器材を使ってください。

75　DGKH、DGSV、AKIに編纂されたガイドライン、Zentral Sterilisation Supplement 2では、耐熱性の器材に用いる自動の洗浄・消毒工程のバリデーションと日常モニタリング法や、ウォッシャーディスインフェクターの選び方について記載しています。

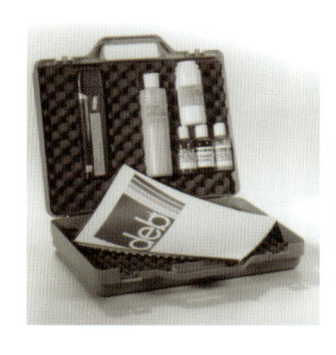

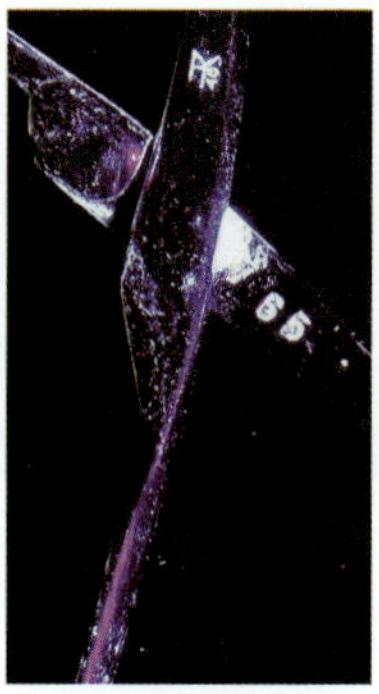

図8.57 a：UVランプと、蛍光塗料のテストキット。　b：未洗浄箇所が浮かび上がる。　c：洗浄のトレーニング中にUVライトを使用。セッション中、器材は蛍光塗料で「汚染されている」ので、試験後は洗浄し、汚れがないことを確認する。

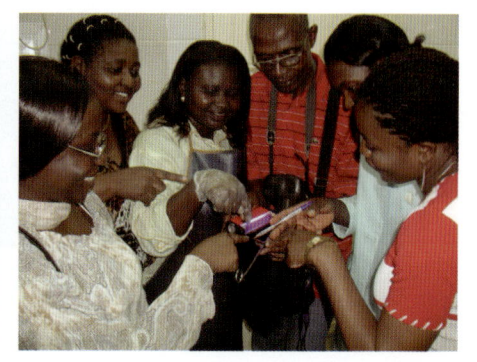

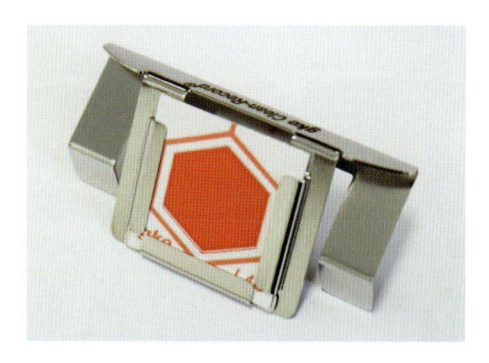

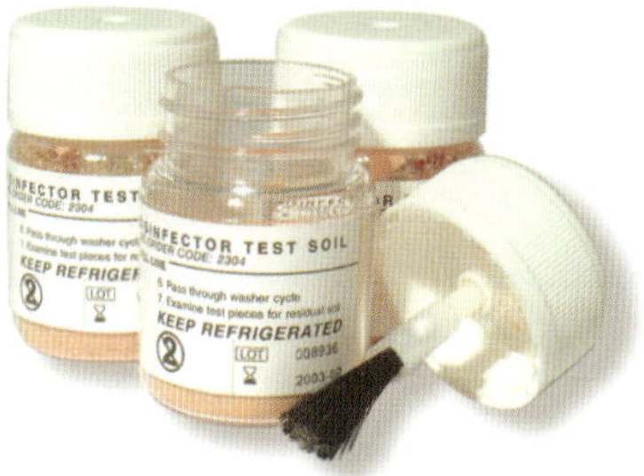

図8.58 a：テストソイル　　b：テストソイルが塗布されたシートを収めた試験用器具

8.13.2.2　テストソイル

　ウォッシャーディスインフェクターの性能検証とバリデーションのため、目的にかなうテストソイルを作るべくさまざまな試みがなされてきました。あるテストソイルは血液、脂質など手術器材に日常的に見られる汚れを模しています。今日では器材に塗布し、洗浄後に確認をするさまざまなタイプのテストソイルが入手できます。また、テストソイルが塗布された薄片(はくへん)を収納した試験用具も市販されています。

8.13.2.3　TOSI

　TOSI（Test Object Surgical Instruments）は、洗浄評価用ソイルが塗布されたインジケーターで、洗浄試験用具としては受け入れられつつあります。金属のストリップ上にヒトの血液と同じ特徴をもったソイルを付着させています。このストリップはプラスチック製カバーで半ば覆われており、洗浄剤が片方から他方により達しにくいように設計されています。また、このソイルをようやく落としきれる状態に達したときに器材の洗浄条件が最適となるよ

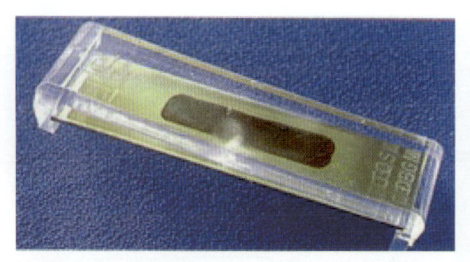

図8.59 a：TOSI。金属のストリップ上に、一定のソイルを付着させている。　b：血液をシミュレートしたソイル

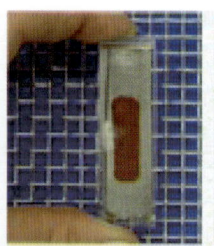

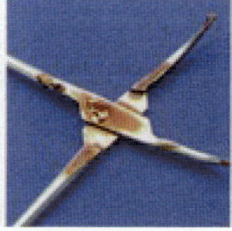

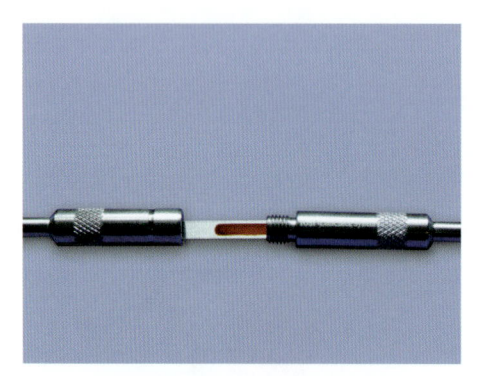

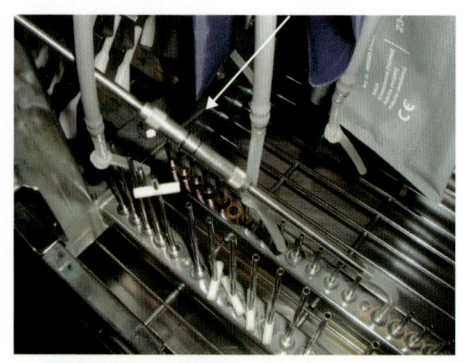

図8.60 a：管腔器材用の試験用具。スクリューキャップ式になっていて、中にはテストソイルが付着したステンレス鋼のストリップが収納されている。　b：管腔器材用の試験用具は、ウォッシャーディスインフェクターのポートに接続される。

うに設計されています。

8.13.2.4　管腔器材用の試験器具

　管腔器材の洗浄性能試験を行うため、管腔器材を模した試験器具が存在します。通常の器材用試験ストリップに似たストリップがカプセル内に入れてあり、両端が管腔になっています。試験器具の寸法は長い管腔器材に似ています。先述の試験器具 TOSI と同様の操作方法です。

8.13.2.5　軟性鏡用の試験用器具

　軟性鏡の内腔を模しています。評価の方法はすでに説明したテストソイルと同様です（図8.61）。

8.13.2.6　タンパク質試験

　タンパク質は人体の血液や他組織の主な成分です。タンパク質試験は、器材表面のタンパク質残留を検知するために用いられます。前述の試験では器材上のテストソイルの除去を確

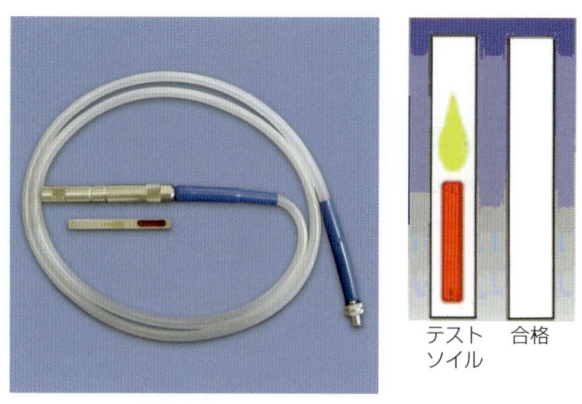

図8.61 軟性鏡用の試験用器具

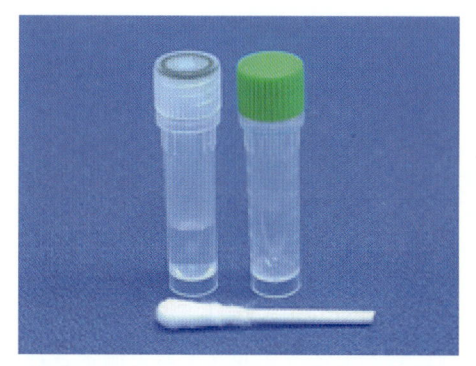

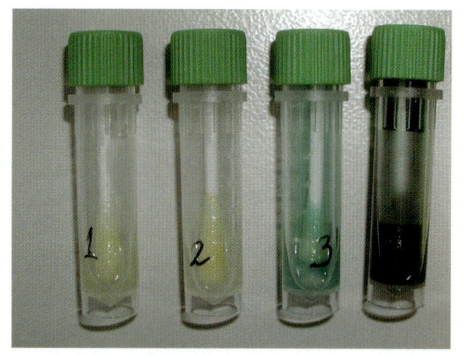

図8.62 a：タンパク質試験。綿棒で検体を採取し、カプセル内の液体に浸す。　b：タンパク質試験の結果。緑と濃緑のカプセルは、タンパク質残留があったことを示している。

認するのに対し、タンパク質試験ではタンパク質が洗浄済みの器材に残っていないかを確認します。この試験は酵素反応を利用しています。わずかでも残留があると、試験溶液はたちまち変色を呈します。たとえば、$0.1\mu g$の残留では0.5分もかかりません。綿棒で機器から検体を採取しインジケーターに入れ変色（透明から青緑など）を確認します。

これらの多くは定性的試験なので、タンパク質がある程度存在することは示せても、量を明らかにすることはできません。変色の濃淡でタンパク質の残留度を表しています。光度計で数値を読み取りタンパク質量を表示できる、定量的試験用具を提供している会社もあります。

8.13.3　消毒工程の検証

バリデーション（次節参照）に必要な洗浄工程の定量的分析を行うためには、洗浄工程全体を通じて、被洗浄物のいくつかの異なる箇所で温度や時間を測定することが不可欠です。特に、消毒段階の温度、時間の検証は重要で、測定用にさまざまなシステムが使われています。

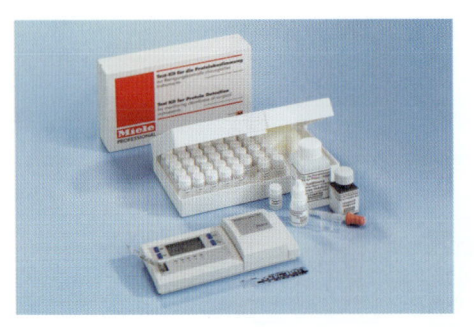

図8.63 光度計で定量的分析ができるタンパク質試験用具

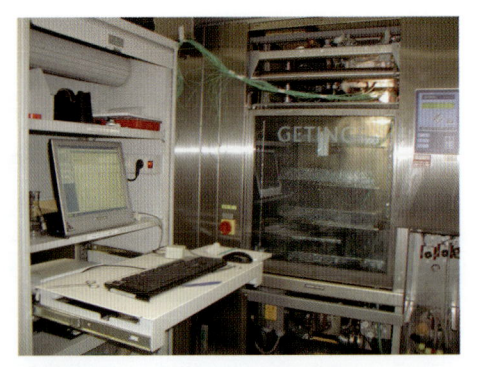

図8.64 バリデーション中の単層式ウォッシャーディスインフェクター。緑のケーブルが熱電対線。写真左のキャビネットには、処理、解析に必要なあらゆる装置とコンピューターが収納されている。

8.13.3.1 熱電対データロガー

熱電対線をコンピュータに接続して測定

　従来のバリデーションでは、計測に熱電対線を用います。熱電対線は、温度計測用の電子回路に温度測定用の先端が繋がった、特殊なワイヤーです。熱電対線はウォッシャーディスインフェクターの所定の場所に設置され、データ解析ソフトを備えたコンピューターに接続されています。この従来の熱電対線を使った方法は費用対効果に優れ、迅速かつ信頼性が高い温度測定が行えるシステムです。さらに、工程に合わせてリアルタイムで測定され測定結果を待つこともないので、必要があれば測定数値に基づき直ちに対応できます。

ソリッドステート式データロガー

　最近では、ソリッドステート式データロガーが登場しました。これは、密閉され、バッテリーで駆動する熱電対線や何千もの測定値が格納される内蔵型の試験用具です。洗浄工程中ずっと、ウオッシャーディスインフェクターの被洗浄物の中に入れておくことができます。工程終了後、読み取り用インターフェースに載せ、コンピューターに接続すると、解析用プログラムに工程のデータがロードされます。

　新世代の機種では、無線でリアルタイムに計測することができます。つまり、計測工程の進行に従ってモニタリングが行われ、その結果が直ちに表示されます。この技術の最大の利点は、熱電対線をチャンバー壁と扉を介して洗浄器内に設置しておく必要がないことです。一方難点は、比較的高価であることや、熱電対線がステンレスに覆われており、内部に熱が伝わるまでに時間がかかるため、熱電対線からの反応が一般的に遅いという問題があげられます。チャンバーは金属で覆われているため、リアルタイムに計測するにはチャンバー壁をデータ信号が確実に通過するさらなる方法が必要となります。

図8.65　a：ソリッドステート式データロガー。洗浄評価のバリデーションをする際の温度測定に使う。これはリアルタイムの無線データ送信が可能な機種。　b：ウォッシャーディスインフェクターのバリデーション用の完全キット。工程データをリアルタイムにモニタリングするためにデータは無線で送られます。

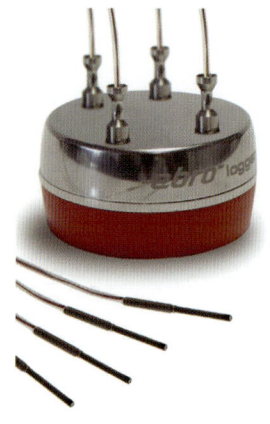

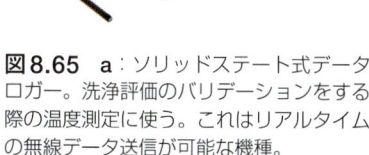

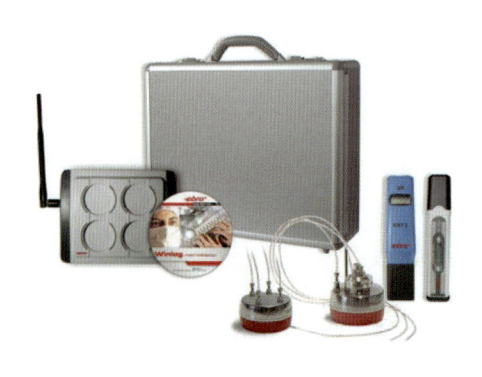

8.13.4　乾燥度の検証

洗浄後、被洗浄物は乾いていなければなりません。乾燥は、関連する被洗浄物の種類ごとに検証します。乾燥度試験を行う方法は、器材の種類によります。

- 一般器材
ウォッシャーディスインフェクターから取り出された器材を、色つきのクレープ紙を敷いた水平面に置きます。洗浄物がまだ濡れていれば、クレープ紙上で視認できます。
- 管腔器材
管腔器材の場合は、乾燥空気を片側から鏡に向けて噴射し、水分の有無を確認します。

試験結果は記録します。

試験評価

残留した水分が器材から漏れたり流れ出たりした場合、その器材は不合格です。器材同士が接している部位での濡れは、少量であれば許容します。

結果が不合格だった場合、必要な乾燥が得られるまで乾燥工程を改善する必要があります。改善ができない場合、不合格の器材を再度乾燥します。乾燥段階を見直した場合、乾燥結果につき再度検証をします。

8.13.5　ウォッシャーディスインフェクターのバリデーション

ウォッシャーディスインフェクターは、医療機器の洗浄に不可欠です。洗浄処理された物

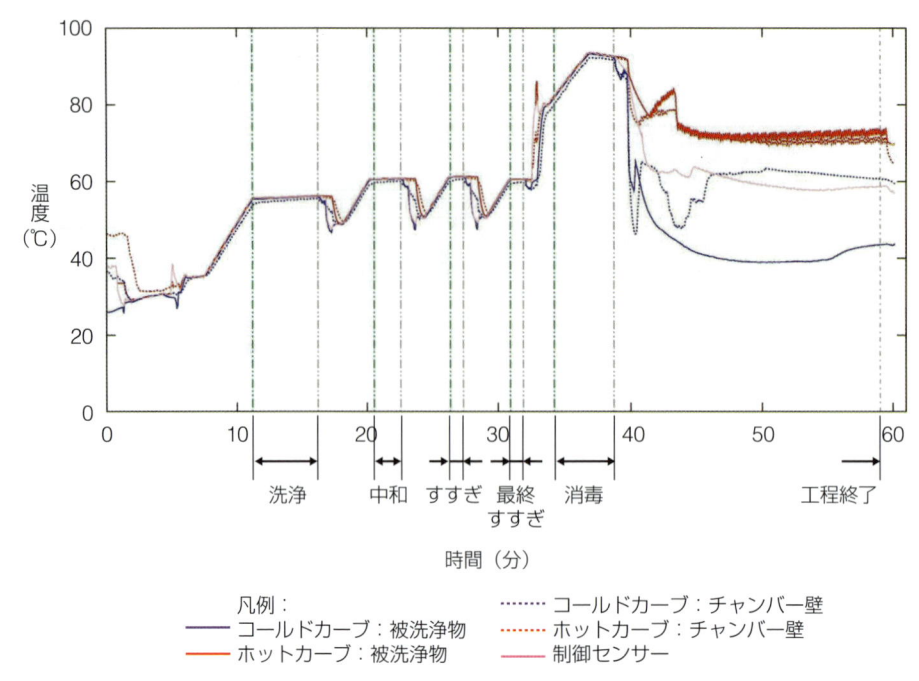

図8.66 ウォッシャーディスインフェクターのバリデーション中に測定された温度曲線の記録

凡例：
- コールドカーブ：被洗浄物
- ホットカーブ：被洗浄物
- コールドカーブ：チャンバー壁
- ホットカーブ：チャンバー壁
- 制御センサー

品は常に清浄されていなければならないので、ウォッシャーディスインフェクターの工程はバリデーションを行うことが要件とされ、ISO 15883に規定されています。正しい積みつけをしたウォッシャーディスインフェクターを、正しく操作し、正しい工程を踏んだ結果が、「清浄な器材」をもたらします。清浄度に関し、認められた規格に沿って残留物や微生物の面から清浄度を検証しなければなりません。滅菌も関係する「バリデーション」の考え方については、14章を参照してください。

> **Point** バリデーション：あらかじめ定められた条件に合致する製品を安定的に生み出す工程を確立するために要する結果を出し、記録し解釈して文書化する業務

8.14 洗浄実務の一般的ガイドライン

- いつもできる限り、器材は使用後すみやかに洗浄消毒する
- 新品の器材であっても滅菌前に必ず洗浄する
- 製造元の指示に正しく従う
- 洗浄消毒のために指示された洗浄剤の量、曝露時間、温度は厳格に守る
- 洗浄前にヒンジは必ず開いておく
- 使用方法に従い器材は処理前にできる限りすべて分解する

- 必ず適正な洗浄具やアクセサリーのみを使用する
- ウォッシャーディスインフェクターも超音波洗浄器も過積載はしない。「陰」になる箇所を作らない
- 用手洗浄では金属ブラシや金属たわしは使わない
- 洗浄後は充分にすすぎ、可能であれば、脱イオン水を使う
- すすぎ後、充分に乾かす
- 磨滅、腐食、変型、孔食または損傷した器材は分別し、廃棄する
- 衛生上の理由から、完全な再処理工程を済ませてから器材を修理に出す
- ヒンジやジョイント部がある器材はパラフィン油ベースの潤滑剤で手入れする。ただし軟性内視鏡やアクセサリーには絶対に用いない
- 器材は組み立て後、それぞれ作動点検を行う。器材によっては特別な試験方法が必要な場合がある。ヒンジ付き器材は点検前に潤滑剤を塗布する
- ラチェット付きの器材は、滅菌前にノッチ1コマ分だけ閉じておく

参照：Proper Maintenance of Instruments, Working Group Instruments Preparation, ArbeitsKreisInstrumenten-Aufbereitung,（2009）

Point 滅菌をもって洗浄に代えることは絶対にできない

9. さまざまな滅菌法

　医療機関では、多種多様な器材が患者の治療に使用されます。感染のリスクが高い部位で用いられる器材は清潔・無菌でなければなりません。蒸気滅菌は、現在ではほとんどの医療機器につき標準的な方法となりましたが、原材料や供給品はそれぞれ性質が異なります。たとえば、綿製のガウンやゴム製品は乾熱滅菌では傷んでしまい、一部の光学機器は蒸気の水分に耐性がありません。熱に弱いプラスチック製部品（非耐熱性素材）を用いている医療機器も沢山あります。

　これらの材質は蒸気滅菌に適していません。そこで蒸気滅菌できないものを滅菌するために特定の使用分野ごとにさまざまな滅菌法が生み出されました。滅菌工程が安全かつ適正と受け入れられるには、以下の条件を満たさなければなりません。

- 無菌性保証水準[76]を達成すること
- 滅菌処理を行うたびに滅菌された製品が得られること（滅菌工程には再現性がなくてはならない）
- 滅菌工程後も無菌性が保たれていること（包装、無菌操作）

　本章で説明する滅菌法の中には、作業者への危険や環境への負荷を伴うものもあり、特に毒性のある化学物質・ガスを使った滅菌法には要注意です。そのため、より効果的で安全な滅菌法を編み出すための徹底的研究が続けられています。また、最も安全な滅菌法とされる蒸気滅菌に対応した器材を導入してゆくことも、危険を伴う滅菌法を減らすことにつながります。医療機器製造元は、蒸気滅菌に対応した機器の開発に日夜取り組んでおり、例をあげれば近頃では蒸気滅菌ができる内視鏡も販売されています。

9.1　加熱法

　古来より、人間は「熱」を滅菌に使ってきました。微生物を加熱すると、その温度により細胞内物質の「酸化」、またはタンパク質の「凝固」のいずれかが起き、微生物は死滅します（7.4.1参照）。滅菌温度や加熱の方法は、被滅菌物の材質により決まります。

9.1.1　直火による滅菌：火炎滅菌

　この方法が、おそらくもっとも古い滅菌法でしょう。生肉よりも火であぶった肉を食べる

---

[76] 無菌性保証水準（SAL）：被滅菌物100万個のうち、微生物に汚染しているものが1つ以下であるレベル。

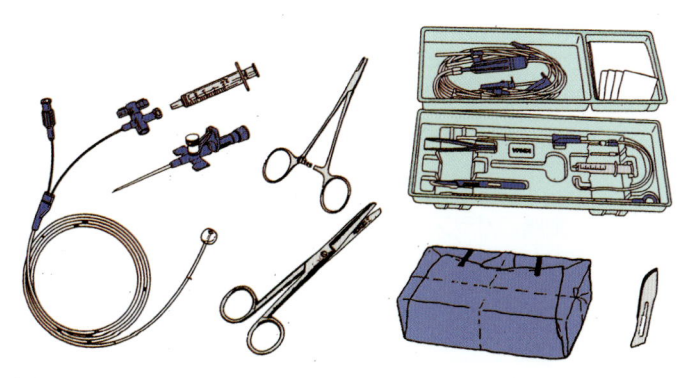

図9.1 無菌性が要求される医療機器の種類は日増しに増えている。新しい機器の中には蒸気滅菌に適さない、非耐熱性素材を含むものも多くある。

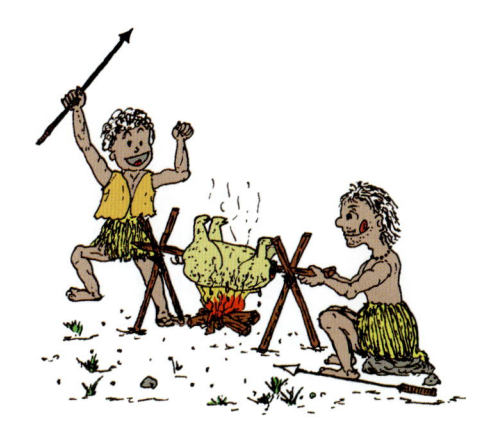

図9.2 バーベキュー：微生物の存在が知られる遥か昔から行われてきた滅菌法である。

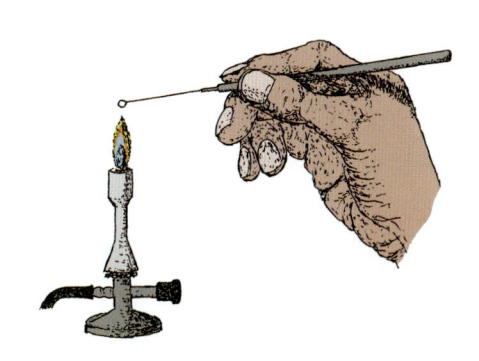

図9.3 ループを直火で滅菌。2～3秒で滅菌は完了する。

方がより安全であることは長年知られてきたことです。

　病院内の研究室では、火炎滅菌がまだ用いられ、器材を一定時間炎に当てることで滅菌しています。組織標本を採取する際に用いるループなどがその例です。炎に2～3秒も当てれば滅菌には充分ですが、炎の中でそよがすだけでは充分ではありません。

　この方法は、金属針、剪刃、ツイーザーなど、直火に耐える機器にしか使うことはできません。この方法で滅菌した場合、完全に冷めていなくとも、直ちに使用すべきです。というのも、長く放置すると機器の周辺の空気が収縮し、周囲の（汚染のおそれがある）空気を引き寄せてしまうため、再汚染してしまうのです。

火炎滅菌まとめ

バイオバーデンの減少法	直火での加熱により細胞を酸化し、不活化する。
滅菌条件	温度：約1800℃ 曝露時間：2〜3秒
対象物	金属、ガラス、セラミック製品
適さない対象物	熱に弱い機器：プラスチック、液体、（光学）機器など
利点	簡便、早い
欠点	温度が非常に高いため、ごく限られた機器にしか適用できない。滅菌物は包装されないため再汚染しやすく、無菌環境でのみ安全に使用できる方法である。

9.1.2 焼却滅菌

　焼却滅菌を用いると、微生物だけでなく製品そのものも破壊されてしまいます。この処理方法は、滅菌というよりは破壊と呼ぶのがふさわしいでしょう。焼却滅菌は、使用済のディスポーザブル（使い捨て）器材や、汚染レベルが極めて高く、安全上の理由から器材の廃棄もやむなしとされる製品にのみ用いられます。また、感染性医療廃棄物の処理にも用いられます。一般的に使われている製品を焼却する際には有毒ガスが発生することもあります。特に、PVC（ポリ塩化ビニル）のように塩素を含む製品の場合、焼却時に環境的に極めて有害で危険なダイオキシンを発生させます。医療用で使用されるPVCとしては、チューブ、手袋、静脈内輸液用バッグなどがまず挙げられます。正しく焼却するには、適正な焼却炉を用い充分な高温であること、排出される有毒ガスを濾過する高度な機能があることが必要とされます。本書出版時点では、焼却を禁じ、より環境負荷が小さい、安全な廃棄物処理に代替すべきか国際的議論が続いています。

9.1.3 高圧蒸気滅菌

　前章で、微生物を死滅させるもっとも効果的な滅菌剤は湿熱であることを学習してきました。この滅菌法では、細胞内タンパク質の凝固により微生物は死滅します。湿熱とは、水・蒸気の両方であり、通常は高温蒸気が滅菌用として用いられます。この高温蒸気を得るためには蒸気に圧力をかける必要があります。蒸気には以下のような利点があります。

- 簡単に得ることができる
- 清浄である
- 毒性がない
- 腐食を起こさない（純水である場合）
- 熱伝導性が極めて高く、短時間かつ比較的低い温度でも微生物を殺滅できる

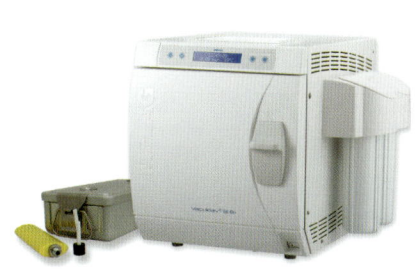

さまざまな滅菌物に対応した小型の卓上オートクレーブ（Bタイプ）。このタイプは、包装、未包装、非管腔、管腔、ポーラス（多孔性）器材に対応している。コンピュータ制御され、チャンバーは横入れ型。

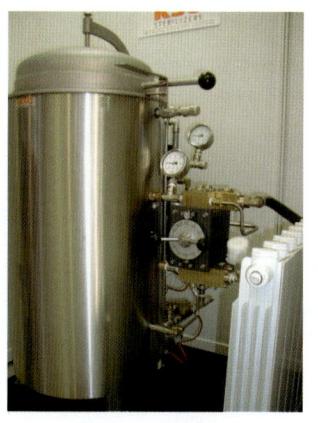

中型、縦置きの外缶付オートクレーブ。電気的に加熱され、手動で操作するタイプ。また、灯油やガスで加熱するものもある。比較的小規模の病院などで見られ、さまざまな滅菌物に対応可能。

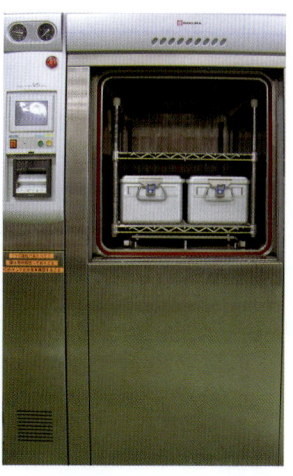

大型の滅菌器。コンピュータで自動制御され、病院内の滅菌部署等で使用される。横入れ型のチャンバーを持ち、空気除去・乾燥用の真空ポンプが備わっている。チャンバーの両側にスライドドアが取り付けられ、不潔エリアと清潔エリアを分離できるようになっているものもある。

図9.4 オートクレーブにはさまざまな種類があり、多くの用途に用いられる。

- 極めて適正に滅菌工程の管理と、バリデーションが行える（14章を参照）

以上のことから下記のことが言えます。

> **Point** 高圧蒸気滅菌は医療施設での医療器材の滅菌を行うのに最も安全[77]かつ一般的な方法である

適応

手術機器、リネン、ゴム製品、ガラス製品など大半の医療器材は蒸気で滅菌されます。製薬業においても、たとえば静脈内輸液、目薬など水溶液の滅菌には蒸気が用いられます。

高圧蒸気滅菌器（オートクレーブ）

高温蒸気で微生物を死滅させる滅菌器はオートクレーブと呼ばれます。また、オートクレーブで高圧蒸気滅菌処理することを「オートクレーブにかける」ともいいます。ほとんどの病院には、手術に使う医療機器や衣類の滅菌用にオートクレーブが設置されており、大きな

---

[77] 蒸気自体は無毒ですが、正しく取り扱わないとたいへん危険です（10.5.7を参照）

研究室や薬局でも保有していることがあります。オートクレーブは、目的によって設計が異なります。10～14章では高圧蒸気滅菌の仕組みからオートクレーブの設計構造までつぶさに見てゆきます。また滅菌器に対する国際規格についても触れていきます。

高圧蒸気滅菌のまとめ

バイオバーデンの減少法	高温高圧蒸気によりタンパク質を凝固させ、細胞を不活化する
滅菌条件	121℃　15分 134℃　3分
サイクル時間	45～60分
対象物	多くの医療機器、手術器材、トレイなど 衣類・リネン類 ガラス製品・セラミック製品 ゴム製品 水溶液
利点	安全である 比較的短時間で処理できる 毒性がない 工程管理・バリデーションが適正に行える 多くの医療機器に使うことができる
欠点	以下のようなものには適さない ・熱に弱い素材（非耐熱性素材） ・光学機器などの精密機器 ・水分に弱い素材 ・無水油脂、パラフィン ・粉末

9.1.4　熱水（100℃超）

　従来の蒸気による液体の滅菌は、容器内の液体が安全な温度（通常約80℃）まで低下するのに時間がかかるため、サイクル時間が長いことが知られています。最近では、大量の液体用の滅菌器として熱水（100℃を越える水）を滅菌剤として循環させる方式の滅菌器が開発されています。熱水は、滅菌物が入る高圧チャンバーの内部で作られ（**図9.5**参照）、約121℃の熱水が滅菌物にむらなく噴射されます。強調すべき点は、滅菌と滅菌後の冷却で同じ水が使用される点です。熱交換器内を介した冷水によって滅菌水は冷却されるので、サイクル時間が遥かに短くなります。また、冷水の循環回路と、無菌水の循環回路は完全に分離しています。チャンバー内で循環する水は滅菌段階で滅菌温度に達しているため、冷却されても水や滅菌物が再汚染するおそれがありません。こうした熱水循環式のシャワー滅菌器は非常に精密な装置であり、高度な制御システムが必要とされます。これらは、無菌液

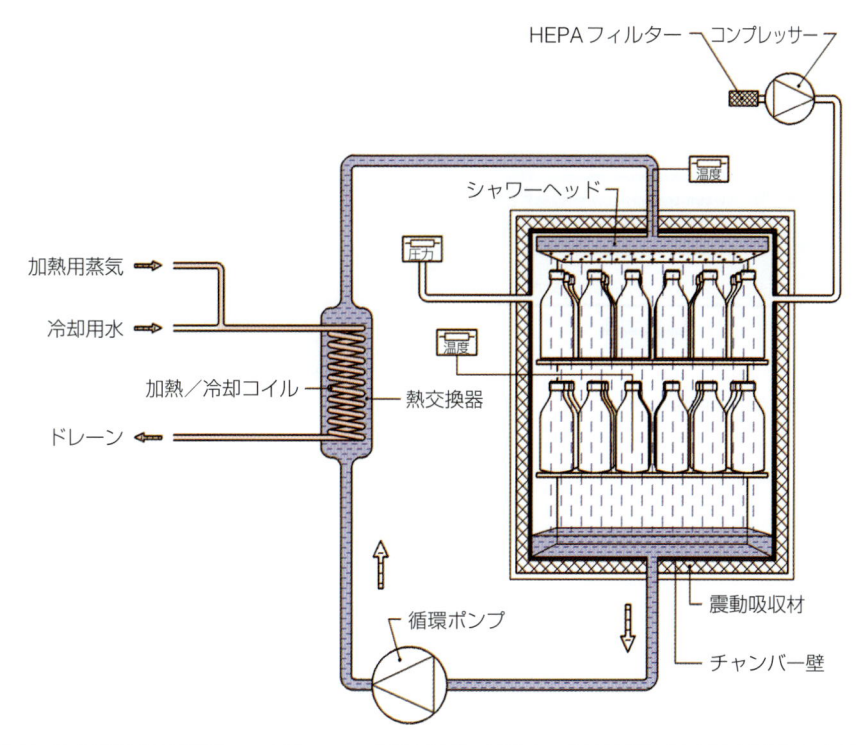

図9.5 熱水循環式の滅菌器で、大量のLVP容器を滅菌。滅菌中、水は滅菌温度に達し滅菌物に噴射される。同じ水が熱交換器で冷却され、液体の冷却にも用いられる。

（LVP：大容量非経口的栄養剤など）を大規模に製造する工程に活用されています。まるでシャワーのように被滅菌物に水が降り注ぐため、「シャワー滅菌器」とも呼ばれます。

熱水滅菌（100℃超）まとめ

バイオバーデンの減少法	熱水によりタンパク質の凝固を起こし、細胞を不活化する
滅菌条件	121℃ 15分
サイクル時間	75〜90分
対象物	主に水溶液：大容量非経口栄養剤（LVP）など
利点	液体を素早く冷却できる
欠点	積みつけにきわめて高い慎重度を要する 工程管理が難しい

9. さまざまな滅菌法

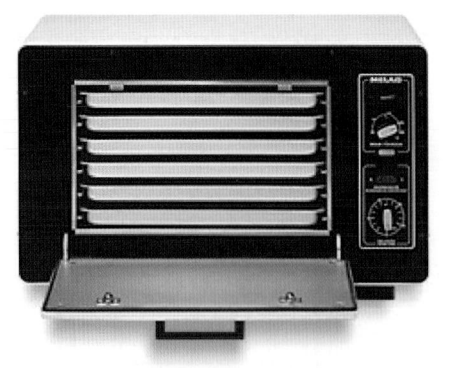

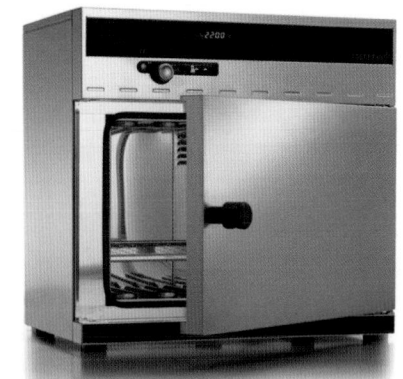

図9.6　乾熱滅菌器

9.1.5　乾熱

　乾熱（熱風）もまた一般的な滅菌方法ですが、蒸気とは異なった方法で、つまり「熱傷」により微生物を死滅させます（酸化による死滅。7.4.1参照）。しかし、ここまで見てきたように乾熱は湿熱に比べて遥かに熱伝導効率が劣ります。つまり、微生物は蒸気（湿熱）に比べると乾熱にはずっと長時間耐えられるため、乾熱を用いた滅菌工程では湿熱よりも長い時間、さらに高温で行わなければなりません（例：160℃　2時間）。加熱および、80℃までの冷却を含むサイクルではおよそ10～11時間もかかり、強制冷却しても5時間はかかります。

適応

　乾熱滅菌は、高耐熱性があっても蒸気では効率的に滅菌できない素材に用いられます。具体的には、水分や圧力により破損してしまう素材や物品です。衣類、プラスチック、ゴム製品は高温により破損するおそれがあるため、乾熱滅菌には適していません。しかし、乾熱は湿熱とは異なり、鋭利な機器を腐食させず、ガラス製の注射器やフラスコなどの球面を摩滅させることもありません。そのため、乾熱は刃物、針、ガラス製注射器、実験用ガラス器具の滅菌に適しています。

　温度が250℃を越えると、パイロジェン（発熱物質）も不活化します。粉薬は乾燥しているべきなので、蒸気滅菌には適しません。また、油やペトロラタム（ワセリン）などはほとんど水分を含まないため、その性質上、蒸気が内部まで浸透しません。こうした物質は蒸気に曝露し、結果的に蒸気と同じ温度になっても、水分を含まないため、中の微生物は死滅しません。蒸気に曝露しても滅菌されないので、水分を含まない油脂などには乾熱滅菌を用いるのです。

装置

　熱風で菌を殺滅する滅菌器を、乾熱滅菌器（または熱風炉）と呼びます。電気的に加熱さ

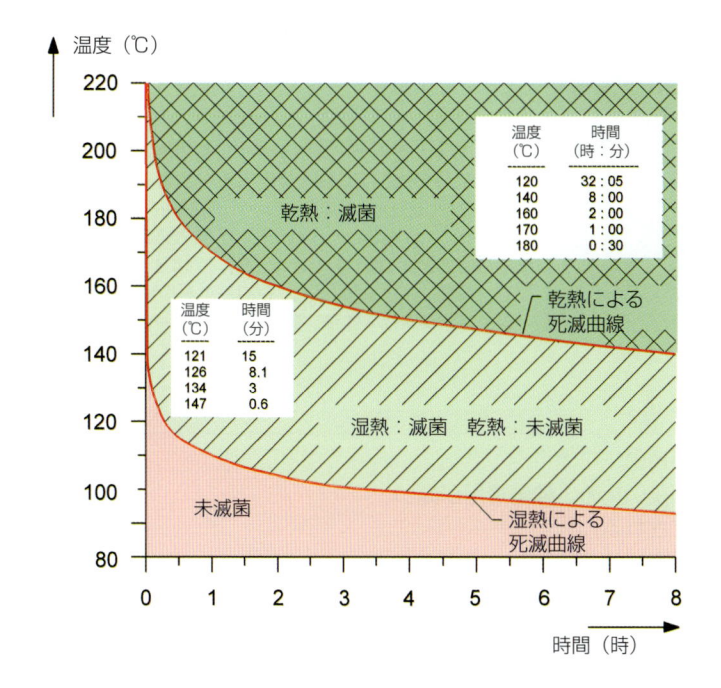

図 9.7 乾熱と湿熱（蒸気）の死滅曲線を比較した図。乾熱、熱風に比べると蒸気滅菌ははるかに時間も短く、温度も低くなる。例：130℃の乾熱だと微生物の殺滅に5時間もかかるところが、同温の湿熱の場合4分もかからない。

温度（℃）	時間（時：分）
120	32：05
140	8：00
160	2：00
170	1：00
180	0：30

温度（℃）	時間（分）
121	15
126	8.1
134	3
147	0.6

れたキャビネットまたはオーブンから熱風が排出されます。

乾熱滅菌のまとめ

バイオバーデンの減少法	乾熱（熱風）によりタンパク質の酸化を起こし、細胞を不活化する
温度	160～280℃
滅菌条件	160℃　120分 170℃　60分 180℃　30分
サイクル時間	4～10時間
対象物	金属製品 ガラス、セラミック製品 粉末 無水油脂、グリス、油 ろう、パラフィン、ペトロラタム（ワセリン）
利点	250℃超でパイロジェンを不活化できる 器具を腐食させない 設置が容易 低価格

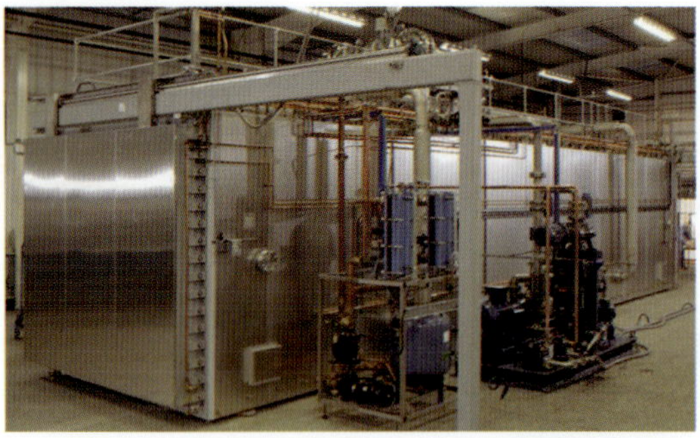

図9.8 大量のディスポーザブル医療機器を滅菌するための大型EOG（酸化エチレンガス）滅菌器。ユーロパレット（ヨーロッパの標準的輸送用パレット：1,200mm×800mm）が32枚収納でき、寸法は2.9m（幅）×2.6m（高）×14.8m（長）で、容量は111.6m^3（111,600リットル）（ステリジェニックス社：オランダ・ズーテルメール）

欠点	工程時間が長い
	工程時間が長いため、稼働費用が高い
	材質が限定される
	包装材が限定される
	以下のものには使えない
	・衣類、布製品
	・ゴム製品
	・精密な光学機器

9.2　ガスや薬品により、微生物を死滅させる

　微生物を毒により殺滅するには液体またはガスを用います。もし人間が毒性のあるガスに曝され吸いこめばたちまち体調を崩し、死亡することもあります。ガスや化学物質の毒性は同様に微生物にも使用できます。医療機器の中には、熱に弱いものや放射線滅菌に適さないものもあり（後述）、こうした類の機器には化学的滅菌法が適用されます。

9.2.1　酸化エチレンガス

　酸化エチレンガス（EOG）は、微生物を死滅させるのにきわめて効果的であることが立証されており、ガスと微生物間の化学反応により微生物を殺滅します。

　ガス滅菌は、他の滅菌法が使えない場合に限られるべきです。というのも、微生物にとって有毒なガスは、作業者にとっても極めて危険だからです。滅菌物からガスが除去されていない物品を患者に使用すると、組織に重大な損傷を与え、無用な苦痛をもたらします。毒性のあるEOGは、環境的に危険でもあるので、その利用はごく最小限に抑えるべきです。

　酸化エチレンは、微生物の細胞タンパク質と核酸を攻撃します。微生物が完全に乾燥しきっていると、EOGは効果を発揮できません。充分な湿度を確保するため、チャンバー内の被滅菌物は相対湿度が適度に保たれた状態で積みつけされます。そのための前処理が、プレコンディショニングと呼ばれる工程です。

滅菌工程

　滅菌工程は、大気圧以上あるいは以下いずれでも行われます。大気圧以下での滅菌の利点は、リークがあった際にも、チャンバー内が陰圧なためEOGが漏出しない点です。それゆえ、最も望ましい方法と考えられます。工程は、まずガスの微生物不活化効果を確実に高める環境を整えるプレコンディショニングから始まります。プレコンディショニングは、空気除去工程と加湿工程からなります。

空気除去

　プレバキュームでは、被滅菌物にガスを浸透させるため、滅菌物から空気が除去されます。一定の真空度に達したら、リークがないかの検査が行われます。

加湿

　プレコンディショニングの次の工程では、被滅菌物が必要な湿度に達するまで蒸気をチャンバー内に導入させます。

滅菌

　滅菌工程直前、ガスがチャンバー内に注入され、圧力は上昇します。工程中の圧力が大気圧以上であるか未満であるかは、ガスの種類によって異なります。大気圧以上の工程ではガスが漏出する危険があるため、多くの場合大気圧未満での工程を採用しています。また、混合ガス中のEOG濃度を均一に保つことは難しく、それはEOGの純度が100%の場合のみ可能となります。近年、多くの国で大気圧以下での濃度100%のEOG工程が用いられるようになっているのは、この2つの理由のためです（なお、日本では大気圧以上の滅菌も大型装置では一般的であり、CO_2を70〜80%混合させEOGの発火点を下げたものを使用しています）。濃度100%のEOGを用いるときは、設置の際に厳しい環境安全基準に適合しなければなりません。大気圧以上での工程では安全基準は緩和されるものの、工程時間が長くなります。EOG滅菌中の温度は、滅菌物の種類にもよりますが、40〜55℃です。

ガスの除去

　滅菌工程の最終段階では、チャンバーから排気するとともに、無菌空気を供給し、残留したEOGをチャンバーから取り除きます。国によってはさらに安全を担保するために、多くの場合、窒素ガスを供給することでEOGを不活化させ、反応を止めます（日本では一般的ではありません）。

エアレーション（強制脱気）

　プラスチックやゴムといった素材は、滅菌中にガスを吸着します。滅菌後、こうした残留ガスは近くのものに移るので、患者に用いると、有毒ガスが患者の組織を傷害する恐れがあ

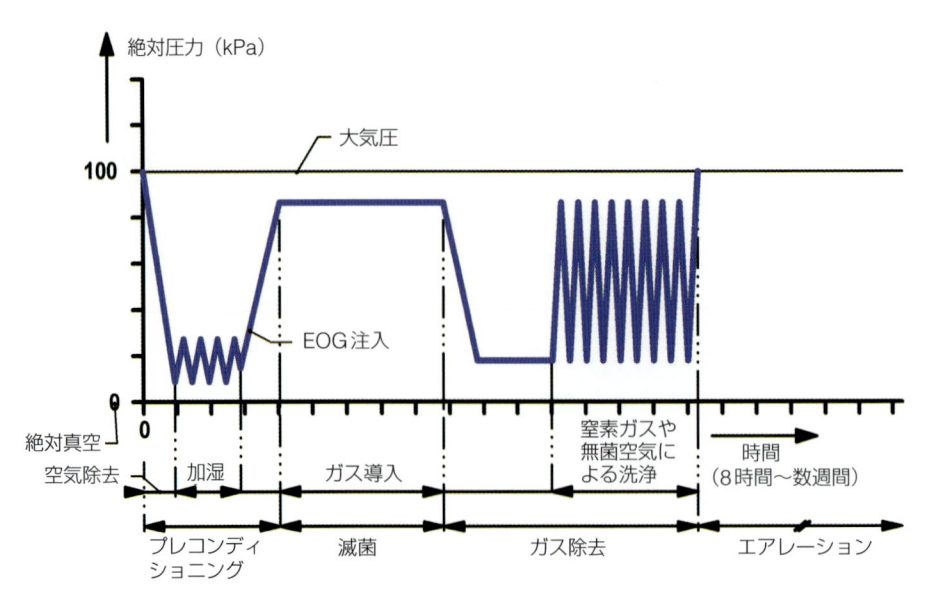

図9.9 EOGガス滅菌工程

ります。そのため、滅菌物からは必ず残留ガスを除去しなければなりません。これは、チャンバー内に充分な時間無菌清浄空気を導入することで可能となり、その過程は、エアレーションと呼ばれます。エアレーションは、独立したエアレーションチャンバーや専用区域で行うこともあります。温度は30〜50℃で、無論、清浄な空気を使用しなければなりません。そこで、チャンバー内に吸入される空気は、高性能エアフィルター（HEPAフィルター）を通すことが必須となります。作業者を保護するため、エアレーションからの排気は作業場の通常の換気システムとは完全に分離されなければなりません。エアレーションでは、クリーンエアの温度が高ければ高いほど、より効果的にガスを除去できます。エアレーションの時間は、滅菌物中のEOGがどのくらい速く空気に吸着されるかによります。脱ガス水準は計測され、残留ガス値が物品の分類ごとに異なって定められた最大残留基準値と比較されます。通常、エアレーションには、被滅菌物の材質や形状によって8時間から数週間かかります。EOG滅菌法は、このように複雑な事情があるために他の方法で滅菌できない場合に限り用いられるべきだと結論づけられます。

多くの国では、もはやEOG滅菌法は医療施設内ではなかなか用いられなくなっており、専門業者が行うことがふつうです。一般に大型滅菌器で大量の被滅菌物を扱っています（図9.8も参照）。

EOG 滅菌のまとめ

バイオバーデンの減少法	EO（酸化エチレン）ガスの毒性により細胞を不活化する。
滅菌条件	EO 濃度600mg/l 超 40～55℃；相対湿度30～70% 1～4時間の滞留（滅菌）時間
サイクル時間	数時間。エアレーションは8時間～数週間
対象物	他の滅菌方法が使えない、熱に弱い素材
利点	低温滅菌である バリデーション法や滅菌工程がISO 11135-1：2007.に規定されている 機器のクラスや、最大残留基準値ごとのエアレーション時間がISO 10933-7：2008に規定されている
欠点	エアレーションに時間がかかる 毒性がきわめて強い 滅菌物に残留するおそれがある 作業員保護の必要がある EOGは濃度が3%以上だと爆発性がある

9.2.2 ホルムアルデヒドと蒸気の組み合わせ

　ホルムアルデヒドは、生体内に極めて微量存在する天然のガスです。多くの生物にとって代謝の副産物であり、大気中や雨水、またリンゴ、コーヒーなどの食物にも含まれます。しかし、凝縮すれば滅菌剤として非常に高い効果を発揮します。ホルムアルデヒドには、極めて高い親水性があり、水に非常によく溶けます。加えて、ホルムアルデヒドの不活化力は、水があると大幅に向上します。そのため、ホルムアルデヒド水溶液は消毒薬や防腐剤の活性剤として利用されます。ホルムアルデヒドは滅菌剤として50～75℃でその不活化力を高めるために蒸気と混合して用いられます。これは低温蒸気ホルムアルデヒド（LTSF）滅菌法として知られるようになっています。工程が比較的低温であるため、熱に弱く従来の蒸気滅菌に適さない素材にも使用することが可能です。ホルムアルデヒドの注入と脱ガスのパルス、それに続く蒸気、空気注入という工程により、長い管腔構造を有した機器にも適しているとされます。適正に管理された工程で行えば、ホルムアルデヒドの濃度は、作業環境の許容値（労働衛生許容濃度 =MAC 値[78]）を上回ることはなく、滅菌器材を患者に使用できます。滅菌直後ほとんどの滅菌物が使用できるため、サイクル時間は比較的短く、EOG滅菌に比べると、高価な機器をより速く回転させることができます。しかし、ドレーン（凝縮

78　MAC（=Maximum Admissible Concentration）：職場の大気中に存在するガス、蒸気、繊維、粒子、その他の物質の許容濃度

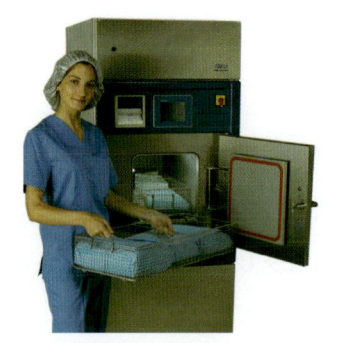

図9.10 低温蒸気ホルムアルデヒド（LTSF）滅菌器

水）はホルムアルデヒドやパラホルムアルデヒド（毒性あり）の残留につながるので、ドレーンが生じないように特別な注意も払わなければなりません。温度分布や工程の脱ガス工程など、工程管理には厳格な必要条件があります。

メモ：低温蒸気ホルムアルデヒド（LTSF）の効果については、国ごと、また専門家ごとに見解がわかれています。英国、ドイツ、スウェーデン、デンマーク、ノルウェーなどでは、LTSFが日常的に用いられ、LTSF滅菌器につき国内規制があります。一方、オランダなどいくつかの国では、ホルムアルデヒドは滅菌剤として推奨されておらず、米国ではこの滅菌法自体ほとんど知られていません。近年、LTSFの欧州基格[79]が生まれ（2003）、この滅菌法が公式に認められました。LTSFの運用については、関係当局にお問い合わせください。

滅菌器の設計

　低温蒸気ホルムアルデヒド（LTSF）滅菌器は、大気圧未満で作動するよう設計されています。正しく稼働するには、チャンバー内、滅菌物内部のいずれの箇所でも温度が等しいことが条件となります。チャンバーを取り包む外缶を、蒸気、水、あるいはオイルで熱することにより、それが可能となります。電気加熱マントルも使われることがあります。外缶の温度は念入りに制御され、チャンバー内部は適切な温度範囲に正確に保たれます。水封ポンプが空気除去と脱ガスに必要な真空状態を作り出し、蒸気は蒸気発生器で生成されます。滅菌剤は、低濃度ホルムアルデヒド溶液（2％など）であり、蒸気発生器で蒸気と混合され、蒸散します。自動処量システムと入念に制御された蒸気発生器で、ホルムアルデヒド濃度を正確に調整します。

79　EN14180医療用滅菌器。低温蒸気ホルムアルデヒド滅菌器。要求事項と試験（2003）

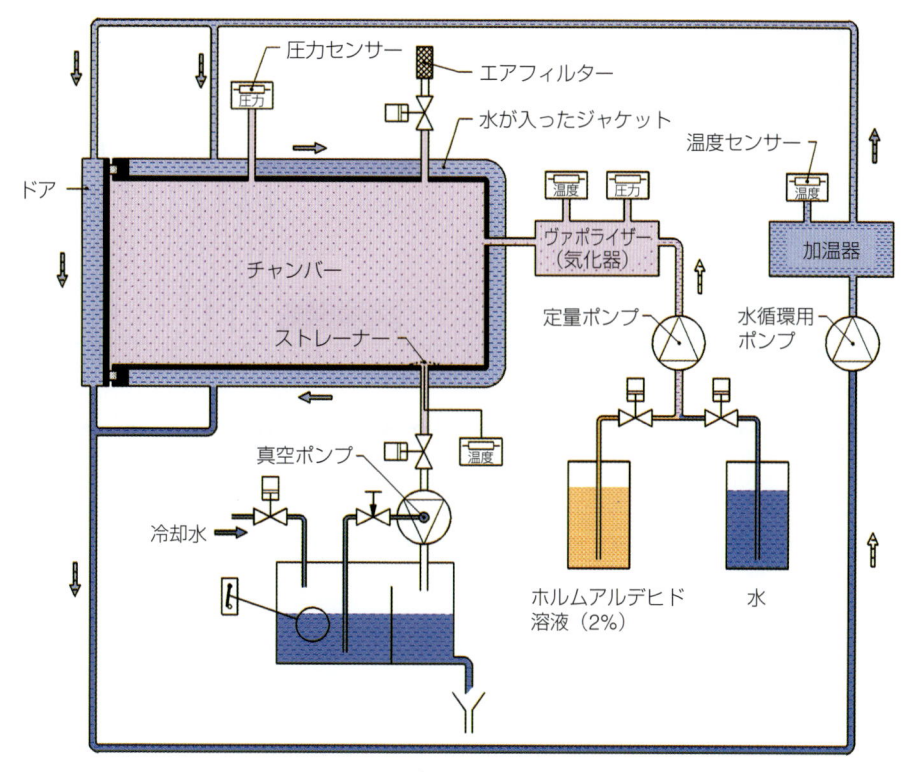

図9.11 低温蒸気ホルムアルデヒド（LTSF）滅菌器の配管

滅菌工程

　LTSF滅菌工程では、ホルムアルデヒドが滅菌剤ですが、被滅菌物の全表面へのホルムアルデヒド浸透を促し、さらに不活化力を高めるのは蒸気の力です。

　ホルムアルデヒドの化学的作用に蒸気の物理的作用が加わるため、この滅菌工程はいわば化学・物理的工程とみなされます。LTSF滅菌は、滅菌器の設計によって工程がさまざまに異なります。

　図9.12は、**図9.11**で示した滅菌器のサイクルです。サイクルは以下の段階に従って進行します。

パルスマチックプレバキュームによる空気除去とホルムアルデヒド吸着

　ホルムアルデヒドと蒸気の混合気は、被滅菌物の全表面に到達する必要があります。これは、一般的な蒸気滅菌器と同様に、パルスマチックプレバキューム（反復脱気）と蒸気の供給により可能になります。機種によっては、ホルムアルデヒド蒸気が反復脱気中に供給され、被滅菌物への浸透を促進します。このような工程は管腔構造を有した器具にも適しています。

9. さまざまな滅菌法

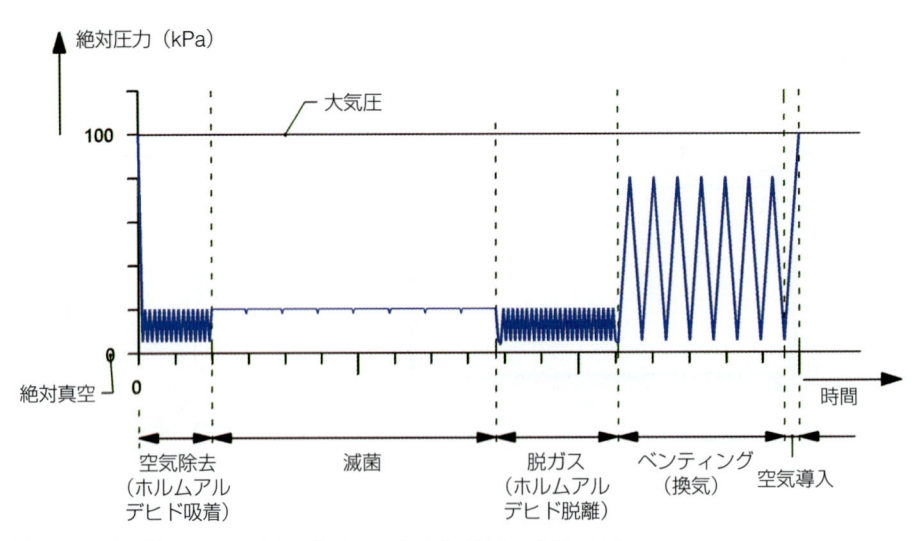

図9.12 低温蒸気ホルムアルデヒド（LTSF）の典型的な工程サイクル

滅菌

　反復脱気が終わると、ホルムアルデヒド蒸気が供給され、設定温度・時間内で滅菌物に曝露します。正確に管理することによって混合気は適正な温度・濃度に保たれ、ドレーンは真空ポンプで定期的に排出されます。

脱離（脱ガス）

　蒸気とホルムアルデヒドの混合気は、蒸気の供給と真空引きの反復サイクルにより排出されます。パルスごとに新鮮な蒸気が供給され、ホルムアルデヒドの濃度は安全水準まで下がってゆきます。

換気／乾燥

　滅菌物は、続いてフィルター（HEPAフィルター）で濾過された無菌空気の供給と排出が繰り返されて、乾燥されます。

給気

　サイクルの最後に、無菌空気がチャンバー内に供給され、圧力は大気圧まで戻ります。この段階で開扉可能となり、払出ができるようになります。

低温蒸気ホルムアルデヒド（LTSF）滅菌まとめ

バイオバーデンの減少法	ホルムアルデヒド蒸気を被滅菌物に曝露させることで、タンパク質を凝固させ、核酸をメチル化し、細胞を不活化する。
滅菌条件	ガス濃度：15～100mg/l 温度：約50～75℃ 滅菌時間：40～180分（工程による）
サイクル時間	数時間
対象物	他の滅菌方法が使えず、熱に弱いが50℃を少し越える温度には耐えうる材質
利点	低温滅菌である 脱離工程に時間を要しない。ただし、凝縮が起きていない場合に限る
欠点	滅菌剤自体に毒性がある

9.2.3　グルタルアルデヒド

　熱耐性がない被滅菌物の多くは、化学薬品や放射線による滅菌ができます。ただし日常実務でこれらの滅菌方法を利用するにはとても長い時間がかかります。膀胱鏡や内視鏡といった、集中的、頻繁に使用される高額機器は、それだけ頻繁に滅菌する必要があるため、これらの時間がかかる滅菌法は適切ではありません。またこうした器材に適した滅菌法であっても、放射線滅菌器は非常に高価です。そこで、化学薬品であるグルタルアルデヒド滅菌が活用されます。

　しかし、これが本当に滅菌法と呼べるかどうかについては議論があります。なぜならば、使用時まで無菌性を保つことができないからです。滅菌物が包装されておらず、さらにすすぎが必要なので再汚染のおそれもあります。そのため、グルタルアルデヒドに浸漬することは滅菌というよりも、高水準の消毒法と見做されています。また充分な水ですすぎがなければ、グルタルアルデヒドは患者の組織を傷害するおそれがあることに注意しなければなりません。その毒性から、作業者の保護対策は必須であり、換気が行われる部屋でのみ取り扱うべきです。グルタルアルデヒドは、熱、ガス、放射線でも滅菌できない器材への非常手段ととらえるべきです。また、グルタルアルデヒドは、プリオン汚染が疑われる機器の消毒には適していません。

グルタルアルデヒドによる高水準消毒のまとめ

バイオバーデンの減少法	グルタルアルデヒド薬液に浸漬し、細胞に毒を与えて不活化する。
滅菌条件	濃度2%、pH 8で最低30分
対象物	回転率が高いが、蒸気滅菌に適さず、かつコストや滅菌時間の問題から放射線や他の化学薬品による滅菌が適さないもの。膀胱鏡や軟性内視鏡が代表例。
利点	プラスチックやレンズに損傷を与えない 非腐食性 血液の凝固を起こさない 極めて浸透力が高い 刃を鈍化させない 麻酔器具のゴム部品の導電性に影響を与えない すすぎにより、容易に残留物を除去できる グルタルアルデヒドの殺菌能力は血清などの有機物により影響されない
欠点	無菌的な環境で無菌水または生理食塩水ですすがなければならない PVC、シリコンゴム、ラテックス製の製品は長時間水に浸漬させる必要がある 滅菌時に包装しないので、すすぎの後はすぐに使用されなければならない

9.3 放射線滅菌

　放射線は「線」として放出されるエネルギーの一種です。これらの線は、磁力や電気特性があり、波のような動きをするので「電磁波」と呼ばれます。水の波と同様、電磁波は特定の波長があり、その波長は数百キロにもおよぶ非常に長いものから、フェムトメートル[80]単位の非常に短いものまで存在します。波長の範囲は周波数帯（＝バンド）と呼ばれ、周波数帯ごとに特徴を持ち、その全帯域が合わさって電磁スペクトルといいます。電磁波には面白い特徴があり、たとえばラジオ、テレビ、レーザー、レーダーなどの形で我々の生活の身近な所にあふれています。電磁放射はさまざまな形で体験できますが、そのもっとも身近な形態が「熱」です。太陽や火から感じる熱は、その典型です。感知できるが目に見えないこの放射線は、赤外線（IR）と呼ばれ、長い波長を持ちます。放射線の形態は、カラースペクトルと呼ばれ、人間の目にも見えます。このスペクトルは波長順に赤色から紫色までわかれ、その中に虹の全色が含まれます。赤から紫に近づくに従って波長は短くなり、逆にエネルギーは増大します。紫色を超えるとその放射線は人間の眼には見えなくなり、紫外線（UV）と呼ばれます。この紫外線は非常に強力な放射線であり、皮膚に熱傷を与え、UVよ

80　1フェムトメートル＝ 10^{-15} メートル

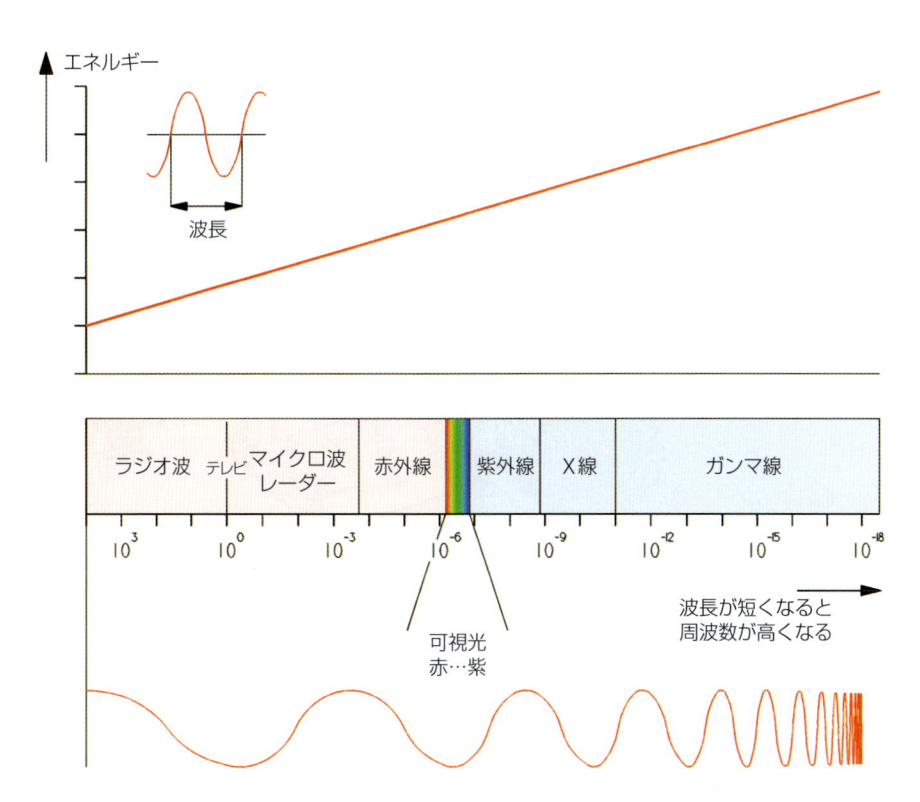

図9.13 電磁スペクトル。滅菌には、高エネルギー電磁波（ガンマ線放射）が用いられる。

りも波長が短い放射線になれば、原子や分子を電離します。この電離を「イオン化」と呼び、原子や分子を電離できる放射を「電離放射線」といいます。これは非常に短い波長と高いエネルギーを有し、生物に重大な被害をもたらします。

電離放射線は原子が崩壊するときに発生します。そうした放射線を自ら発する物質は「放射性物質」と呼ばれ、電離放射線には以下の3つのタイプがあります。

1. アルファ線　　比較的大きい正荷電粒子（ヘリウム元素の原子核に似た、2個の陽子、2個の中性子からなる原子核）からできています
2. ベータ線　　　小さな負荷電粒子（電子）からできています
3. ガンマ線　　　電磁放射線

アルファ線、ベータ線は粒子からなり、一方ガンマ線は質量を持たない純粋な電磁放射線からなります。そのため、ガンマ線はベータ放射線に比べて高い透過性をもちます。しかし、物質との衝突のため、ガンマ放射線のエネルギーは徐々に減衰してしまいます。またベータ放射線は大部分が物質に吸収されます。これらすべての放射線はいずれも、照射した物質を放射性物質に変えることはありません。

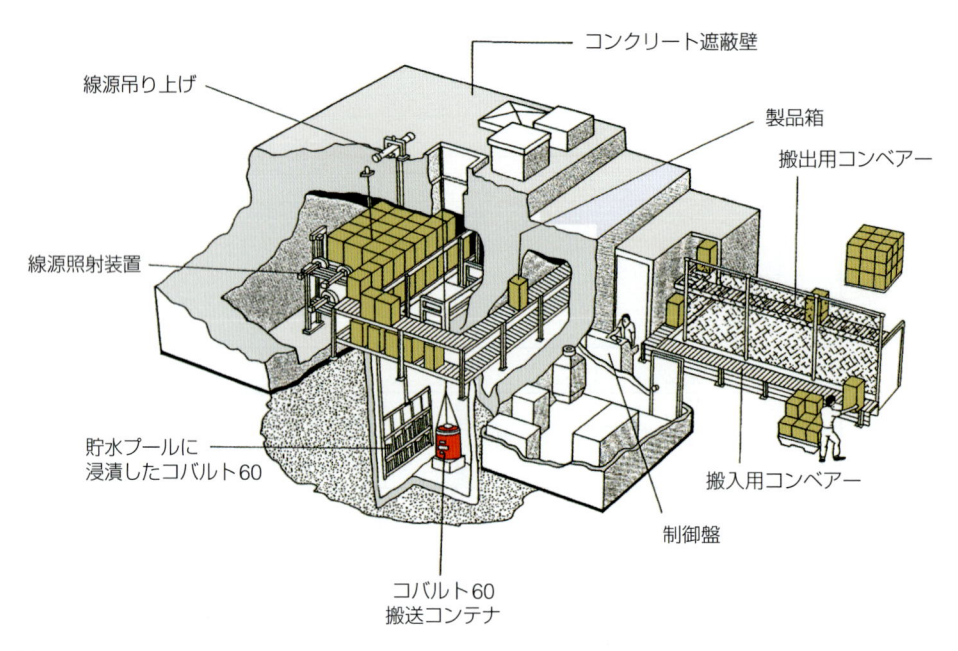

図9.14 ガンマ滅菌工場の基本レイアウト

　ガンマ放射線は放射性物質である燃料棒の線源から放出されます。ガンマ線放射に使われるもっとも一般的な物質がコバルト元素で、コバルト60とも呼ばれます。ベータ放射線は電子加速器で電子を加速させて作り出します。医療においては、ベータ線とガンマ線の両方が用いられ、治療、診断、滅菌に役立てられています。

滅菌剤としての放射線

　1945年に広島と長崎に投下された原子爆弾や、1986年のチェルノブイリ（現ウクライナ）原子力発電所事故によって、放射線が人類に与える致命的な影響は充分に裏付けされてきました。高いエネルギーの放射能には強い殺傷力、つまり強い殺滅力があるということは明白です。厳密な工程管理のもと、電離放射線が滅菌に活用されています。放射線は、生物の細胞膜や遺伝子に傷害を与えます。

　ガンマ線滅菌のためには、被滅菌物を照射室に運び入れ、放射線源を周回させる必要があります。この工程は、滅菌物が全方向から均等に照射されるようにセットされ、照射は継続的に行われます。

　線源（燃料棒）は、使われない間は深い水槽に浸漬されますが、このとき放射線は水に吸収され、水槽は美しく「青い光」を放ちます。

　ベータ線は、テレビのブラウン管に似た電子加速器で作り出します。加速器から放射線が放たれ、照射チューブを通り、その下にセットされた被滅菌物を透過します。ベータ線滅菌

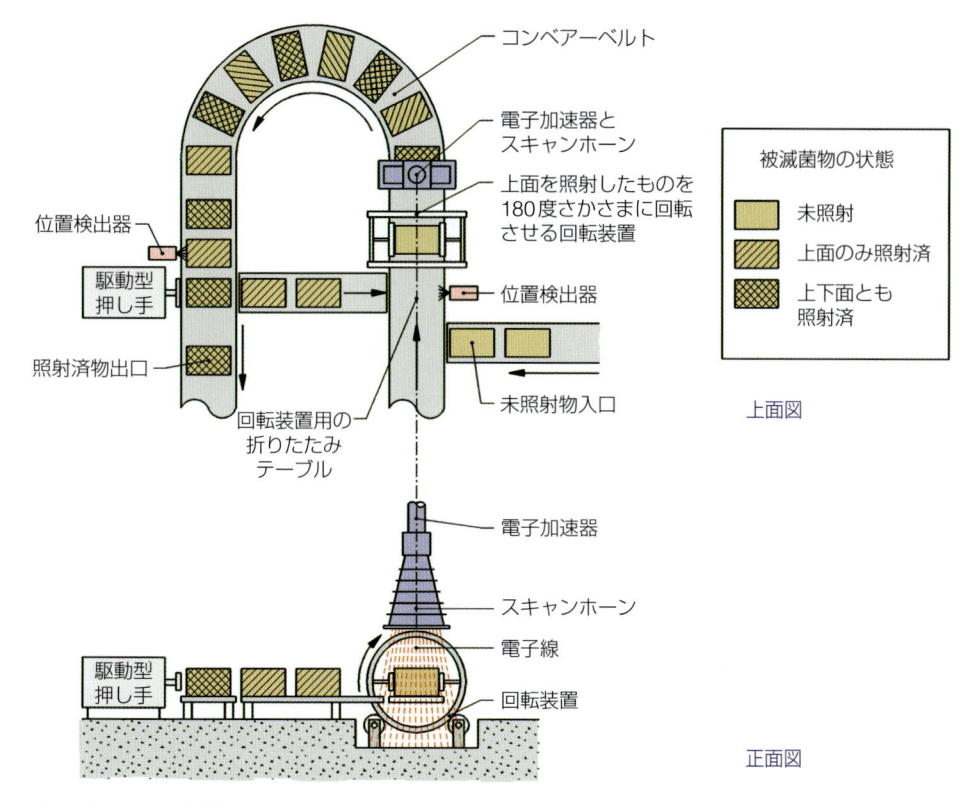

図9.15 ベータ線滅菌装置のレイアウト

器では被滅菌物は照射チューブ内で複数回照射されます。照射により被滅菌物が放射性物質となることはありません。ガンマ線、ベータ線いずれの方法でも、照射室を出てしまえば、被滅菌物は安全です。

適応

放射線滅菌は、主に被滅菌物の素材や包装が熱や薬品滅菌に対して耐性がない場合に使用されます。多種多様な製品を大量生産する場面では、放射線滅菌が急速に広まっています。医療機器の他、薬品、食品、農産物にも用いられる滅菌法です。

放射線滅菌のまとめ

バイオバーデンの減少法	放射線により細胞を不活化する
滅菌条件	放射量：25kGy（2.5Mrad）
サイクル時間	数分間
対象物	熱や薬品を使う方法には適さない製品。大概は、注射器など大量生産の医療機器

9. さまざまな滅菌法　167

利点	輸送梱包の状態で滅菌できる もともとの包装、滅菌包装に手を触れない
欠点	設備コストが高価である 作業者の正しい防護が必要 専門の技術者が必要 ガンマ線の線源の輸送、操作には作業者や環境への適切な配慮が必要となる

9.4　過酸化水素ガスプラズマ滅菌

　市場には、低温滅菌が必要な医療機器が出現してきました。しかし、環境と健康への配慮から、有毒な化学物質を用いた滅菌法は次第に姿を消しつつあり、放射線滅菌はその高いコストから大規模な工場でしか用いられません。そして、ポリプロピレンや電子部品を含む医療機器の多くは、放射線への耐性がありません。これらのことが、過酸化水素低温ガスプラズマ滅菌により微生物を不活化させる方法の開発を後押ししてきました。機種にもよりますが、この工程ではわずか45℃で、28〜77分で滅菌ができます。

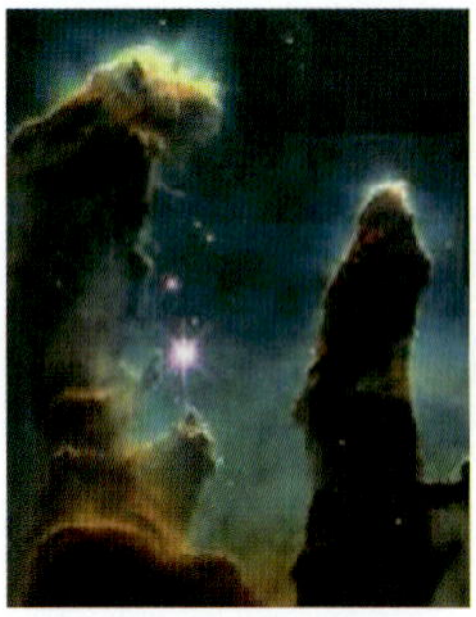

	固体	液体	気体	プラズマ
	例：氷	例：水	例：蒸気	例：イオン化ガス
	H_2O	H_2O	H_2O	$H_2 \rightarrow H^+ + H^+ + 2e^-$
	低温：0℃以下	常温：0〜100℃	高温：100℃以上	超高温：10万℃以上
	分子は格子状に結合	分子は自由に動く	分子は広い空間を自由に動く	イオンと電子がそれぞれ広い空間を動く

図9.16　数百万光年の彼方にある星雲（ワシ星雲）。ほとんどの物質はプラズマ状態にある。

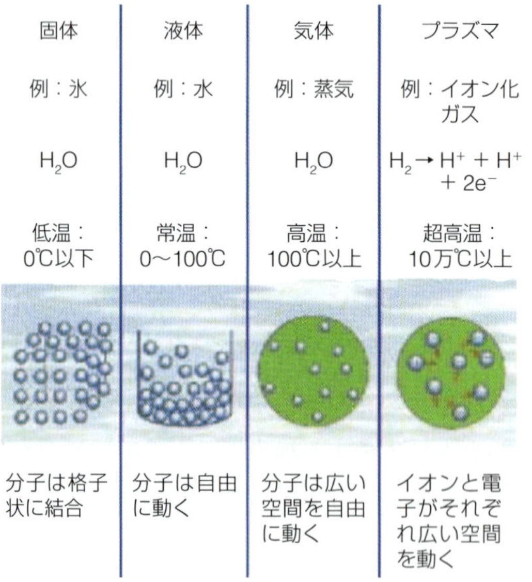

物質の第4形態。宇宙ではプラズマはもっとも多く存在する物質である。しかし、地球上ではほとんどの物質は気体、液体、固体のいずれかに変化している。

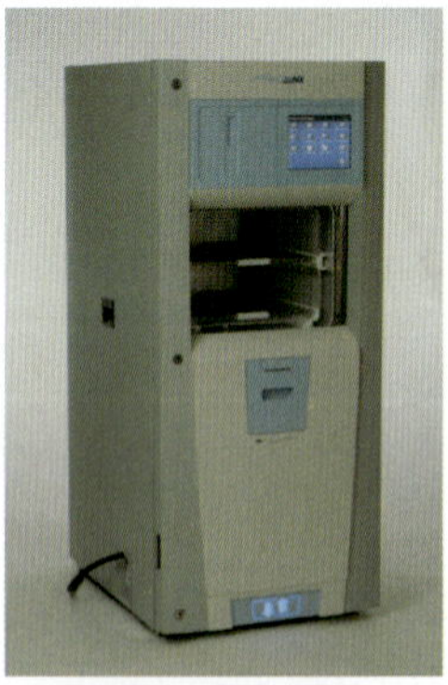

過酸化水素低温ガスプラズマ滅菌器は熱に弱い材質にも概ね使用できる。

プラズマ：物質の「4番目の」状態

　実はプラズマはごく一般的な物質状態で、固体、液体、気体に続く、物質の第4形態といわれています。星や星間空間のプラズマは目に見える宇宙の99％以上を占め、見えない宇

宙のほとんどもプラズマだと考えられています。プラズマは、自由電子と自由イオン、電離した原子が集まって構成されていて、プラズマを生成するには原子から電子を電離するためのエネルギーが必要です。エネルギーには熱、電気、光（紫外線、可視光レーザー）などさまざまなかたちで存在できます。充分なエネルギーを維持できないと、プラズマは中性ガスに戻ってしまいます。プラズマは、強力な電磁場があれば低温（50℃未満）状態で作ることができます。プラズマは電磁場によって加速、誘導できるため、その管理や低温滅菌への応用が可能です。

滅菌剤としての過酸化水素ガスプラズマ

プラズマ状態で発生する自由電子や自由イオンは、化学的に極めて活性が高く、フリーラジカルと呼ばれます。これらのフリーラジカルが、微生物の細胞壁を破壊し、細胞を不活化します。過酸化水素低温ガスプラズマ滅菌器では、過酸化水素水がプラズマ化し滅菌されます。プラズマが作られる温度は50～60℃と低いままです。過酸化水素水は、多くの細菌の芽胞を不活化できる消毒薬として1890年から広く知られてきました。過酸化水素を気体（ガス）にすると非常に滅菌効果が高くなり、さまざまな器材の滅菌に適したものになります。過酸化水素ガスに高周波エネルギーを放射すると、ガスはプラズマ化します。このプラズマが混合気を水と酸素に分解します。

滅菌工程

まず、滅菌チャンバー内で深い真空引きが行われます。真空引きは一定時間持続し、この間に被滅菌物を乾燥させ、40～45度まで温めます。次に、過酸化水素溶液を注入します。真空が深い状態のため、溶液は蒸発して過酸化水素ガスとなります。フィルターにかけた空気を供給し、大気圧まで戻すと過酸化水素蒸気が生まれ、包装を透過し、被滅菌物の全表面に到達します。拡散が終わったら、蒸気をチャンバーから排出し、高周波エネルギーにより残りの混合気をプラズマ化させます。このプラズマ工程中、水素原子と酸素原子は分解し、高周波エネルギーを止めると水と酸素が生成されます[81]。この注入・拡散・プラズマ工程が再度繰り返され、全工程は終了します。

工程は、滅菌器の機種にもよりますが、28～77分程度です。被滅菌物はタイベックかポリエチレンで包装し、チャンバー内に積みつけます。滅菌工程中、温度は45度を超えません。要求があればすべての工程パラメータを参照することもできます。

プラズマ滅菌法は、蒸気滅菌の高温や圧力に耐えられない素材に使用されます。たとえば、硬性鏡、プローブ、カメラ、電源・バッテリー類などです。ますます普及してきている軟性鏡も、プラズマ滅菌に適しています。長年、過酸化水素ガスプラズマ滅菌器は、ある製

---

81 実はプラズマではなく過酸化水素で滅菌を行っています。プラズマ化するのは、過酸化水素を水と酸素に分解するためです。

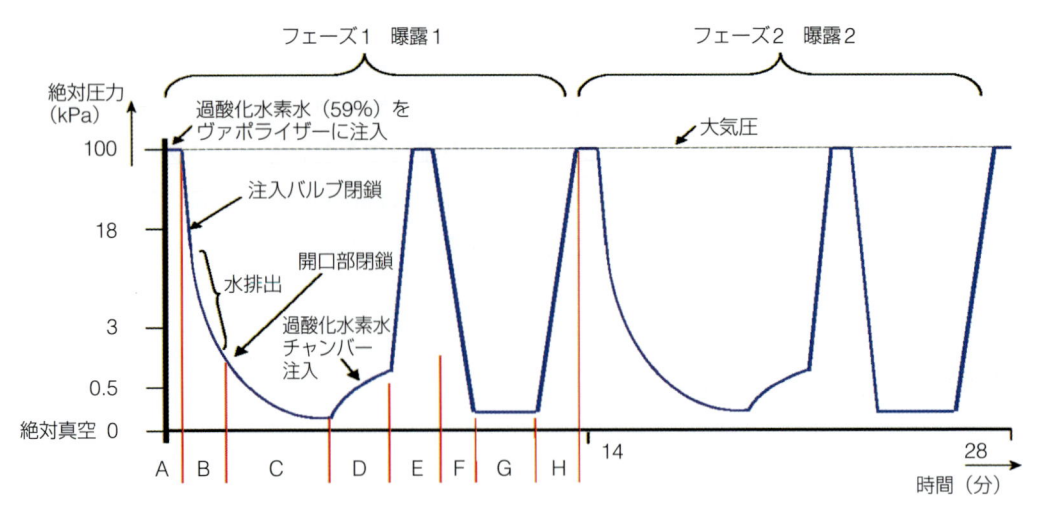

図9.17 過酸化水素ガスプラズマ滅菌の工程。サイクル内では、以下の工程を繰り返す。A：蒸気発生器に過酸化水素を注入　B：真空引きにより気化　C：チャンバー内真空引き　D：チャンバー内に過酸化水素を注入　E：拡散　F：プラズマ発生のため真空引き　H：空気供給

造元が単独で生産しており、本書初版時点では3機種が販売されていました。すべてFDAの承認とクラス2a医療機器のCEマークとを取得しています。また、ISOEN14937にも適合しています。その後、他製造元も、過酸化水素ガスプラズマ滅菌器を市場に送り出しました。

過酸化水素ガスプラズマ滅菌のまとめ

バイオバーデンの減少法	過酸化水素ガスプラズマで発生したフリーラジカルにより細胞を不活化
滅菌条件	数分間、深い真空中で過酸化水素低温ガスを発生させ、約400Wの高周波エネルギーによりガスをプラズマ化、その後、ガスは水と酸素に分解される。全工程を通して、温度は高くても45度程度である
サイクル時間	28〜77分
対象物	蒸気滅菌に必要な温度や圧力に耐えられない材質。硬性鏡、プローブ、カメラ、電源、バッテリー類など。包装はポリエチレン製の不織布か、タイベック
利点	サイクル時間が短い エアレーションが不要である
適さない対象物	粉末、セルロース、その他過酸化水素を吸着する材質、管腔器材の滅菌（滅菌器による）、片側または両側が閉じた管腔器材
欠点	リネン類、カートン、紙製の製品（セルロースを含むもの）には適さない 設備費が高額

図9.18 濾過滅菌

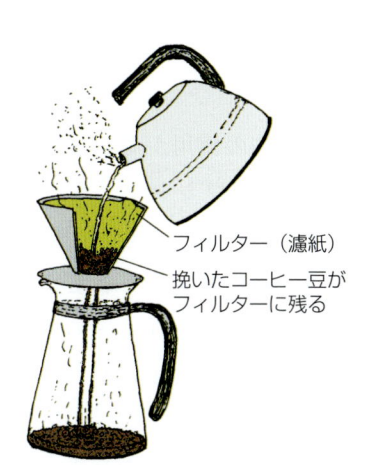

コーヒーの淹れ方をイメージすれば、濾過法の原理は簡単に理解できる。

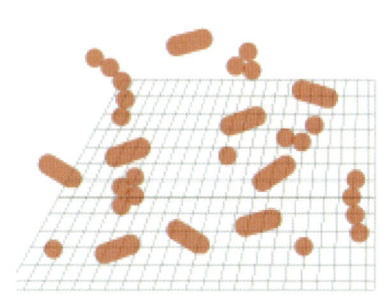

フィルターの孔径は、捕捉する粒子よりも小さくなければならない。点滴液の製造の場合、最少の微生物よりも孔径が小さくなる（約0.2μm）

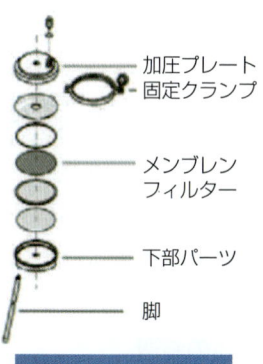

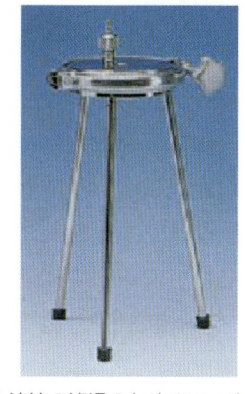

点滴液の濾過のためのフィルターホルダー。マイクロメーターよりも小さい孔径のフィルターを固定。

9.5 濾過滅菌

　濾過滅菌は、先述したあらゆる滅菌法とは一線を画します。微生物を死滅させるのではなく、物品から微生物を取り除いて滅菌するのです。濾過とは、「こし器（濾紙）」の目よりも大きな素材や物質を濾し取る方法です。コーヒーの淹れ方をイメージすれば理解がしやすいはずです。フィルター上のコーヒーにお湯を注ぐと、お湯はフィルターを通じてポットに落ち、挽いたコーヒー豆がフィルターに残ります。

　濾過をして微生物を除去できるのは、液体と気体だけです。コーヒーフィルターのように、単に溶液を濾紙で濾すだけで微生物を取り除くことができます。この濾紙はいかなる形態や性質をもった微生物であっても通過させない構造になっていなければなりません。しかしながらウイルス（0.01〜0.3μm）は小さすぎるので、現在入手できる濾紙では濾過できません。そのため、濾過滅菌は現実的な方法とは考えられません。

気体の濾過

　滅菌工程中、粒子が浮遊していない無菌空気が必要となることがあります。たとえば蒸気

滅菌器では、滅菌工程後、チャンバー内の被滅菌物を乾燥させるため真空引きをする必要があります。その真空状態を脱するためには、無菌空気を供給しなければなりません。また、たとえば無菌溶液を容器に注入するなど、無菌状態で作業を行わなければならない時には、作業空間の空気もまた無菌的でなければなりません。これは通常ラミナエアフロー（LAF）と呼ばれる、空気をフィルターにかける装置が設置されたキャビネットで行われます。空気を無菌的にするためにHEPAフィルターを通して濾過します。

液体の濾過

　オートクレーブの熱では充分な安定が得られない溶液には、濾過法の使用が考えられます。無菌溶液、無菌液の製造には、孔径 $0.22\,\mu m$ 以下の滅菌済みメンブレンフィルターか、同程度の菌捕捉性がある他のフィルターが用いられます。またフィルターからの汚染がないよう、適切な手順をとる必要があります。濾過後は、溶液をあらかじめ滅菌された容器に無菌状態で分注し、微生物が混入しないように密封します。また、滅菌フィルターの完全性を使用前に必ず検証し、使用後も使われたフィルターごとに拡散流量試験であるバブルポイント試験、圧力保持試験を実施し菌捕捉性能が完全であるか検証を行います。

　使用中、フィルターは捕捉した菌で目詰まりを起こすため、液体の流れが悪くなります。これは、汚水をフィルターに通すことを考えるとわかりやすいでしょう。最初のうち、水は澱みなく流れますが、次第にフィルターが目詰まりをし、流れが悪くなり、しまいには流れなくなってしまいます。そのため、フィルターは定期的に交換しなければなりません。

　濾過法では液体から細菌や粒子を取り除くことはできますが、ウイルスは除去できません。つまり、液体中にウイルスがいないと確証できる場合に限り濾過法を利用できます。他の方法と組み合わせてのみ、濾過法で滅菌物を作り出すことができます。

　要するに、濾過は滅菌物を作り出す工程の1つに過ぎず、保証も限定されるので、他の滅菌方法が使える場合には認められません。

濾過滅菌によるバイオバーデン減少のまとめ

バイオバーデンの減少法	濾過により粒子や微生物を除去
滅菌条件	孔径〜$0.22\,\mu m$ のメンブレンフィルター
サイクル時間	フィルターシステムの寸法による
対象物	空気（HEPAフィルターで濾過）や熱に弱い溶液
利点	低温（室温程度）で実施できる
欠点	ウイルスの除去はできない。そのため、最終的に無菌状態（無菌素材、無菌充填など）にするには他の方法と組み合わせてはじめて適用できる。他の方法で滅菌できれば、濾過滅菌のみを行ってはならない。

9.6 非耐熱性素材のより安全な滅菌法を求めて

　医療施設における手術の技術や手技はますます高度化し、プラスチックを含む器材の割合も増えてきました。これらプラスチックの多くは乾熱や蒸気滅菌の熱への耐性がありません。環境への関心や責任の高まり、化学物質、放射能を用いた滅菌法が抱える危険を懸念して、より安全な滅菌法を求める声が大きくなっていると感じられます。最近運用が進んでいる滅菌法の一部が、過酸化水素ガスプラズマ、過酢酸、オゾンなどによる滅菌法などです。超臨界流体による滅菌法は、議論の的となっている新しい滅菌技術です。

　医療現場では、蒸気滅菌のみを用いるのが主流になってきています。蒸気滅菌に適さない器材は、ディスポーザブル製品に移行したり、滅菌専門会社に滅菌業務を委託したりします。

　こうした、すべての現存する滅菌法の改良および新しい滅菌法の開発は、滅菌に関わるあらゆる人々の強い関心から生み出されているのです。

Part III

高圧蒸気滅菌

10. 滅菌剤としての蒸気

　本章では、滅菌剤としての蒸気についてより詳しく学習します。蒸気滅菌工程を理解するには、「圧力・熱・温度とは何か？」という基礎物理を少々おさらいしなければなりません。これらの用語は蒸気滅菌工程を理解するためのキーワードになるからです。これらを充分理解しているのであれば、本章は読み飛ばしても構いませんが、その場合でも復習することで新たな発見があるかもしれません。

　それでは、工程そのものを詳しく見ていきましょう。そもそも、なぜ蒸気は滅菌剤として優れているのでしょうか？　どのように蒸気は作られるのでしょうか？　そして、100℃を超える水や蒸気をどのように作り出すのでしょうか？　また、本章の最後では、蒸気滅菌に必要な工程の条件についても学びます。

10.1　観察と計測

　人類は、有史初期から自らの周りの世界への探求心に満ち溢れていました。「あの木の高さはどのぐらいだろう？」「あの豚はどのぐらいの重さだろう？」「隣町まで行くにはどのぐらいかかるだろう？」。人類はその抱き始めた疑問から、このような量を計測し始めたのです。

　人間は、正確な数値を知ろうとして身の周りの世界を計数化し始めました。とりわけ科学や工業分野においては、物事や現象に関する正確な情報が必要となります。具体的には寸法、重さ、時間、エネルギー量などです。

　このような数値を計測するために、なんらかの一定した単位を作り出す必要が生まれ、たとえば、長さの単位はメートルとなり、時間の単位は秒となりました。科学技術が発達するにつれ、多くの国でさまざまな単位が用いられるようになりました。長さの単位はヨーロッパ大陸ではメートル法ですが、英国やアメリカではインチ法を採用しています。この違いは今も昔も多くの混乱のもとになっており[82]、国境をまたいだコミュニケーションが増えている今日においてはさらに混乱が顕在化しています。これらの混乱に終止符を打つため、各国の科学者が集まり、連日の会合を経て、1960年に新たな単位法が生み出されました。それが、世界中で用いられるSI（International System of weights and measures）単位です。**表10.1**では、我々の身のまわりの世界を数値化する基本的な質問が掲げられており、計測する対象の数量と、SI単位も加えられています。SI単位については、資料4で詳述します。

---

[82]　1999年の9月23日、火星探査機が衝突事故を起こし、その原因はポンド法（英国式）とニュートン（メートル法準拠）の変換エラーによるものでした。損害額は6億1000万ユーロにも達しました（NASA調べ）。

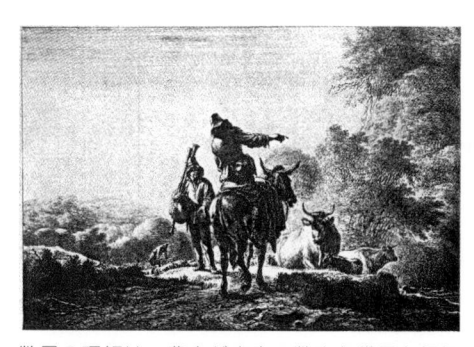

数量の理解は、農夫が家畜の数や収穫量を把握する必要性から、発達していったとされる。（Nicolaas Berchem によるエッチング画 1620～1683）

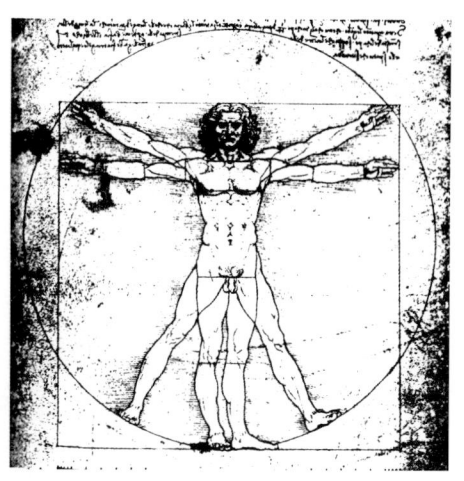

レオナルド・ダ・ヴィンチ（1452～1519）は、人体のそれぞれの大きさの相関関係を理解しようとした。

図10.1 計数と計測により世界を理解する

表10.1 世界を数値化するための基本的な質問事項

質問	単位	SI 単位	略称
どのくらい長い？	長さ	メートル、センチメートル	m, cm, mm
どのくらい広い？	面積	平方メートル、平方センチメートル	m^2 cm^2
どのくらいあるの？	質量	キログラム、グラム	kg, g
どうして動くの？	力	ニュートン	N
どれほど重いの？	重さ	ニュートン	N
どのくらいの力がかかるの？	圧力	ニュートン／平方メートル、パスカル、バール	N/m^2 Pa, bar
どのくらいかかるの？	時間	秒	s
どのくらい熱い（冷たい）の？	温度	ケルビン 摂氏	K ℃
どのくらい働いたの？	エネルギー・熱量	ジュール	J

　本書では、この SI 単位に従った表記を用います。資料5には、他の単位も掲載しました（英国方式ならびに1889年の国際度量衡総会で採択された MKS 単位。※ M ＝メートル、K ＝キログラム、S ＝セカンド（秒））。滅菌工程を管理するためには、滅菌を左右する数値である圧力、温度、時間を計測しなければなりません。時間は時分単位で計量され、混乱もありません。圧力、温度は理解が難しいため、詳しく学んでゆきましょう。圧力を理解するには、質量、重さ、力という用語を明確にする必要があるので、まずはそれから説明します。

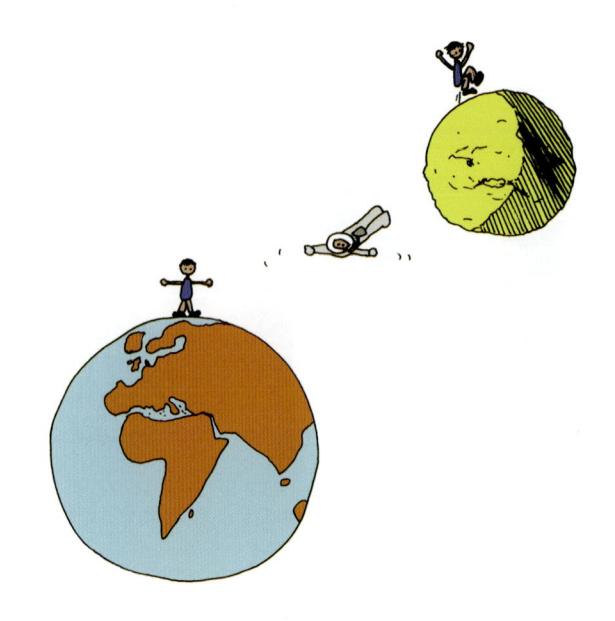

図10.2 質量は地球上でも、宇宙空間でも、月面上でも変わらず一定であるが重さは場所により異なる。

10.2 質量・重さ・力

　物体の質量[83]とは、「物体に含まれる物質の量」です。質量の単位はキログラム（kg）で、地球上、月面上、宇宙空間のいずれにあっても変わることはありません。質量が1kgの鉄は、地球上でも、たとえ宇宙の果てにあっても同じ質量（1kg）です。物質の量は変わらないからです。地球上のあらゆる物体は、重力により地球に引き寄せられています。物体のもつ「重さ」とは、その物体に作用する重力であり、その物体を支えようとするものに及ぼす力です。この「力[84]」の単位はニュートン（N）で表します。

　地球上では、質量1kgあたりの重さは約10ニュートン（N）です（※正確には約9.81N。理解しやすいよう10Nとします）。ヒトを例にとると、地球上、宇宙空間、月面上いずれの場所でも同じ質量ですが、重さは場所により異なります。たとえば、質量65kgのヒトは、地球上では重さは65 × 10N = 約650Nですが、重力が約6分の1の月面[85]では約105Nとなります。宇宙空間では重さ0Nとなり、空間に浮かんだ状態になります。

83　数式上では、質量は"m"で表される。
84　数式上では、力は"F"で表される。
85　月面と比べた場合、地球上における物体の重量は6.131倍です（つまり、月面での重量は地球上の0.163倍です）。

質量：160g
重量：1.6N

質量：160g
重量：1.6N

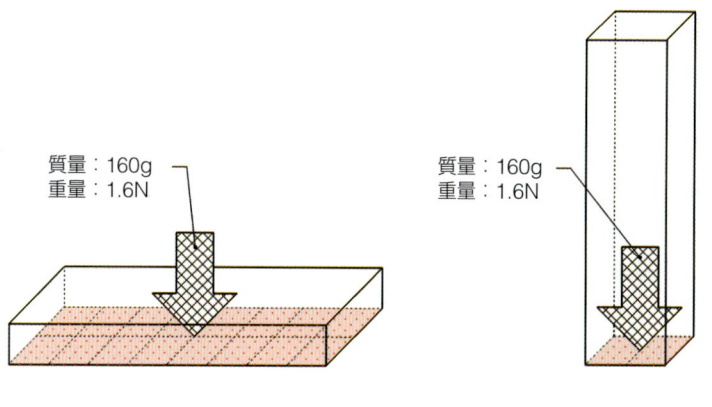

- 大きい面を
  下にした場合：16cm^2
  圧力＝0.1N/cm^2（1,000Pa）

- 小さい面を
  下にした場合：2cm^2
  圧力＝0.8N/cm^2（8,000Pa）

図10.3 面積が大きい面を下にした場合と比べて、面積が小さい部分を下にして立てた場合の圧力は8倍になる。

> **Point**
> - ヒトの「質量」はどこでも同じである
> - ヒトの「重さ」は場所により異なる

10.3 圧力

物体にかかる圧力[86]は、通常は単位面積ごとに作用する力のことです。たとえば、平方センチ（cm^2）または平方メートル（m^2）ごとに働く圧力です。SI単位では、圧力の単位はニュートン毎平方メートル（N/m^2）、あるいはパスカル（Pa）です（1N/m^2 = 1Pa）。

例：

大きさ $8 \times 2 \times 1$ cm のある物体の塊が、仮に質量160g = 0.160kg であったとします。その重さは、0.160×10N ＝約1.6N となります。面積が大きい面を下にしてテーブルに置いた時、テーブルの表面のうち $8 \times 2 = 16$ cm^2 の部分がその重さを支えることになります。平方センチ（cm^2）ごとにかかる力は、1.6 ÷ 16 = 0.1N です。つまり、圧力で表すと0.1N/cm^2 = 1,000N/m^2 = 1,000Pa となります。

しかし、面積が小さい面を下にした場合には、わずか $2 \times 1 = 2$ cm^2 がすべての重さを支えるため、cm^2 ごとにかかる力は、1.6 ÷ 2 = 0.8N となります。つまり、圧力は0.8N/cm^2 = 8,000N/m^2 = 8,000Pa となり、8倍も大きくなるのです。

---

[86] 数式上では、圧力は "P" で表されます。

図10.4　地球を取り巻く大気の圧力は、海抜0mで 約10N/cm² ＝ 1barであり、すべての物体に作用する。大気は地表から1,000kmもの高さがあり、上方の空気の重みにより、地表付近で濃度が最も高くなる。高度が高くなるほど空気は濃度が薄くなり、大気圏と宇宙の間に明確な境界があるわけではない。

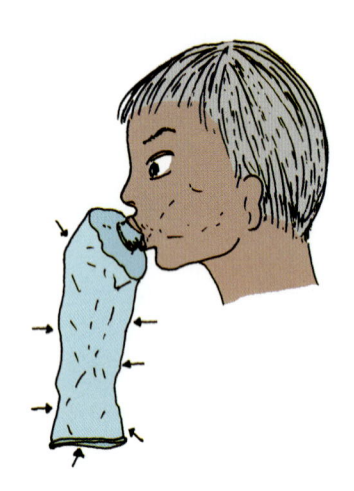

図10.5　ペットボトルの中の空気を口で吸うと、ある時点で潰れる。これは外部から働く大気圧の強大な作用のためである。

10.3.1　大気圧

　地球は分厚い空気の層で覆われており、大気層（atmosphere：atmo ＝ 空気、sphere ＝ 球）と呼ばれます。ほかの物質と同じように、空気も一種の物質で質量を持っており、地球に引き付けられています。つまり、空気にも重さがあるということです。断面積$1cm^2$、高さが地表から大気圏の外縁までの柱状の大気の質量は1kgであり、その1平方センチあたり10Nの圧力がかかります。つまり、大気による圧力は$10N/cm^2$または$100,000N/m^2$ ＝ 100,000Pa ＝ 100kPa となります。これを「大気圧」と呼びます。大気圧を表すため、バール（bar）という単位が用いられ、1bar ＝ 100,000Pa です。これは、水深10m下の水圧にも相当します。

　大気圧は、地球上のあらゆる物体に作用します。上面が$1m^2$のテーブルの面積は100 × 100 ＝ $10,000cm^2$なので、そこにかかる大気圧の合計は 10,000 × 10N ＝ 100,000N にもなり

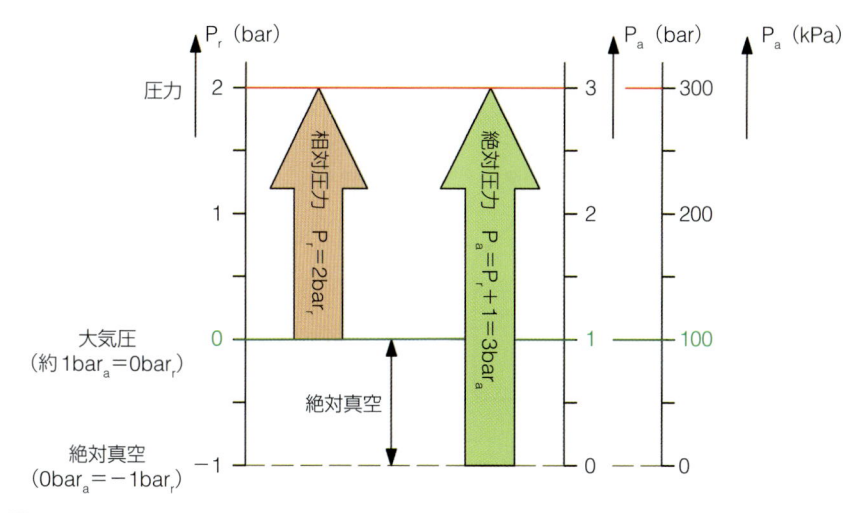

図10.6 絶対圧力と相対圧力の比較図。この例での絶対圧力は $P_a = P_g + 1 = 2 + 1 = 3bar_a = 300kPa$ である。

ます。しかし、それでも壊れてしまうということはありません。テーブルのあらゆる面から同じ強さの圧力が作用しているからです。仮に、テーブルの下側から空気だけを取り除くことができるとしたら、猛烈な大気の圧力によりたちまちつぶれてしまうでしょう。

空気の入った容器から空気を吸い出すと、内部の空気圧は大気圧よりも低くなり、すべての空気が吸い出されると、真空（vacuum = 空の）状態となります。宇宙空間では空気が存在せず、圧力を生じさせるものがないので、真空となります。また、真空内での圧力は0Paです。

10.3.2 絶対圧力

科学の応用分野では、容器内の圧力は、外気圧が一切存在しない（絶対真空の）宇宙空間の状態との比較で示されます。この圧力は絶対圧力[87]と呼ばれ、単位は Pa/kPa（1kPa = 1000Pa）または bar（1bar = 100kPa）です。大気圧はおよそ $1.013bar_{abs} ≒ 100kPa$ です。

10.3.3 相対圧力

日常生活で私たちが容器内の圧力について考えるとき、大気圧の存在は考慮せずに内部にかかる圧力だけを考えています。そのため、大気圧と容器内の圧力に差がある分だけ、私たちは「圧力がかかっている」と実感できるのです。このように、私たちは口が開いた容器内には圧力がかかっていない（陰圧でも陽圧でもない）と感じています。容器内の圧力は、容器外の圧力と関係していますが、内側と外側の圧力差を「相対圧力」（大気圧との相対的な

---

[87] 絶対圧力の値は、単位の後ろに "$_{abs}$" と添え字を用いて表されます（例：$2bar_{abs}$ または $2bar_a$）。本書では、添え字がない場合の圧力値は絶対圧力を表すものとします。

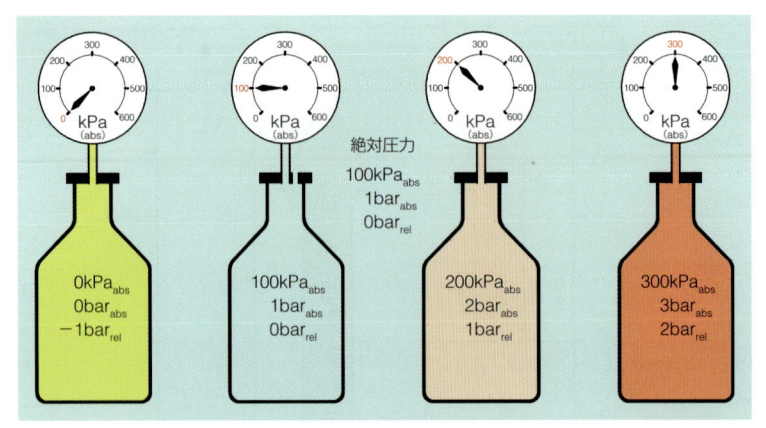

図10.7 0kPa（真空）、100kPa（≒大気圧）、200kPa、300kPaと容器内の圧力を高めていく。容器内の圧力は絶対圧力と相対圧力で併記している。

圧力）と呼びます。このように、大気圧以下の圧力は「負圧」とされますが、大気圧以下の圧力をすべて「真空」とする文献もあります。相対圧力は、大気の状態（天候）に左右されるため、科学応用には、相対圧力で測定しても正確とは言えません。このような場合、絶対圧力で測定され、相対圧力はまた「有効圧力」とも呼ばれます。

標準的な圧力計では、相対圧力を"bar"で示します。相対圧力は大気圧以上の圧力を表すので、このような圧力計でのゼロ（$0bar_g$）はおよそ$1.013bar_{abs}$ ≒ 100kPaです。絶対真空下では、圧力計は－1barを示します。海外の文献では相対圧力は、蒸気装置などに取り付けられた一般的な圧力計が示す圧力であるため、ゲージ圧[88]と呼ばれることもあります。絶対圧力は普通、圧力計ではPaで示されます[89]。このような圧力計では、絶対真空は0kPaであり、大気圧では100kPaと示されます。

10.3.4　圧力を示す他の単位

今日まで、圧力を表す多くの単位が使われてきました。古い機器の圧力計や古い文献では未だ古い単位が使われているかもしれません。

- 旧来のMKS（meter：メートル、kilo：キロ、second：秒）単位では、力の単位がkgだったため、圧力の単位もkg/m^2、kg/cm^2、またはg/cm^2で示されていました。$1kg/cm^2$ = 100,000Pa = 100kPa
- 昔の英国式単位では、基本単位は右表のとおりでした。

---

[88] 相対圧力の値は、添え字"g"（英語のgauge：ゲージから）で示されます（例：$2bar_g$）。添え字としては、"e"（effective：有効圧力）、"rel"または"r"（relative：相対圧力）も用いられます（例：$2bar_e$、$2bar_{rel}$、$2bar_r$）。
[89] しばしば、kPaが相対圧力を示すために使われることがあります（$0kPa_{abs}$ = －$100kPa_{rel}$ = －$1bar_{rel}$）。本書では、kPaは絶対圧力を示すために用います。

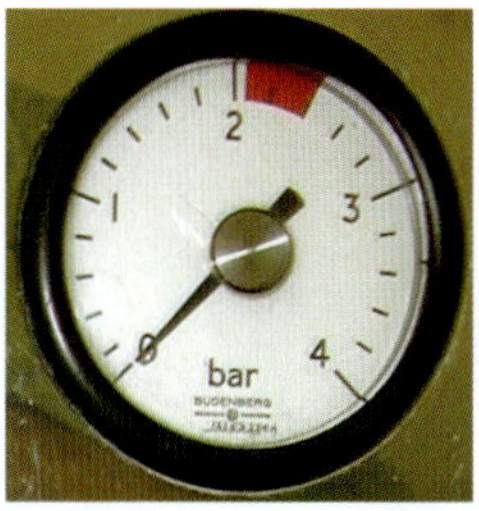

| bar$_g$の圧力計 | 正圧と負圧を計ることができるbar$_g$の連成計 | 滅菌器のbar$_g$の連成計 | bar$_g$とPSI単位の圧力目盛と温度目盛（F℃）とがある圧力計 |

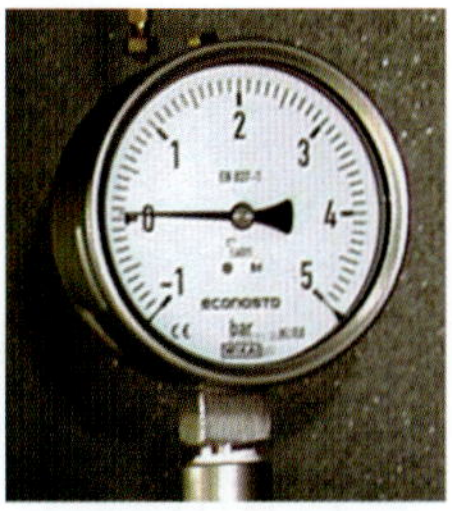

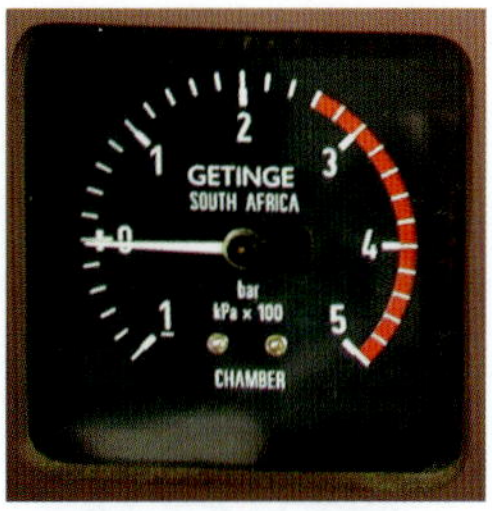

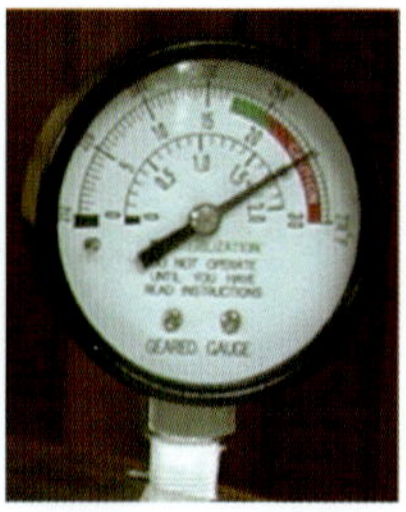

図10.8 滅菌機の圧力計

内容	単位	略称	SI単位との変換
力	ポンド	lb	1lb＝0.45kg＝4.5N
長さ	インチ	in	1in＝2.54cm
面積	平方インチ	in^2	1in^2＝6.45cm^2

この表では、圧力の単位は、ポンド毎平方インチlb/in^2（PSI）ということになります。

1PSI ＝ 0.0697kg/cm^2 ＝ 6.89kPa．

100,000Pa ＝ 14.22PSI ＝ 14.22lb/in^2（大気圧）

イギリスやアメリカの古い圧力計で、このPSI標記を見ることができます。

- また、「アトム（atm）＝ atmosphere」という単位も使われていました。これは、絶対圧力と相対圧力両方の単位として用いられていました。
- 絶対圧の単位として使われた時、大気圧は1アトム（atm）です。

  1アトム（atm）＝ 100kPa

  真空は、0アトム（atm）＝ 0Paです。

- 相対圧力の単位として使われた時、大気圧は0アトム（atm）です。

  0アトム（atm）＝ 100kPa

  真空は、－1アトム（atm）＝ 0Paです。容器内の圧力と大気圧を区別するため、"ato"が用いられています（大気圧より高い圧力）

低圧の気体圧力を示すのに、気体の圧で持ち上げられる水柱の高さ（水柱cm）が使われることがよくあります。水1cmを持ち上げる圧は100Pa（0.01N/cm^2）に相当します。たとえば、ガスオーブン内のガス圧は、8〜20水柱cm程度が望ましいとされています（例：11cmH$_2$O、H$_2$Oは水の化学式）。

注：かつてのMKS単位法では1cmH$_2$O ＝ 1gr/cm^2

- 血圧を測定する際には、水銀が使われ、持ち上げることができる水銀柱の高さ（mm）により圧力が示されます。かつては大気圧も水銀柱ミリメートルで表されていました。1水銀柱ミリメートルは1360Pa（0.136N/cm^2）、または13.6cmH$_2$Oと等しい圧力です。

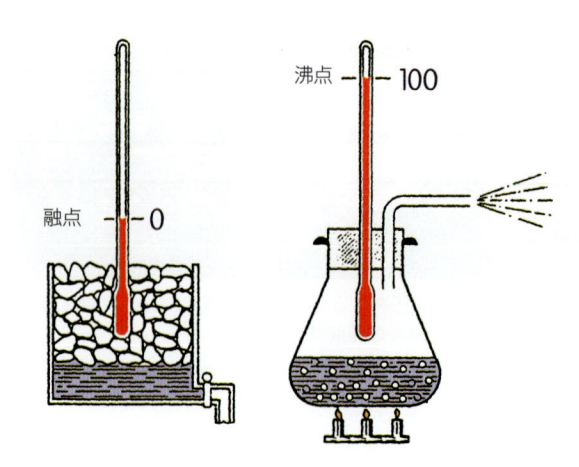

図10.9 氷の融点は0℃、水の沸点は100℃である。

資料5の表は、いろいろな圧力単位を SI 単位に変換するための換算係数です。また、圧力単位以外の換算係数も紹介しています。

10.4 温度と熱

次の実験をしてみましょう。

鍋に、1リットルの水を注いで下さい。蓋はせず、110℃まで計れる温度計があればそこに入れて下さい。鍋を火にかけ、水が沸騰するまでに何が生じるか注意深く観察して下さい。

次節では、水が沸騰する時に何が起きるのかを詳しく見ていきます。水の入った鍋を火にかければ、水温は上昇し続けます。これは火の熱エネルギーが水に伝わっているということです。

以下の2つを区別する必要があります。

- 水温
- 水に伝わった熱量

10.4.1 温度

「熱さ」の度合いを表したものが温度です。温度は、摂氏（℃）で示され、0℃は氷が融解する温度、100℃は海抜0mで水が沸騰する温度です。米国など他の国では華氏（°F）が用いられています。科学で使われる温度の公式な単位はケルビン（K）で、SI 単位でも K が温度の単位です。資料6は摂氏（℃）、華氏（°F）、ケルビン（K）の換算表です。

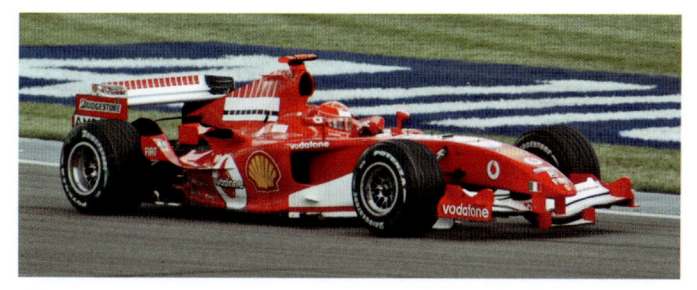

図10.10 車を走らせるためには、大量のエネルギーを変換する必要がある

10.4.2 熱

　熱は、エネルギーの一種です。エネルギーは光や電気のように数量化され、石油といった多くの化学物質はエネルギーを有し、仕事量を持っています。エンジンが動き、車が走るのは、シリンダー内の燃料が燃焼してピストン運動を生み出し、そのピストンの動きがクランクシャフトの回転運動に変換されるからです。

燃料・空気（化学エネルギー）⇨ 熱・力 ⇨ 機械エネルギー

　実際のところ、宇宙や地球上で起きるあらゆる出来事は、ある種のエネルギーが他のエネルギーに変換されるという事象と関わり合っています。アインシュタインは、物質それ自体までもがエネルギーの一種であることを示しました。しかし、ここでは熱が生み出すエネルギーにこだわってみましょう。

10.4.2.1 熱容量

　先の水をたたえた鍋を加熱すると、火がもつ熱エネルギーが鍋、そして水へと伝わっていきます。間もなく水が熱くなってゆきます。熱いのは、ある一定の熱量を含んでいるということです。熱容量は以下の要素によって決まります。

a. 温度
b. 水の量
c. 熱せられる物質（この場合は水）

それぞれを詳しく見ていきましょう。

a. 温度

　0℃から100℃まで昇温するためには、50℃から100℃まで昇温するに要する倍の熱量が

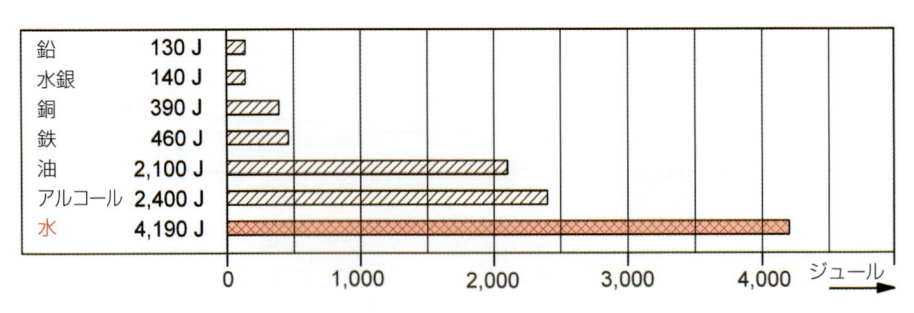

鉛	130 J
水銀	140 J
銅	390 J
鉄	460 J
油	2,100 J
アルコール	2,400 J
水	4,190 J

図10.11 材質による比熱容量の違い

必要であることは明らかです。

b. 水の量

鍋が大きく、水の量も多ければ、少量の水を熱する場合に比べて多くの水を熱する必要があるので、加熱により長い時間がかかります。1リットルの水を50℃から100℃に加熱する場合、500mlの水を加熱するのに要する倍の時間がかかります。

c. 物質の種類

さまざまな物質を加熱すると、一定の温度に達する時間が異なることがわかります。銅1kgの温度を1℃上げるためにかかる時間は、同量の鉄の温度を1℃上げる場合にくらべて短く、水の場合はさらにずっと長い時間がかかります。熱量の単位はジュール（J）[90]です。質量1gの水を1℃加熱するには4.2Jの熱量が必要です。これは、他の物質よりもはるかに大きい量であるため、ある温度の水が有する熱量は同温の他の物質よりずっと大きいのです。1kgの物質を1℃昇温させるのに必要な熱量を比熱容量と呼び、物質の種類によって異なります。物質ごとの比熱容量を比較してみましょう（上図）。

液体（水）の比熱容量はhf（heat capacity of fluid＝液体の比熱容量）で示されます。水（熱湯）は、多くの熱量を含み、さらに液体であることから、熱伝導に利用されます。たとえば、住宅の中央暖房システムなどへの応用です。清浄、除染、滅菌にも、この水の比熱容量が活用されています。

10.4.2.2 エンタルピー（熱含量）

物質が含有する熱の総量は、エンタルピー（熱含量）と呼ばれます。このエンタルピーは、温度だけでなく圧力の影響も受けます（後述）。本書では、0℃の水のエンタルピーをゼロとします。1kgの水を50℃にまで昇温させると、エンタルピーは $50 \times hf = 50 \times 4,200 = 210,000J$ または210kJとなり、100℃の場合だと、$100 \times hf = 100 \times 4,200 = 420,000J$ ま

---

[90] SI単位では、1ジュールを「1ニュートン（N）の力が、力の方向に物体を1メートル動かす際の仕事量」と定義しています。旧単位法では、熱の単位はカロリー（cal）でした。1カロリーは、1gの水を1℃昇温させる熱量とされ、1キロカロリー（kcal）は1kgの水を1℃昇温させるためのエネルギーでした。

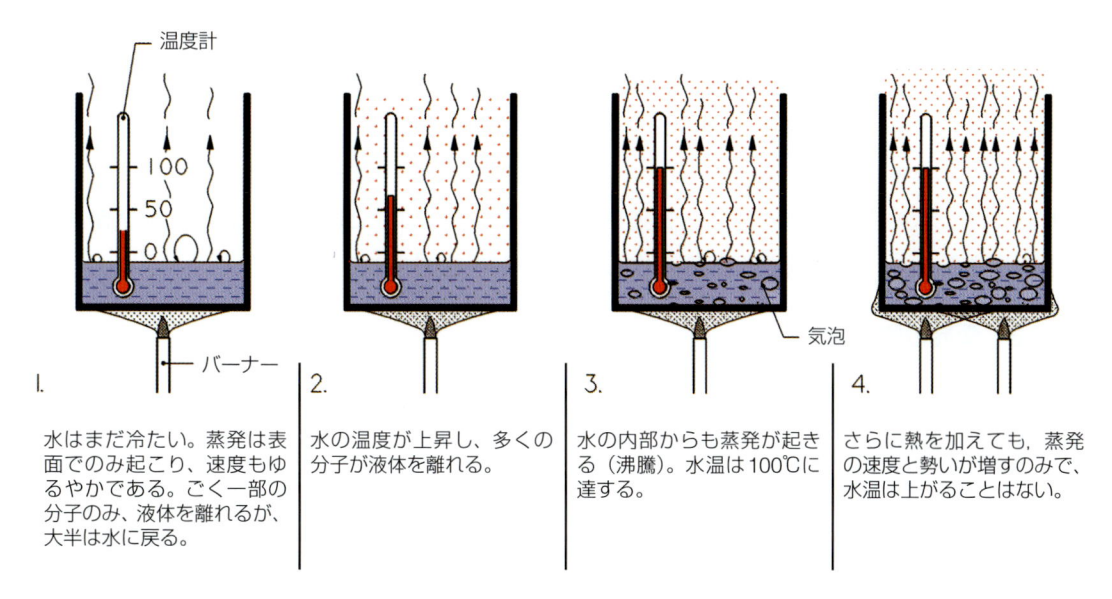

図10.12 沸騰するまで水を加熱する

1. 水はまだ冷たい。蒸発は表面でのみ起こり、速度もゆるやかである。ごく一部の分子のみ、液体を離れるが、大半は水に戻る。
2. 水の温度が上昇し、多くの分子が液体を離れる。
3. 水の内部からも蒸発が起きる（沸騰）。水温は100℃に達する。
4. さらに熱を加えても、蒸発の速度と勢いが増すのみで、水温は上がることはない。

たは420kJとなります。

10.5 水の蒸発（水蒸気）

水には、極めて特殊な性質があるようです。次に、加熱すると水がどのように反応するのかを見ていきます。

10.5.1 蒸発（水の加熱）

水は、放置すればゆっくりと、しかも確実に気体や蒸気となり、空気中に消えていきます。蒸発です。蒸発は水の表面から起こり、いかなる温度でも生じます。

水は、他の物質と同様、物質の最少の粒子である「分子」からできています。これらの分子は、水中で自由に動き回り振動していることから、一定のエネルギーを持っているともいえます。大半の水分子エネルギーは液体から逃げ去るほど大きくありません。しかし、一部の分子は動きが速いため、液体の表面から空中に脱け出します。これが液体の蒸発です。水が加熱されると分子の動きが速くなるのでより多くの分子が液体から脱することができるようになります。つまり、蒸発が早くなるということです。加熱させるにつれゆっくりであっても水温は確実に上昇します。

10.5.2 沸騰

水を加熱し続け、温度が上昇するとある時点から水が音を立てます。100℃前後まで加熱

すると、突如それまでにくらべて急激に蒸発が激しくなります。これが沸騰です。この温度では、水はもはや液体であり続けることができません。蒸発は水の内部でも起こり、蒸気が泡の形で水中から浮き上がり、水面から空気中に放出されます。加熱を続けても、蒸発がより早く激しくなるだけで、温度がそれより上昇することはありません。熱量はすべて蒸発に使われます。水の沸騰により生じた蒸気を水蒸気（スチーム）と呼びます。水と蒸気が同じ容器内にある限り、水蒸気と水蒸気が作られる水の温度は同じです。

10.5.3　蒸発の熱容量

沸騰が起きると、それ以上温度が上がらないことを学びました。すべての熱エネルギーが水の蒸発に使われるからです。水は水蒸気になる際に体積が大きくなり、1リットルの水は1,600リットルもの水蒸気になります。水が水蒸気に変わるのには膨大なエネルギーが必要です。他の液体に比べても、水を蒸発させるのに必要なエネルギーはずいぶん大きいのです。

アルコール	880 Joule/kg
エーテル	375 Joule/kg
ベンゼン	395 Joule/kg
水	**2260 Joule/kg**

1kgの水を水蒸気に変換するために必要な熱は、蒸発比熱容量（蒸発エンタルピー）と呼ばれます（記号：h_{fg}：液体を気体にするのに必要な熱量）。蒸発熱は、言わば蒸気に潜んだ熱であるので、潜熱とも呼ばれます。

10.5.4　凝縮

ヤカンで水を沸かすと、湯気が注ぎ口から出ているのが見えます。しかし、水蒸気は目に見えない気体で、目に見えているのは、実際にはごく小さな水滴の集まりなのです。沸騰中、注ぎ口のすぐ近くには何も見えませんが、そこに水蒸気があるのです。この水蒸気の温度は、沸騰した水と同じく100℃です。しかし、水蒸気がより冷たい空気に触れると温度が下がり凝縮します。これが、湯を沸かしたときに見える湯気の正体なのです。

> **Point**　凝縮とは、気体が液体の状態に戻る変化のことである

つまり、凝縮は蒸発の逆の現象です。

水蒸気は、たとえば冷たい物に触れて冷却されると、水蒸気のもつ熱は即座に接触した物体に伝導し、水蒸気そのものはその場で凝縮します（水に戻ります）。水の蒸発に必要であった熱は、水蒸気が水に戻る際に、再び外に放出されるという現象がここで実際に起こっているのです。

注ぎ口近くにある、眼に見えないものが水蒸気である。冷気に触れると細かな水滴の集まりになり、白い湯気が見える。

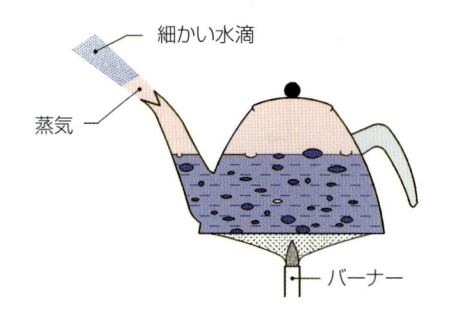

図10.13 ヤカンで水を沸騰させる

沸騰後一定時間が経過すると、チャンバー内の水の上の空気は蒸気とともに排気口から排出され、チャンバー内には純粋蒸気のみが残る。この蒸気が飽和蒸気と呼ばれるものである。

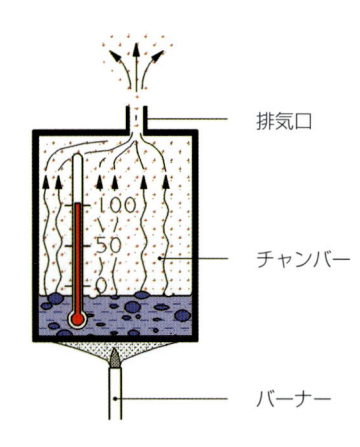

図10.14 飽和蒸気

> **Point** 蒸発に要する熱量は、水蒸気が凝縮して気体から水に戻る際に発する熱量に等しい

　水蒸気が温度の低い物体に触れて凝縮する際、凝縮熱（潜熱）はすべて放出され、物体に熱が伝わります。そのため、その物体の温度はたちまち上昇します。蒸気は、この高い凝縮熱を持つがゆえに、滅菌に適した滅菌剤とされるのです。蒸気は、ほんのわずかな量で簡単に物質を滅菌に必要な温度まで加熱することができます。

10.5.5 飽和蒸気

　蓋のない鍋で水を沸騰させるとき、水面上には空気の層があります。水が蒸発を始め沸騰すると水蒸気が発生し、その空気の層は押し出されます。もし、間違いなくすべての空気が押し出されたのであれば、水の上の空間には蒸気しかないことになります。この純粋な蒸気は「飽和蒸気」と呼ばれています。飽和と呼ばれるのは、ある一定の温度条件で、同空間にそれ以上水蒸気（気体となった水）を含みきれないからです。温度が下がれば、たちまち蒸

10. 滅菌剤としての蒸気　189

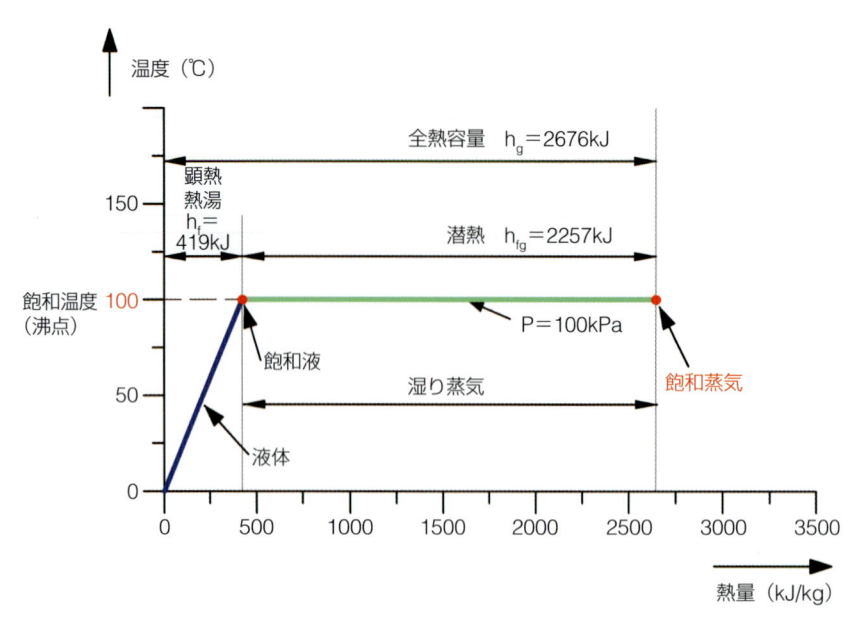

図10.15 大気圧下（100kPa）での水を加熱。水は100℃で沸騰する。さらに熱を加えても沸騰が続くだけで、温度はすべての水が蒸気に変わるまで一定のままである。すべての水が蒸気になり、他の気体が一切含まれていなければ、その蒸気は飽和蒸気と呼ばれる。

気は水へと戻ります。

　飽和蒸気は、蒸気よりも温度の低い物質に触れると直ちに凝縮し、熱を物質に伝え、急速に加熱します。このため、飽和蒸気は熱を伝導させるために最も効率が良く、物質を熱するのに用いられます。

> **Point** 飽和蒸気は滅菌工程においてその膨大な凝縮熱（潜熱）のため、もっとも効果的な熱担体である

蒸気の比熱容量

　1kgの飽和蒸気が有す熱容量（h_g）とは、水を100℃まで昇温するために要する総熱量（h_f）と、水の蒸発に要する熱量（h_{fg}）の合計です。言い換えると、$h_g = h_f + h_{fg}$です。これが飽和蒸気の比熱容量です。

10.5.6　蒸気の浸透力

　蒸気が水に変わる（凝縮する）際、その体積は急激に減少します。1,600リットルの飽和蒸気が、たった1リットルの水になってしまうのです。すると、周囲の蒸気が、凝縮が生じる1点に向かって強く吸い込まれます。そのため、たとえば滅菌パックの中で蒸気が凝縮すると、他の蒸気をパックの中へと吸い込むのです。つまり蒸気には繊維製品やその他のポーラス器材の深部にまで浸透する強い力があるのです（12章も参照）。

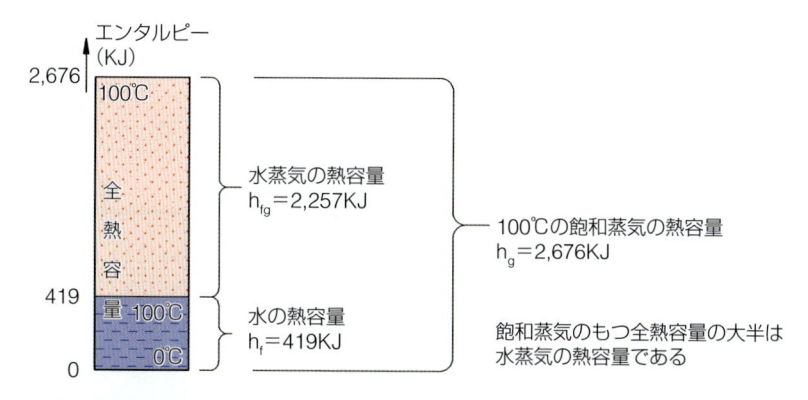

図10.16 100℃の飽和蒸気1kgがもつ熱容量

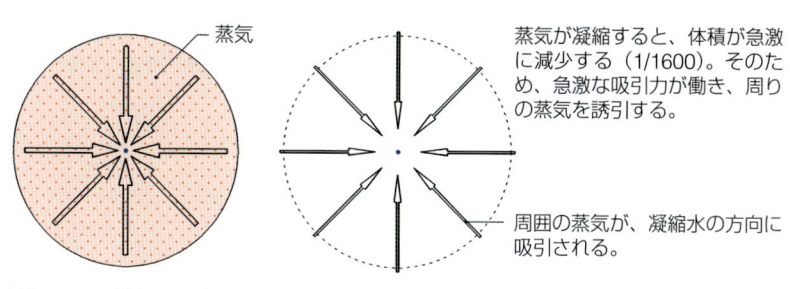

図10.17 蒸気の吸引力と浸透力

飽和蒸気がもつ特に重要な特徴は以下のとおりです。

- 飽和蒸気は最も湿度が高い蒸気です。水分があることが微生物を殺滅するのに最も重要な要素です（7.4.2. 参照）
- 少しでも温度が下がると、蒸気は凝縮して水になり凝縮熱を大量に放出します。
- 凝縮時に体積が変化するため、物品への浸透性が非常に優れています。
- 飽和蒸気の圧力と温度には固定的関係があります。その特性のため、水を蒸発させたり凝縮させたりする制御が容易です。

最後の特徴については、後ほど説明します。

10.5.7 100℃を越える蒸気を作るには

蒸気が、滅菌するものを加熱するのに非常に優れた媒体であることがわかりました。しかし、普通に沸騰させた水から出る100℃という蒸気温度は、すべての微生物を死滅させるには充分な熱さではありません。既述のとおり、微生物の芽胞の一部は沸騰する水に長くあっても死滅しません（例：破傷風菌など）。そのため、湿熱（蒸気）をさらに高温で発生させ

排気口（小）　　　　　　排気口（大）　　　　　　真空ポンプ

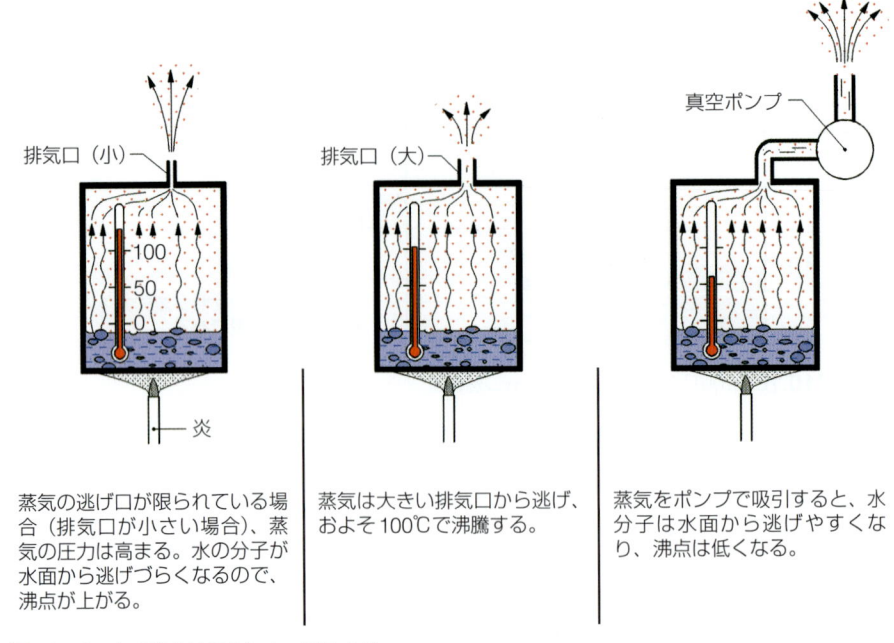

蒸気の逃げ口が限られている場合（排気口が小さい場合）、蒸気の圧力は高まる。水の分子が水面から逃げづらくなるので、沸点が上がる。

蒸気は大きい排気口から逃げ、およそ100℃で沸騰する。

蒸気をポンプで吸引すると、水分子は水面から逃げやすくなり、沸点は低くなる。

図10.18 水の沸点は圧力によって決まる。

る方法が必要です。

　蓋を開けた鍋でお湯を沸かしても、水温が100℃以上にはなりません。沸騰する水温を通常より上げるには、水蒸気が逃げないようにする必要があります。まず、逃げる蒸気量を少なくすると内部の圧力が上昇します。水は蒸発し難くなり、水から逃げ去ろうとした分子の多くが再び水に戻ります。蒸発の総量が減り、さらに高い温度でないと沸騰しなくなります。水面上の圧力が高いほど蒸発し難くなり、沸騰させるのにさらに高い温度が必要となります。これは逆もしかりで、真空引きにより水面上の圧力を低めれば水分子は水から逃げ出しやすくなり、蒸発しやすくなるのです。沸点が低くなるのはそのためです。

> **Point**　水[91]の沸点は水面上の気体（空気または水蒸気）圧力に依存する

　次の図10.19は、水面上の圧力を上げると水の沸点がどのように上昇するかを示しています。圧力が低下すると、沸点も低下します。このグラフは、「飽和水蒸気圧曲線（圧力P－温度T図式）」と呼ばれています。

　水面上の蒸発量を制御すれば、水面上の圧力、さらには沸点も制御できます。蒸気を全く逃がさず水を加熱し続ければ、圧力が高まり蓋を吹き飛ばしたり、容器が爆発したりする恐れさえあります。そのため、圧力が上がりすぎないように多少の蒸気を逃がすようにする必

91　水だけではなく、他の液体も同様です。

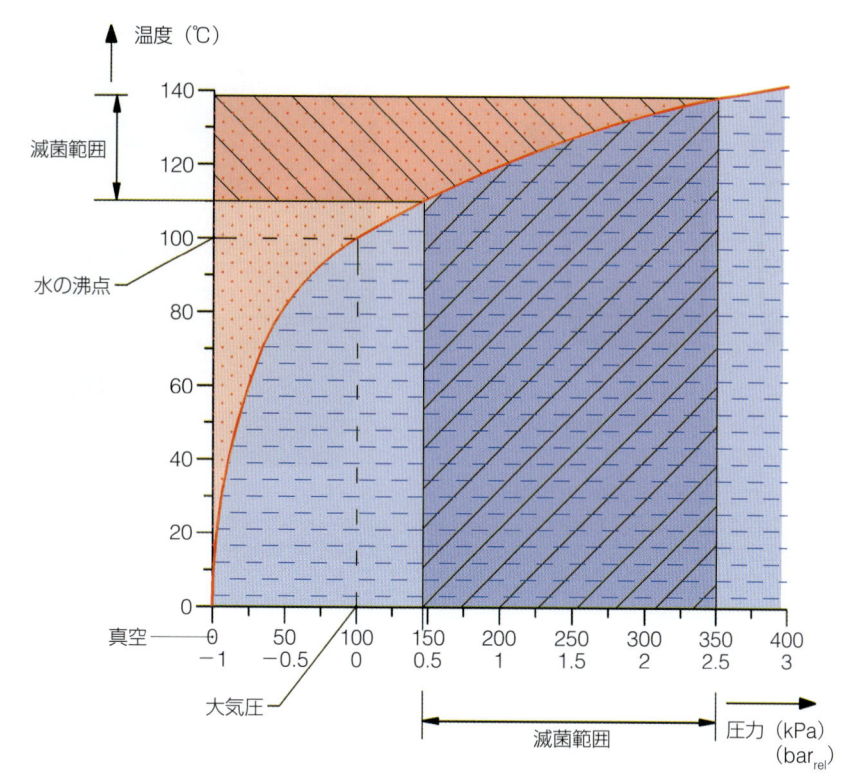

図10.19 飽和水蒸気圧曲線（圧力－温度）。このグラフから、水と蒸気の秘密を探ってみる。このグラフでは、温度や圧力が変わるとどうなるかがわかるようになっており、曲線が圧力ごとの水の沸点を示している。曲線の右側の圧力・時間では、水は主に液体のままである。たとえば、大気圧（100kPa）では、水は100℃に達するまで液体のままで、その後急激に沸騰を始めるが温度は上がらない。200kPaでは、水は119℃になるまで沸騰しない。圧力が下がれば、水の沸点が下がることもわかる。

要があります。安全な滅菌を行うために、340kPaの圧力で138℃を超えない温度が使われます。

適切に蒸気圧力を維持するのに、圧力制御バルブ（**図11.2**）や、蒸気発生器の加熱に必要なエネルギー供給を制御する圧力・温度センサー、スイッチなどの装置が必要となります。

10.6　水と蒸気の質

蒸気の質および水質はオートクレーブの運転に大きな影響を与えます。水質が悪いと腐食や目詰まりを生じ、故障してしまいます。蒸気の質が悪くて滅菌工程がうまくいかないこともあります。滅菌や洗浄、消毒に必要な水質と水の処理方法については8章をご覧ください。

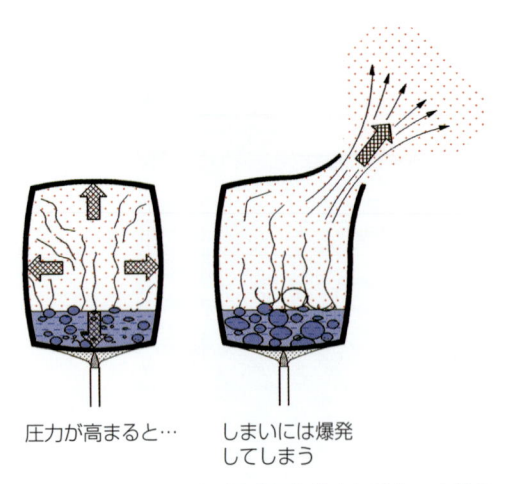

圧力が高まると… しまいには爆発
してしまう

密封された容器内で水が充分に加熱されると、内部の圧力が高まりすぎるため、容器は爆発してしまい、容器の一番弱い部分が吹き飛ぶ。こうなってはいけないので、圧力制御バルブなどの圧力制御装置が必要となる。

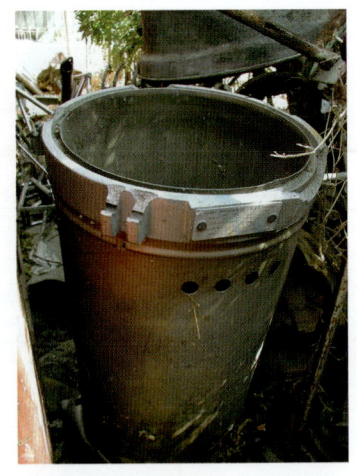

オートクレーブの破損例（アフリカ）。安全バルブがふさがれていたため、蓋が滅菌部門の天井を突き破って吹き飛んでいってしまった。ボルト付けされたヒンジや蓋がちぎれ、分厚い金属が割れているのがはっきりとわかる。

図10.20 密閉容器内で水を加熱するとオートクレーブは爆弾にもなってしまう。

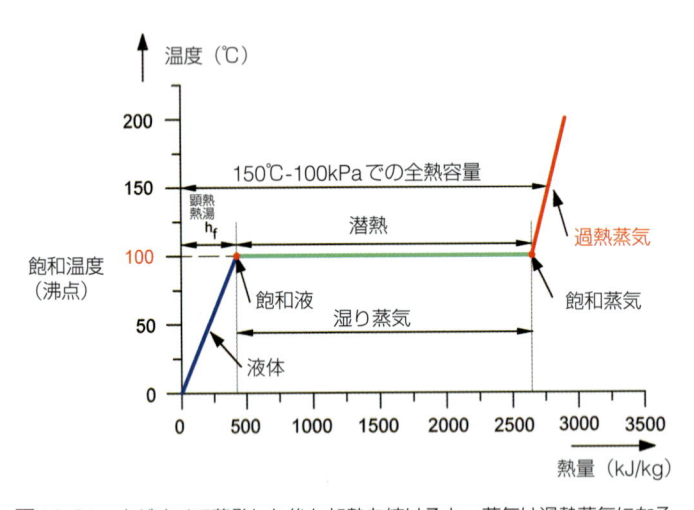

図10.21 水がすべて蒸発した後も加熱を続けると、蒸気は過熱蒸気になる。

10.6.1 蒸気の質：過熱蒸気、湿り蒸気、蒸気内の空気

過熱蒸気

加熱している間、容器に水がある限り、水と蒸気の温度は一定で沸点に留まっています。ある瞬間に水はなくなり、蒸気だけになります。さらに加熱し続けると、蒸気はさらに温度を上昇させ、飽和蒸気よりも温度が高くなります。そのためこうした蒸気を、過熱蒸気と呼

びます。

　密封した容器内で圧力が急激に高まるのは、水が蒸気に変わるからです。そのため、すべての水が蒸発した後では蒸気の体積がさほど増えず、圧力の上昇は水が残っていた時点に比べて、大幅に緩やかになります。過熱蒸気は、他の気体と同じような特性があるため、熱を他の物質に効率的に伝えることができません。空気にも劣るほどです。過熱蒸気は、凝縮熱を放出する前に凝縮できる温度まで下がる必要があり、この冷却に（飽和蒸気に比べて）余分な時間がかかります。凝縮に長い時間がかかるということは、水蒸気の体積が収縮するのにも長く時間がかかることになり、収縮により発生する真空吸引も弱くなるので浸透力も弱くなります。過熱蒸気の発生には余計なエネルギーも要するので、滅菌[92]には過熱蒸気は適していません。

湿り蒸気

　蒸気が温度の低い物体に触れると、熱を放出します。これは、蒸気が通る蒸気配管の内部でも起きます。蒸気の一部は凝縮し、細かい水滴ができます。配管の内部では、蒸気が高速で通るため、こうした水滴が蒸気とともに運ばれます。微細な水滴を含む蒸気は湿り蒸気と呼ばれます。湿り蒸気は凝縮によりすでに熱量の多くを失っているため、熱伝導効率が低いのです。

　湿り蒸気は包装材の孔を塞ぎ、包装、密封パウチされた器材への蒸気浸透を妨げます。布による包装も、包装の外側が濡れてしまうため同じ問題が起きます。蒸気が内側に浸透するのを妨げるのです。水が一種の障壁を作り、蒸気浸透を止めてしまうので、湿り蒸気は滅菌には適していません。

　湿り蒸気が惹き起こすもう1つの問題は、滅菌後に生じる被滅菌物の濡れです。湿り蒸気のせいで滅菌器内の物品が多量の水分を吸収してしまい滅菌工程が終了しても充分に乾燥せず、濡れたまま滅菌器から出てきてしまいます。

　湿り蒸気は、ボイラー（蒸気発生器）の不具合、蒸気配管の熱絶縁不良、蒸気トラップの欠陥などにより生じます（11.6参照）。滅菌器自体が湿り蒸気の原因になることもあります。たとえばジャケットの温度を低く設定している、ジャケットの温度が全く上がっていないなどの状況です。滅菌チャンバー内の蒸気はチャンバーの内壁で凝縮して滅菌物に降りかかるので、滅菌物が濡れて出てくることになります。

　水蒸気の質を測る目安の1つが乾き度で、水蒸気中に存在する完全に乾いた水蒸気の量のことです。蒸気が湿っていれば、それだけ乾き度は低くなります。滅菌では、水蒸気の乾き度は0.95を下回ってはいけません。つまり、1kgの蒸気のうち、0.95kgは乾いた蒸気で

---

[92] 産業分野では、タービン（蒸気圧で駆動する羽根が付いたプロペラ状の回転体）を回すために過熱蒸気が用いられます。タービンには蒸気が超高速で当たるため、わずかな水滴でもプロペラの破損につながることから、凝縮が起きないよう過熱蒸気が用いられるのです。タービンは、例えば大工場の発電機などあらゆる機械類を駆動させることができます。

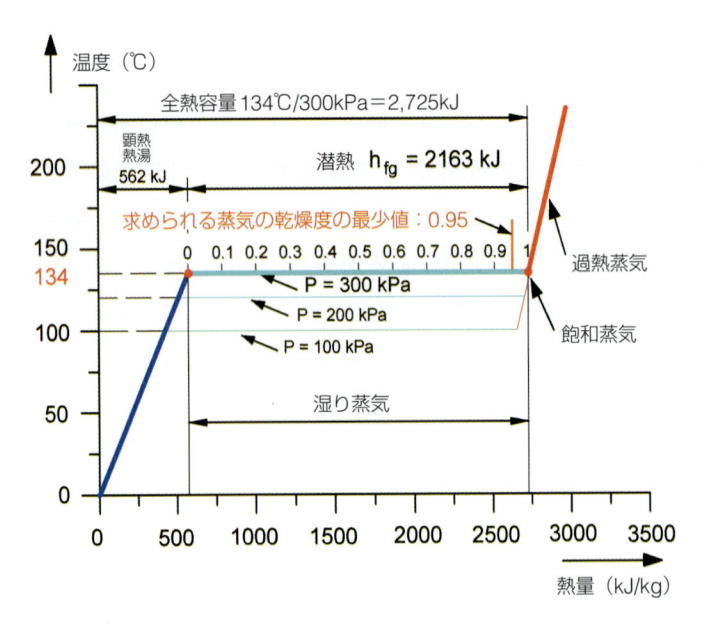

図10.22 300kPa下での水の蒸発。沸点（飽和点）は134℃である。滅菌用の蒸気は、最低でも乾燥度0.95でなくてはならない。これは、水の95%が蒸気に変換されていなければならないということである。

なければなりません。言い換えれば、0.05kgを上回る水があってはならないということです。蒸気供給システムには、蒸気トラップ、蒸気セパレーターなどの蒸気から水を分離する装置が必要です。

> **Point** 過熱蒸気も湿り蒸気も滅菌には適していない

蒸気中の非凝縮性気体（NCG）

　他の液体と同様、水も通常は一定の気体を含んでいます。これは、ビールや炭酸飲料のボトルに蓋をして振ってみればよくわかります。蓋（栓）を空けると、炭酸ガスの泡が大量に飛び出します。このガスは、微小なガス粒子として液体に溶け込んでいるのです。つまりガスは（液体として）凝縮した形にならずに水中に存在しているのです。日常生活（オートクレーブ内でも）で利用する温度ではこのような気体は凝縮しません。そのため、非凝縮性（Non-condensable＝凝縮できない）気体と呼ばれます。

　こうしたガスを含む水から水蒸気を作ると、純粋な水蒸気は作れず、水蒸気とガスが混合した水蒸気になります。今まで見てきたように、こうしたガスは熱伝導を妨げるので、滅菌用蒸気のもとになる水に含まれるガスの量は極力少なくしなければなりません。

　蒸気滅菌で使用する水および蒸気の質に関するCEN推奨値は、EN285に記載されています。

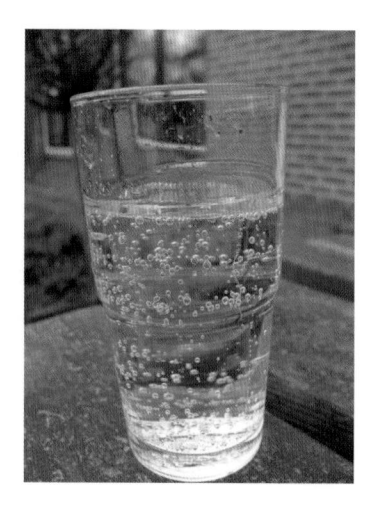

図10.23 ソフトドリンク中の非凝縮性気体（炭酸ガス）[93]の泡

表10.2 蒸気滅菌の標準的な滅菌時間

温度帯 （℃）	圧力			滅菌時間 （分）
	P_{abs}（kPa）	P_{abs}（bar）	P_{gauge}（bar）	
115-118	170-190	1.7-1.9	0.7-0.9	30
121-124	210-230	2.1-2.3	1.1-1.3	15
126-129	240-260	2.4-2.6	1.4-1.6	10
134-138	310-340	3.1-3.4	2.1-2.4	3

10.7 標準的な滅菌時間と温度

蒸気滅菌は、必要な温度の飽和蒸気が、滅菌物に必要な時間だけ、直接曝露したときのみ、うまくいったと言えます。**表10.2**は、滅菌の標準的な時間 – 温度 – 圧力の数値一覧を示しています。

滅菌供給現場での標準的な滅菌時間は、310kPa で134℃ 3分です。

93　二酸化炭素（CO_2）は、ソフトドリンクに広く用いられるガスですが、−78℃ でのみ（気体から直接）固体化します。そのため室温では、まず凝縮することはありません。それゆえ、室温や、当然ながらそれより高温の滅菌に用いられる場合でも、非凝縮性気体の状態で存在します。

10. 滅菌剤としての蒸気

11. ベーシックな蒸気滅菌器

　近年の蒸気滅菌器は、ISOやCENに規定される多くの規格に準拠しなければなりません。しかし、そのシステムの中心を成しているのは、旧型と共通の基本パーツです。本章では、滅菌器の基本型がどのように作られていったのか、そしてそれが如何に近年中央材料室で運用されているコンピュータ式自動制御のオートクレーブに進化していったのかを順に学んでいきましょう。まず、手動式のオートクレーブの基本型について学びます。その多くは、遠隔地や、電力や水の供給が全くない、あるいは充分でない場所で用いられ、スペアパーツや熟練したサービスマンの調達もままならないような災害エリアなどで現在も運用されています。また後述しますが、こうした滅菌器は管腔（ホロー）器材、ポーラス（多孔性）器材の滅菌用としては適していません。本章では、滅菌器の回路図（配管図）に用いられるさまざまな部品の配管図記号も紹介していきます。

　12章では、管腔器材やポーラス器材の滅菌における問題点に焦点を当てます。このように章立てで理解することにより、滅菌技術の基礎を学ぶことができます。さまざまな工程管理システムについて学び、14章では国際規格に準拠した滅菌器の必要条件について理解を深めていきます。

11.1　ベーシックなオートクレーブの設計

　前章では、高温の蒸気を作ることができることを学びました。これは蒸気滅菌工程の基本的な必要条件です。蒸気滅菌器は、以下のような部品を主として構成されています。

- 蓋とガスケットのある圧力容器
- 圧力調整バルブ
- 安全バルブ
- 空気除去システム

11.2　圧力容器

　蒸気によって高圧になるので、強度のある容器と頑丈なカバー（蓋）の中で水が加熱されなければなりません。そのような高圧蒸気滅菌用の容器をオートクレーブ、そして被滅菌物が置かれるスペースを滅菌チャンバーと呼びます。

　主たる容器と蓋の間でリーク（漏れ）が起きないよう、間にはガスケットがあります。普通、ずっしりとした蝶ナットで容器と蓋をしっかりと固定し、ガスケットでリークを防ぎま

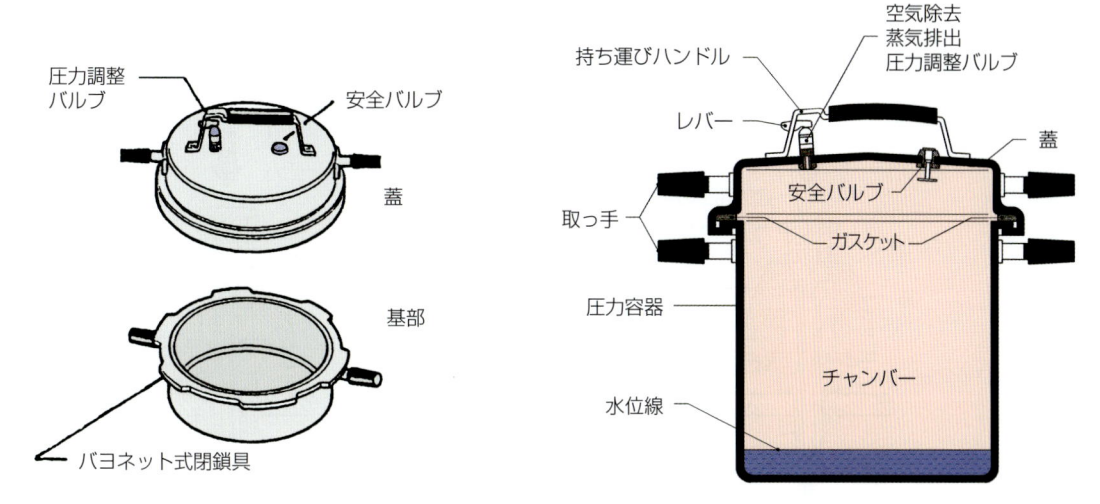

図 11.1 圧力容器。オートクレーブの基本部分で、この方式は、小型の卓上オートクレーブ。バヨネット式で蓋を固定する。

す。他の機種では、カメラのレンズ取り付けのようなバヨネット式と専用ガスケットが用いられ、ねじで止めることなく素早く密閉できる仕組みとなっています。この方式は、小型の卓上オートクレーブでよく見られます。

11.3　圧力と温度の制御

　圧力は、適切な値を保たなければなりません。ベーシックなオートクレーブでは、直接蒸気の圧力で、圧力調整バルブを動かして圧力調整を行います。最も単純な圧力調整バルブは、蒸気の圧力で錘(おもり)を持ち上げ、通気口が開く仕組みになっています。充分な高圧に達すると、蒸気の押し上げる力が錘の重さを上回るために錘が持ち上がり、通気口から蒸気が逃げる仕組みです。このようにして、圧力は目標の値で一定に保たれます。錘を変えて、バルブが開く圧力を変更できます。

　スプリング（ばね）の力でバルブを密閉している機種もあります。蒸気の圧力が高まり、ある一定の圧になるとバルブが開き、圧力差分の蒸気が逃げる仕組みです。スプリングの力を調整することで、バルブが開く圧力を設定できます。最新の滅菌器では、温度や圧力をセンサーで検知し、供給熱量を調節し、滅菌の各工程で必要な温度・圧力に達するまでチャンバー内の圧力を調整します。このような制御システムの場合、圧力と温度はそれぞれ専用のセンサーによって検知されます。オートクレーブの加熱システムによって、熱量を制御するために以下の装置が用いられます。

- 加熱エレメントへの電力供給の ON/OFF
- バーナーへの燃料供給用バルブの開閉
- 蒸気供給バルブの開閉

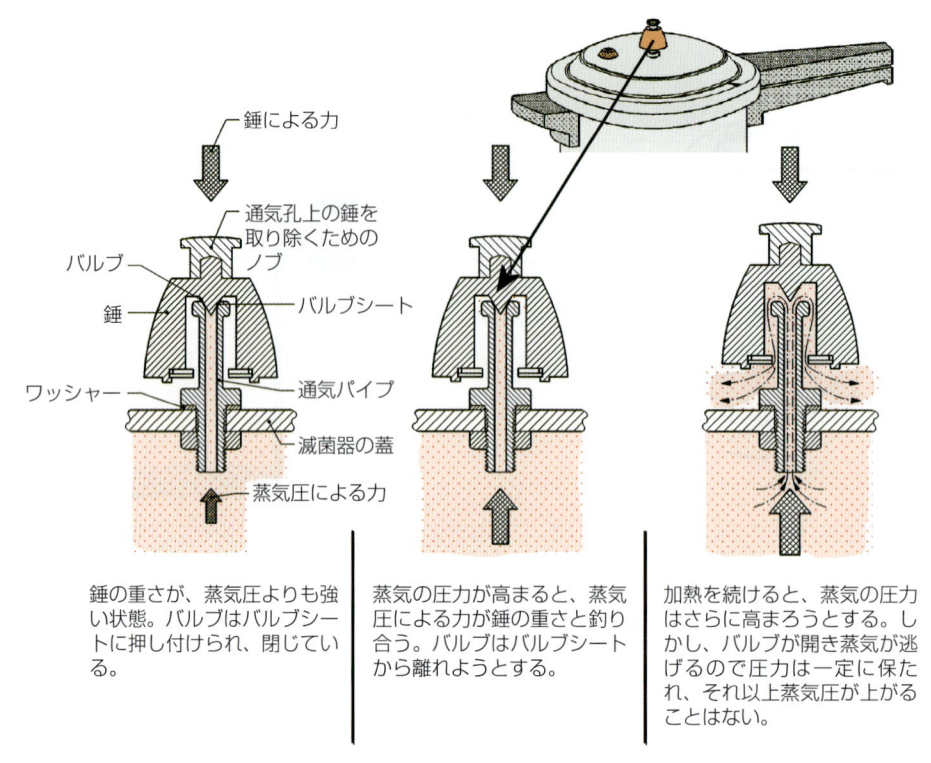

図11.2 圧力調整バルブ。錘式。小型のオートクレーブ（圧力鍋など。図11.15も参照）などで使われている仕組み。正しい作動のために、バルブはしっかり鉛直に取り付けられる。錘の重さによって開放圧が変わる。

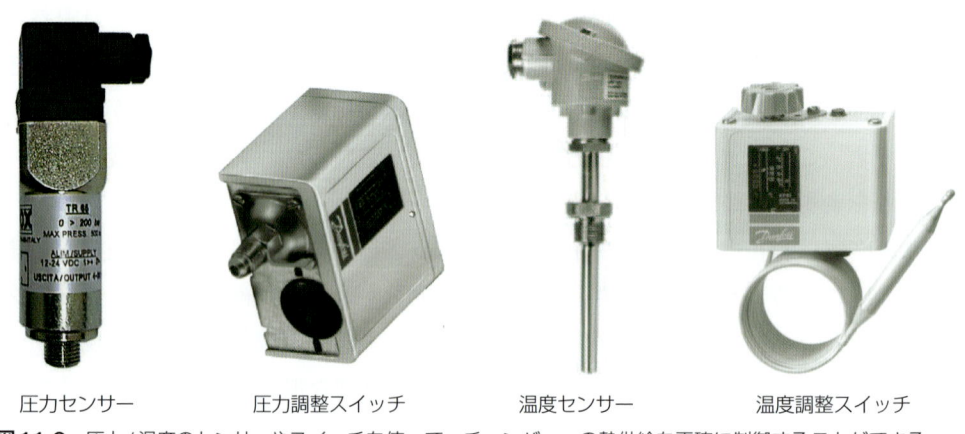

（左）錘の重さが、蒸気圧よりも強い状態。バルブはバルブシートに押し付けられ、閉じている。

（中）蒸気の圧力が高まると、蒸気圧による力が錘の重さと釣り合う。バルブはバルブシートから離れようとする。

（右）加熱を続けると、蒸気の圧力はさらに高まろうとする。しかし、バルブが開き蒸気が逃げるので圧力は一定に保たれ、それ以上蒸気圧が上がることはない。

図11.3 圧力／温度のセンサーやスイッチを使って、チャンバーへの熱供給を正確に制御することができる。

圧力センサー　圧力調整スイッチ　温度センサー　温度調整スイッチ

このようにして、温度や圧力を極めて正確に調整できます。滅菌器が蒸気発生器（12.7参照）で発生した蒸気で加熱される場合、蒸気供給は電動バルブの開閉により行います。工程制御の方法の詳細については、13章も参照してください。

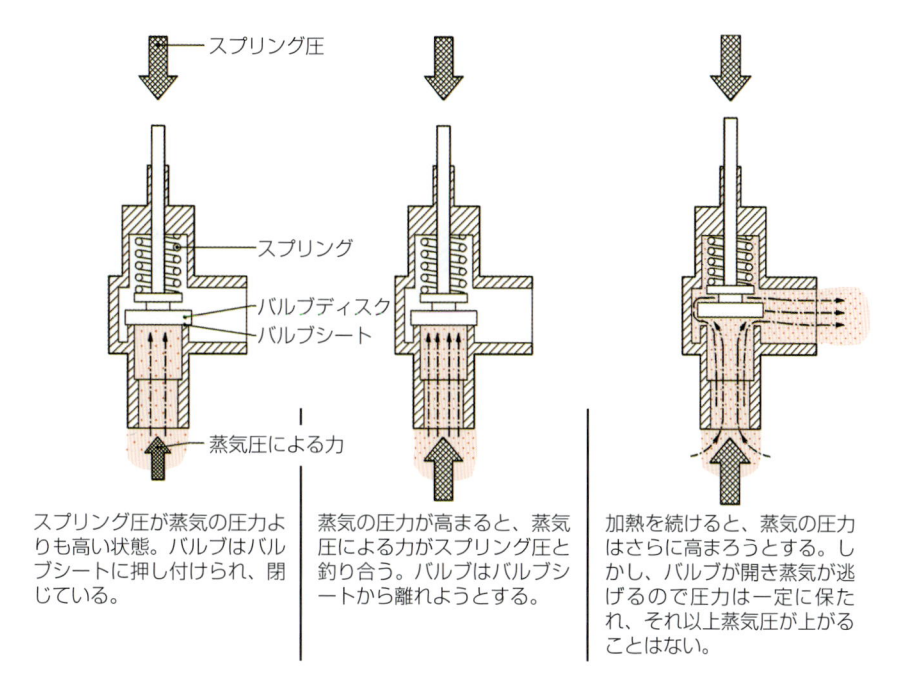

図11.4 圧力調整バルブ。スプリング式。錘式と同じ仕組みで作動する。スプリングの力によりバルブの開放圧を変えることができ、またどの箇所にも取り付けができる。

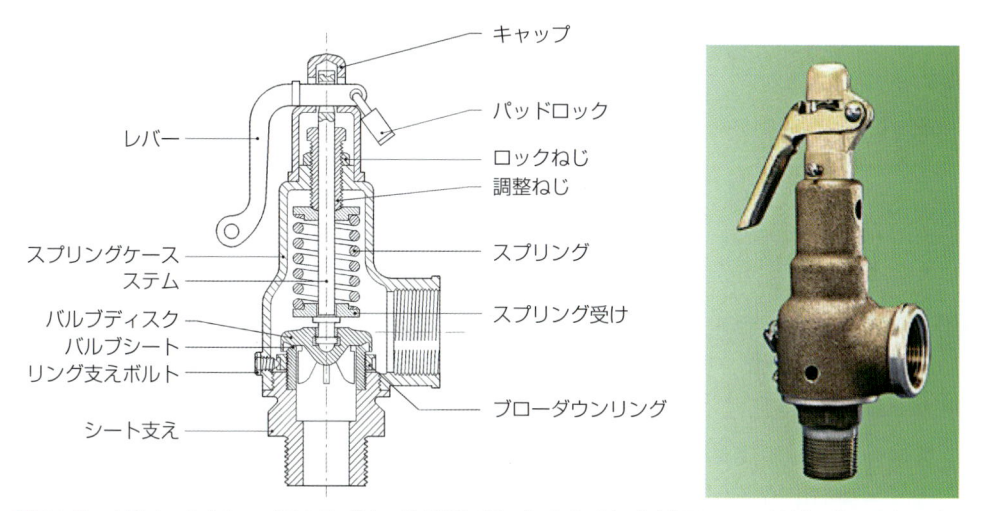

左：スプリング圧が蒸気の圧力よりも高い状態。バルブはバルブシートに押し付けられ、閉じている。

中：蒸気の圧力が高まると、蒸気圧による力がスプリング圧と釣り合う。バルブはバルブシートから離れようとする。

右：加熱を続けると、蒸気の圧力はさらに高まろうとする。しかし、バルブが開き蒸気が逃げるので圧力は一定に保たれ、それ以上蒸気圧が上がることはない。

ラベル：スプリング圧、スプリング、バルブディスク、バルブシート、蒸気圧による力

図11.5 大型オートクレーブ用のスプリング式調整バルブ／安全バルブ（英国 Birkett 社製。ポップ式376）

ラベル：キャップ、パッドロック、ロックねじ、調整ねじ、レバー、スプリング、スプリングケース、ステム、スプリング受け、バルブディスク、バルブシート、リング支えボルト、ブローダウンリング、シート支え

11.4 安全バルブ

　圧力調整バルブが動かなくなる可能性もあります。すると蒸気は逃げ場を失い、圧力が高まりすぎて容器は爆発してしまいます。それを防ぐため、予備のバルブ（安全バルブ）が付

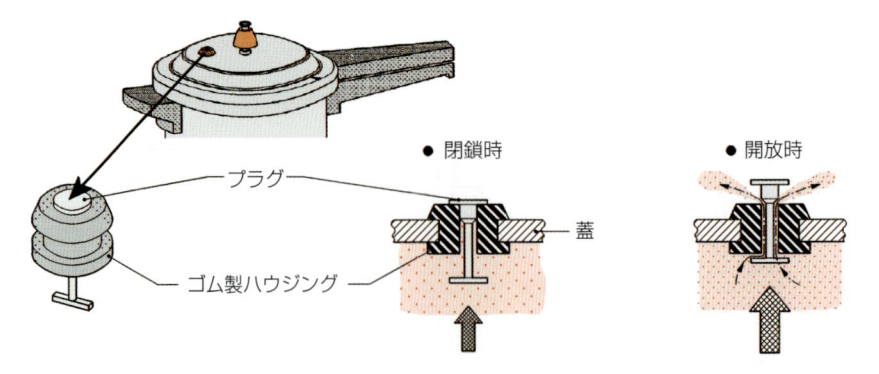

図11.6 小型オートクレーブ/圧力鍋用の安全バルブ。プラグ式バルブ。圧力が大きくなりすぎた場合、プラグが抜けて蒸気を逃がす。

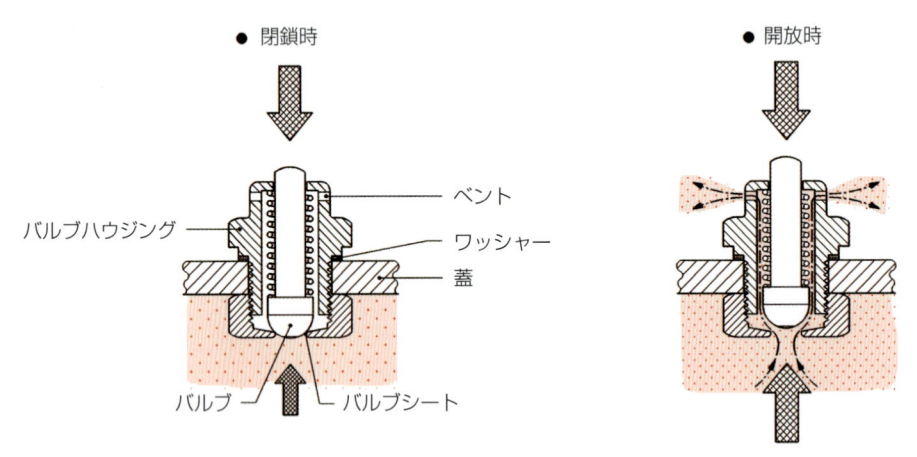

図11.7 小型オートクレーブ用の安全バルブ。スプリング式。スプリング式の圧力制御バルブと同じ原理で作動する。

いていることがあります。通常の圧力調整バルブが機能しないとき、この安全バルブが蒸気を逃がします。多くの国ではこの予備の安全バルブが法的に義務付けられています（圧力容器安全規則）。この安全バルブは、通常のバルブと構造は同じですが、通常のバルブよりも高い圧力で開くよう設計されています。

メモ：製造元によっては、圧力調整バルブをそのまま「安全バルブ」と称しています。これは、予備の圧力調整バルブがついていない、古い型式の書類上に見られる表現です。

11.5 滅菌時間の制御

最も単純な手動式滅菌器では、滅菌時間を計るのに時計やストップウォッチを使います。しかし、規格に準拠するためには、オートクレーブには電気式または電子式タイマー（13、14章参照）が備わっていなければなりません。手動式を使う場合、滅菌時間の計測は適切な温度・圧力に達したときに初めて計測を開始することを忘れないでください。チャンバーと被滅菌物が滅菌温度に保たれている時間が滅菌時間で、滅菌保持時間と呼ぶこともあ

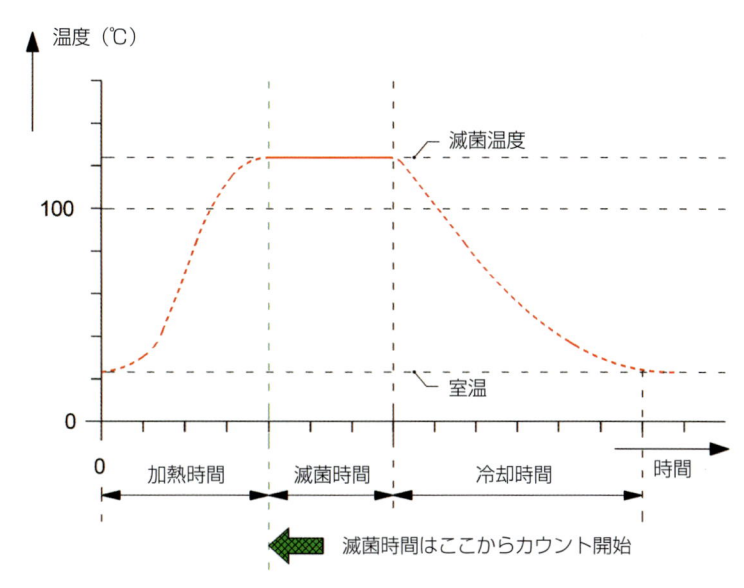

図11.8 滅菌時間は、滅菌温度に達した時点で計測が始まる。

ります。

11.6 滅菌チャンバー内の空気

　前述のように、湿熱は乾熱にくらべて遥かに大きなエネルギー（熱量）をもっているため、高い熱伝導性があります。実際に、乾熱による滅菌では湿熱による滅菌よりも非常に長い時間・高い温度が必要であることを学びました。オートクレーブを操作するには、まずこの点を押さえておかなければなりません。

　被滅菌物を積みつけする時点で、オートクレーブ中には空気が存在します。この空気は蒸気と被滅菌物との間でバリアのように働き、滅菌すべき器材を蒸気の熱から阻みます。空気が中に残っていると熱が効率的に伝わらなくなり、滅菌は安全に完了しません。つまり、容器が閉じて圧力が上昇する前に、空気を除去する必要があります。この、チャンバーから空気を抜くことを空気除去と呼び、脱気とも言います。非常に単純なオートクレーブでは、水がグラグラと沸騰するまでチャンバーのバルブを開放して空気を除去します。オートクレーブが熱せられる間、空気の大半は蒸気により空気除去バルブより押し出されていきます。水が沸騰するときには蒸気のみが噴出し、チャンバー内のほとんどが蒸気で満たされます。そこで、バルブを閉じ圧力を上昇させます。高性能なオートクレーブでは、蒸気がチャンバー内に注入される前に真空ポンプで空気除去を行います（12章参照）。

蒸気トラップ：自動空気除去装置

　高性能なオートクレーブには、自動空気除去装置「蒸気トラップ」が備わっています。これは、アルコール混合物などが満たされたベローズ（**図11.9**）によって駆動する方式のバ

図11.9 自動空気除去装置の蒸気トラップの作動原理。ベローズは、どの圧力下においても水の沸点（大気圧では100℃）よりもわずかに低い温度で膨張するように設計されている。

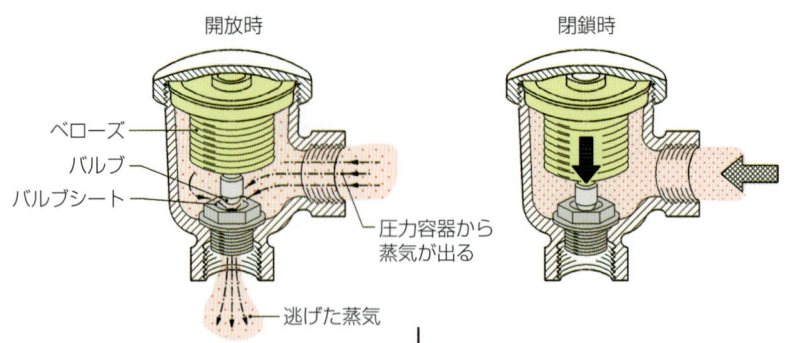

開放時：ベローズを通じて逃げる蒸気が沸点（大気圧では100℃）以下の時、バルブが開いている。

閉鎖時：沸点に達すると、ベローズは拡張しバルブは閉じる。蒸気はバルブとつながった容器内に密封され、容器内の圧力は上昇する。

ラベル：ベローズ、バルブ、バルブシート、圧力容器から蒸気が出る、逃げた蒸気

ルブです（最新の機種ではベローズはなく、より耐久性の高いエレメントやカプセルが代わりに取り付けられています。図11.10、12.13参照）。ベローズ内部の液体は、水よりもわずかに沸点が低いものが選ばれます。水の沸点（大気圧では100℃）よりもベローズ周りの温度が低い間は、ベローズが縮んでおりバルブが開いているため、空気と蒸気はバルブ内を自由に通うことができます。バルブを通る蒸気の温度が沸点直前になるとベローズは膨張し、バルブを自動的に閉じる仕組みです。これにより、飽和蒸気をチャンバーに閉じ込めます。このような蒸気トラップが備わったオートクレーブでは、水が沸騰したあとに手動でバルブを閉じる必要がありません。つまり、空気除去は自動的に行われます。

しかし、蒸気トラップがあるからといってすべての空気をチャンバーから除去することはできず、考えなければいけない問題が他にもあります。

蒸気トラップには、凝縮水を自動的に排出する働きもあり、飽和蒸気がトラップに達すると閉じるようになっています。しかし、蒸気よりも温度の低い凝縮水がトラップに達すると、ベローズは温度が下がって収縮し、トラップが開き、凝縮水を排出します。凝縮水がすべて排出されると、蒸気がトラップに達してベローズが膨張するためトラップは閉じ、蒸気の逃げ道を塞ぎます。このようにして、蒸気トラップは自動の凝縮水排出装置としても機能するわけです。これは蒸気トラップが滅菌器で果たす2つ目の重要な役割です。凝縮水を排出するために、蒸気トラップは滅菌器内または配管システムの最下端に取り付けられています。図12.14、12.22、12.26、14.15も参照してください。蒸気トラップの役割をまとめると以下のとおりです。

- 空気を除去する
- 凝縮水を排出する
- 飽和蒸気を逃がさない

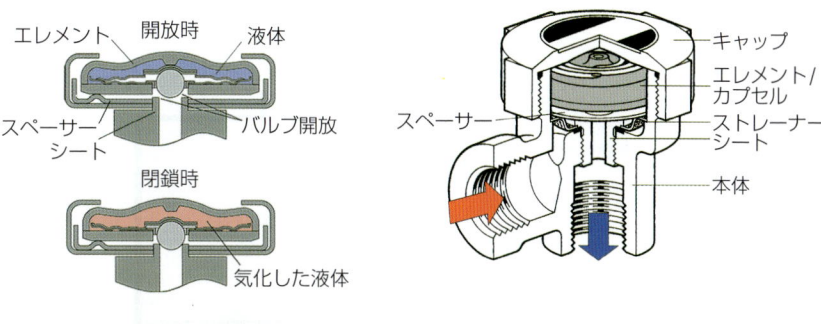

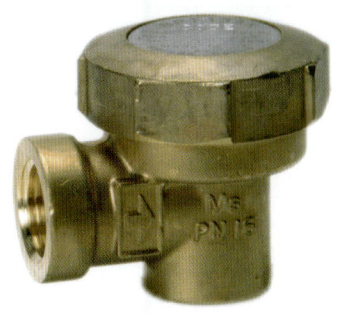

図11.10 蒸気滅菌器用の最新の蒸気トラップ。ステンレス製のエレメントが取り付けられている。図12.13も参照。

11.7　空気の層（空気の層形成）

　空気は同一温度下では飽和蒸気の約2倍の質量があります。空気と蒸気がチャンバー内に導入されると、蒸気は油が水上に浮くように空気の上に浮きます。つまり、空気と蒸気は混ざりません。この蒸気と空気の層の形成が「層形成」と称されます。

　蒸気をチャンバー内にまんべんなく浸透させるには、下層の空気を除去しなければなりません。空気を除去しないと、容器や管腔（ホロー）器材[94]などの滅菌の際に問題が生じることがあります。容器の開口部を上向きに置くと、容器の底に空気がたまり、蒸気が浸透しないおそれがあります。そのため、滅菌器に積み付けする際には、ボウルや容器は開口部を下向きにして逆さまに置く必要があります。そうすれば、空気が下降し、蒸気が入りやすくなるからです。また、空気の抜けが良くなるよう、物をぎゅうぎゅうに積み付けしないようにすることが必要です。空気が下降するこの現象を「下方置換」と呼び、この置換は蒸気と空気の質量の差を利用するため、「重力置換」とも称されます。通常は、空気、次いで蒸気がチャンバーの最下端にある小さな排出口から流れ出ます。

　重力置換式による空気の除去はかなりゆっくりであるため、空気が下降して蒸気とともに排出されるまでには時間がかかります。例えチャンバー内の蒸気が滅菌温度に達していても、容器内や包装材の中心はまだ滅菌温度より低いおそれがあります。なぜなら、空気が中

---

[94] 片端が開放状態で、内腔の直径が器材の全長よりも小さいとき、その器材または物を管腔器材と呼びます。詳しい定義はWeb上（chuzai.jp）の用語集を参照してください。

蒸気は空気よりも比重が軽いため、蒸気がチャンバーに入ると、蒸気は空気の上方に滞留する。

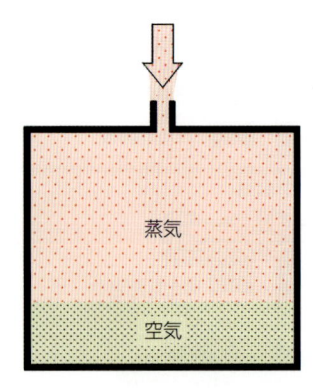

図11.11 空気層の形成

開いた形状の容器だと空気が溜まる。そのため、容器は上下さかさまに置く必要がある。重い空気は下に沈み、比重の軽い蒸気と置き換わる。これが、重力置換法である。蒸気が全体にいきわたるようにするために、滅菌物間には十分なスペースがなければならない。

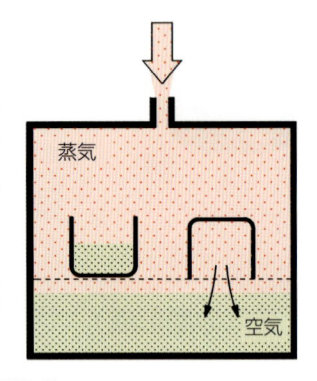

図11.12 下方置換式（重力置換式）

に残っているためです。空気除去は、包装物同士の隙間に余裕を持たせて積み付けをしたり、包装物の大きさを制限したりすることで改善できます。未包装の被滅菌物や液体ボトルの滅菌は、重力置換式の滅菌工程が一般的です。

重力置換式は、かつて中央滅菌材料部で使われていた、旧式で単純なオートクレーブの空気除去法です。この方式では現在の中央材料室で使われている包装物から空気を効率的に除去することは決してできません。

> **Point** 重力置換式で空気を除去する滅菌器は、非管腔器材や、瓶詰めの液体の滅菌にのみ適している

ISOやCEN規格では、多孔性（ポーラス）器材や管腔（ホロー）器材の滅菌には、重力置換式よりも効率的な空気除去の方法が必須とされています。詳細は12章を参照してください。

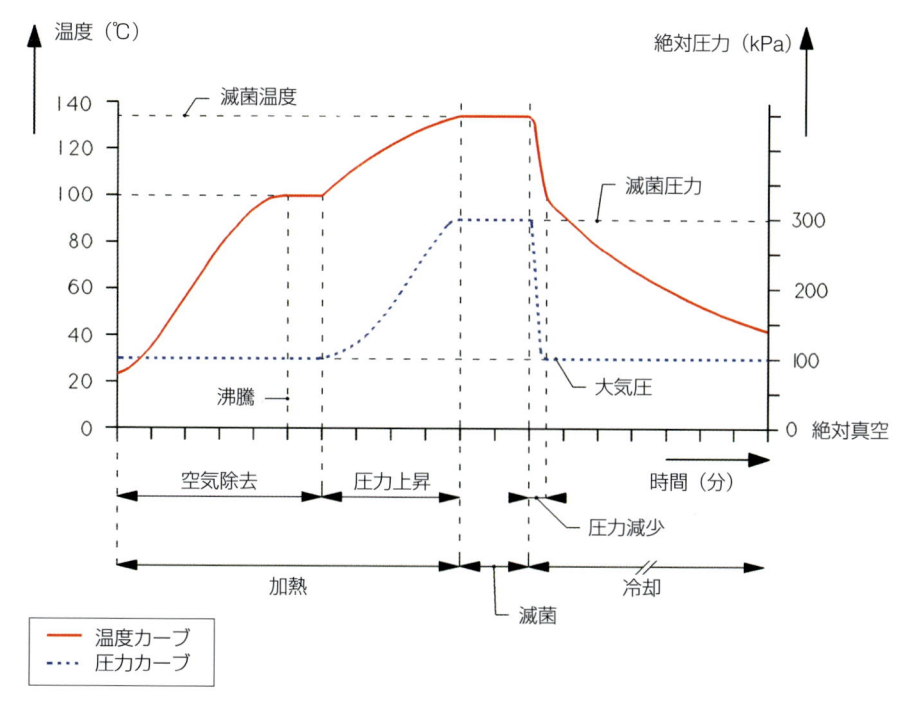

図11.13 滅菌工程中のチャンバー内温度・圧力（時間−温度曲線、圧力−時間曲線）

11.8 重力置換式滅菌の基本工程

重力置換で空気除去をする滅菌工程は、以下の段階を踏みます。

a. 水の加熱と空気除去
   水が沸点である100℃まで加熱されます。加熱中、空気はチャンバーから排出されます。より効率的な空気除去をするために、100℃に達した後も沸騰はしばらく継続され、チャンバー内の空気は蒸気とともに排出されます。
b. 圧力上昇：滅菌温度まで昇温します。バルブを閉じて滅菌器を密閉すると、圧力と温度は必要な水準にまで上昇します。
c. 滅菌時間（滅菌保持時間）：この時間中、温度と時間は滅菌に必要な水準に維持されます。この時間は滅菌時間としても知られています。
d. バルブを開いて蒸気を逃がし、圧力を大気圧まで下げます。蒸気が逃げると圧力は下がります。
e. 被滅菌物を冷まします。

11.9 配管図の紹介

滅菌器を図示する時、配管、バルブ、ポンプ、容器やその他の部品などを正確に描き込も

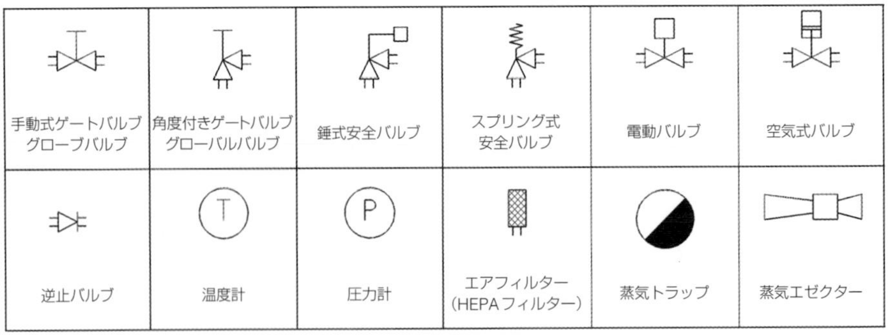

図11.14 基本となる配管記号。プロセス工学で用いる機器の図示には、標準化された記号を使用する。記号のリストは、本書の資料9で確認することができる。

うとすると図は複雑になりすぎてかえってその作動原理もわかりづらくなります。オートクレーブをはじめ、器械類の構造を理解する際には、プロセス産業では部品ごとに標準化された記号を用いるのが一般的で、バルブ、ポンプ、計器類などそれぞれに記号が存在します。記号の意味を理解すれば、器械の仕組みをよりたやすく理解でき、図も単純になります。こうした、配管や部品などを記号で示した図を、「配管図」といいます。

次節では、さまざまなオートクレーブの原理や構造をこの配管図を用いて説明していきます。プロセス工学と同様に、電子工学の世界でも電気・電子部品を図示するためにこのような記号が用いられています。具体的には電気回路図です。オートクレーブの図示には、一般的に配管図と電気回路図両方が用いられます。

11.10 オートクレーブの基本型（圧力鍋）

オートクレーブの基本型には、最低でも以下の部品があります。

- 耐圧容器（蓋、閉鎖機構、ガスケット付）
- 圧力調整バルブ
- 空気除去バルブ
- 安全バルブ

熱源は、電気、ガス、石油、石炭から薪まで、さまざまなものが使えます。

旧式の小型滅菌器は、小規模クリニックや診療所で今でも使われていることがあります。主な部品は上述のとおりです。

基本的なオートクレーブがどのようなものか見てみましょう。最も単純なオートクレーブは圧力鍋です。

圧力鍋では、圧力バルブと空気除去バルブが一体となっています。沸騰前は通気パイプが開いており、沸騰すると、通気パイプの上に錘が載り、所定の圧力でのみ蒸気を逃がす仕組

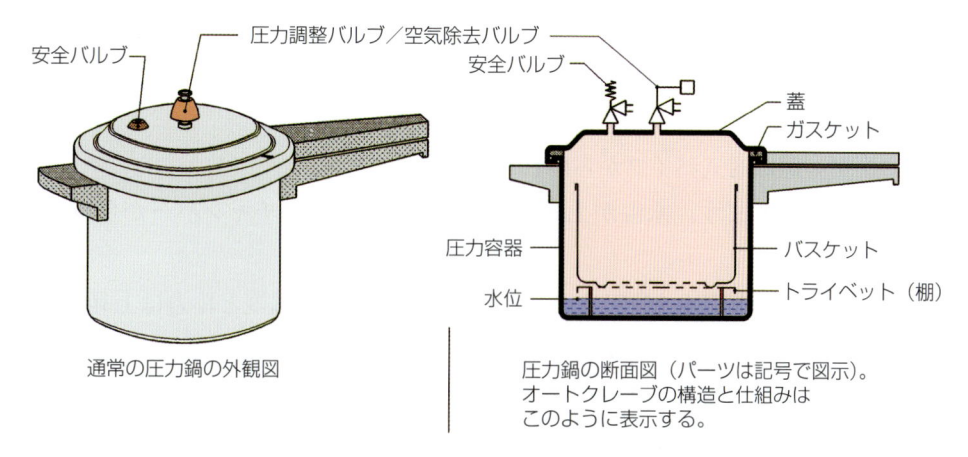

図11.15 オートクレーブの基本、圧力鍋。バヨネット式の閉鎖機構がついている。図11.1も参照。

みになっています。

　圧力鍋にはものを入れるためのバスケットが付いています。また、穴の開いた金属盤「トライベット」がついており、これは水より上にものを置くための中敷きです。トライベットは片面のみ脚がついていて、その面を下側にすると、上に乗せた物が水に漬いて濡れることがありません。

被滅菌物から凝縮水を取り除く

　蒸気が被滅菌物に触れると、凝縮し水になります。この凝縮水はそのまま被滅菌物を伝って底に流れ落ち、再び沸騰して蒸気となります。

圧力鍋の滅菌工程

　非管腔器材や、非ポーラス器材を圧力鍋で滅菌することは可能ですが、それは国際規格に準拠した滅菌器の工程管理における技術的要求を満たしてはいません（国際規格については14章を参照）。

　しかし、滅菌工程の基本を理解するために、圧力鍋を滅菌に応用するための手順を説明します。できれば、自分でその工程を一度試してみてください。その際に、以下の点に留意してください。

> **Point** 圧力鍋の底には常に充分な水をいれておくこと

　この水は加熱され、滅菌用蒸気となります。水がないと鍋の中の物は焦げ付き、鍋自体が破損してしまいます。

圧力鍋を滅菌器として使う際の掟

1. 適量の水を注ぎます。
2. 被滅菌物をトライベット上のバスケットに入れます。
3. 蓋を閉めます。錘は通気パイプから離れた状態です。
4. ヒーターを ON にします。水温が上昇し、水が沸騰し空気がチャンバーから抜け始めます。
5. 空気除去バルブから蒸気を5分間逃がした後、錘を載せると温度と圧力は上昇します。
6. 蒸気がバルブから音を立てて抜けるようになったら、所定の圧力に達した状態です。この時から滅菌時間を計測し始めます。滅菌時間中は、鍋からかすかに音が出ている状態になるよう、熱量を調整します。
7. 滅菌時間が経過したら、ヒーターを止めて鍋を冷まします。
8. 確認のために、錘を引き上げます。まだ蒸気が出るようであれば、さらに冷まします。火傷には充分注意してください。
9. 錘を引き上げても蒸気が出なくなったら、蓋を開け、中身を取り出すことができます。

11.11　基本的な卓上式（ポータブル）オートクレーブ

圧力鍋に入りきらない大きなものを滅菌する際には、「卓上式オートクレーブ」を使います。より使いやすくするため、また滅菌工程を確認するために追加の部品を付け足すことができます。

部品	機能
圧力計	チャンバー内の圧力を計ります
温度計	チャンバー内の温度を計ります
別の空気除去バルブ	チャンバーから空気を除去します
サイフォンパイプ付きの蒸気排出バルブ	滅菌終了後、水と蒸気を排出します。水を排出すると、乾燥効率が高まります。

これらのオートクレーブは、通常はどのような熱源で加熱してもかまいません。電気式のヒーターが内蔵されているものもあります。ばらばらの包装物、シリンジのラック、針[95]、小さめの滅菌バスケット、カストなどを滅菌することができます。蒸気が包装を通り抜けて被滅菌物に直接達することが肝心です。

---

[95] WHO（世界保健機関）/UNICEF（国連児童基金）/UNFPA（国連人口基金）による、注射の安全に関する共同声明では、すべての国において2003年末からワクチン用にディスポーザブルのシリンジを使うことと、これらのディスポーザブルシリンジ、ワクチン、安全箱（針刺し防止機構がついた、AD シリンジ、針その他の注射器部品の収集／廃棄用ボックス）が1組として供給されることを強く推奨しています。WHO－UNICEF、予防接種用 AD シリンジ使用に関する共同声明（WHO/V&B/99.25）。英語原文版1999年12月、2003年重版。

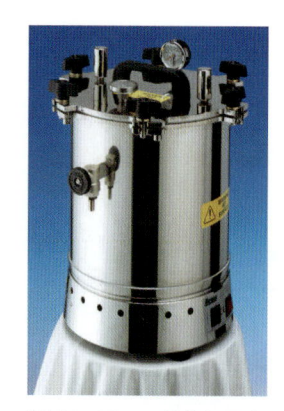

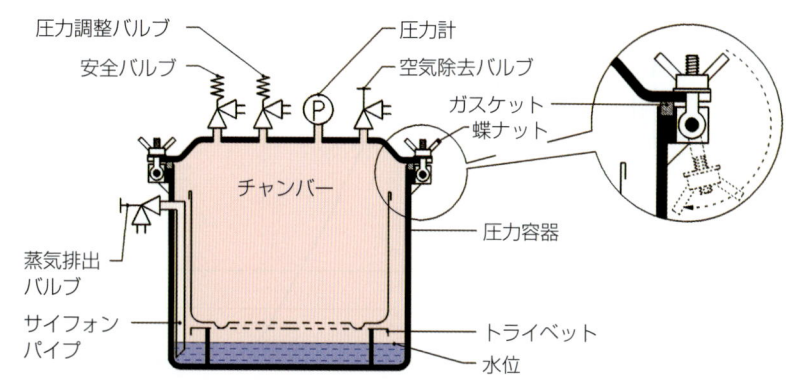

図11.16 一般的な用途の卓上式オートクレーブ。小型のバスケットを1つ収納することができる。チャンバーは約28cm、深さは約25cm程度。クリニックや大病院の（中材以外の）小部門内で用いられる（英国ディクソン社の「ST1528」）。滅菌終了後、蒸気は蒸気排出バルブから排出される。残留した水がサイフォンパイプから排出されチャンバーの乾燥を促進する。

滅菌前にチャンバー内の空気が概ね除去されているかを確認する実験
- 卓上式滅菌器で通常の滅菌工程を行います（**図11.16**）。
- 蒸気排出バルブをゆるめ、チャンバー内の圧を逃します。
- チャンバー内の圧力が大気圧近く（0.1bar程度）まで下がったら、蒸気排出バルブを再び締め、オートクレーブの温度が下がるまで放置します。
- 圧力計で、チャンバーが真空状態にあることがわかります。まだ蓋を開けることはできません。
- 空気除去バルブを開くと、圧力が大気圧まで上がり、蓋を開けることができるようになります。

解説
　チャンバー内の圧力が上昇しはじめる前に水は沸騰しており、チャンバー内の空気の大半は空気除去バルブ、その後圧力調整バルブを通じ排出されます。水面上にあるのはほとんどが飽和蒸気です。ここで蒸気排出バルブを閉めたまま容器の温度を下げると、水面上の飽和蒸気は凝縮します。蒸気が凝縮水になると体積が大幅に減少するため、チャンバー内には真空が生じます。チャンバー内に残っていたのが全て空気だったとすれば、真空にはならなかったはずです。

真空工程による乾燥の改善
　チャンバーの温度下降により生じた真空により、被滅菌物の乾燥が大幅に促進されます。真空引きにより被滅菌物上の水分は蒸散し（詳細は12.4参照）、蒸散した蒸気は温度が低い滅菌器の内壁に当たり凝縮します。真空深度や真空維持時間によって、被滅菌物の乾燥は大

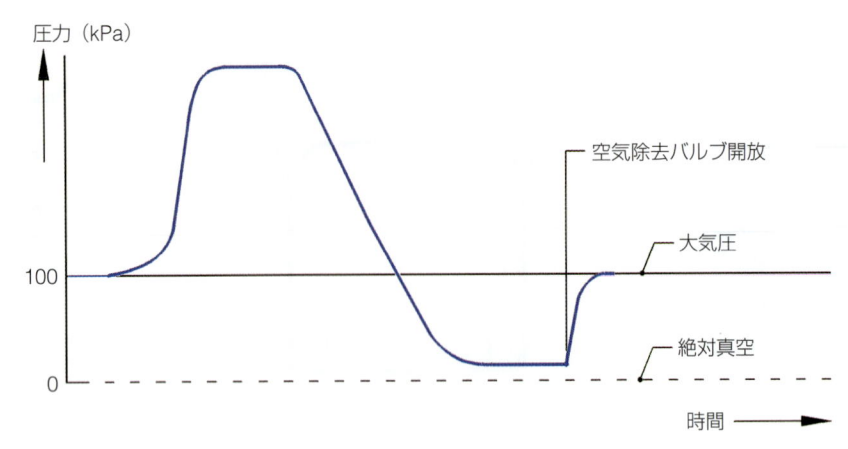

図11.17 冷却中に空気除去バルブを閉じたままにしておくと、チャンバー内が真空状態になる。この真空を乾燥の促進に利用する。

幅に改善します。このとき、被滅菌物が滅菌器の内壁に接触していないことが肝心です。また、真空状態を解くために、滅菌器には追加の吸気（真空破壊）バルブが必要で、このバルブはフィルターを通った無菌空気が一方通行で入る構造になっています。フィルターはHEPAフィルターであるべきです。

11.12　容量が大きいベーシックなオートクレーブ

病院で多量の被滅菌物を処理するには、圧力鍋や卓上滅菌器では小さすぎるので、容量をもっと大きくしなければなりません。このように設計されたオートクレーブは1つだけ圧力容器（チャンバー）を備えており、単層（ノンジャケット式）オートクレーブと呼ばれます（ジャケット式オートクレーブについては12.7を参照）。この方式のオートクレーブの基本的仕組みは圧力鍋とほとんど同じで、圧力鍋と同様の重要な部品があるのがわかります。形状が微妙に異なり、大きくなっていても、基本的には以下のような同じ構造です。

- 蓋・ガスケット付きの圧力容器（チャンバー）
- 圧力調整バルブ
- 安全バルブ
- 空気除去バルブ

正確な工程管理と、操作性向上のため、以下の部品が追加されることがあります。

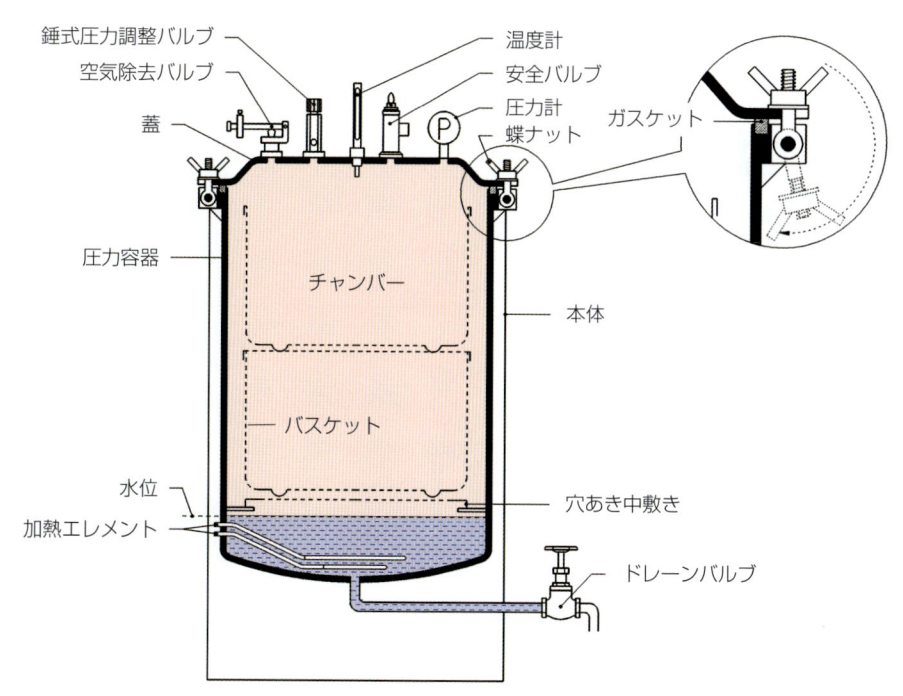

図 11.18 比較的小規模な医療施設で用いられる、容量が大きめのベーシックなオートクレーブ。（平山製作所製、型式 HL36e。寸法 36×60cm）この型式は、たとえば滅菌バスケットや直径 35cm ×高さ 30cm のカストを 2 つ収納することができる。カストの間には、蒸気が通るように隙間を開ける。

部品	機能
ゲージグラス	オートクレーブ内の水位を確認します。通常は目盛りがあり、滅菌サイクルの開始時に必要な水量がわかるようになっています。
圧力計	オートクレーブ内の圧力を表示します
温度計	オートクレーブ内の蒸気温度を測定します。通常、圧力調整バルブに通じる配管の中に設置されています。
蒸気排出バルブ	滅菌時間が終了した後蒸気を排出するためのバルブで、場合によっては、空気除去バルブと共用されます。通常、バルブの出口は蒸気を屋外に逃がすための排気管につながっており、蒸気の熱と湿気が作業場に流れ込むのを防ぎます。なお、圧力調整バルブの蒸気排出口についても、同じ工夫が施されています。
ドレーンバルブ	通常、オートクレーブ下部の水は、容器内の汚れや残留物を取り除くために排出されるべきものです。もし、オートクレーブが毎日頻繁に使用されるのであれば、この凝縮水の排出も毎日行わなければなりません。

　製造元が異なれば、構造も微妙に異なります。正確な使用方法については、滅菌器に同梱のマニュアルを参照してください。

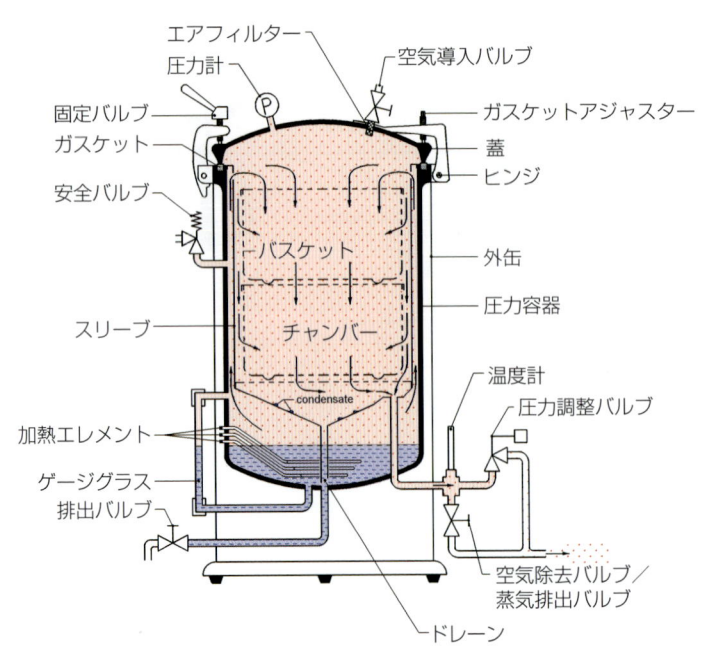

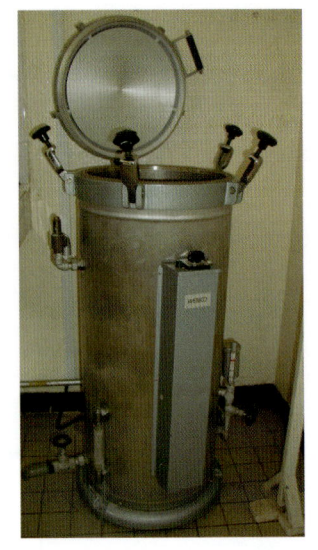

図11.19 チャンバーに上方から蒸気が入るオートクレーブ。直立式（ドイツ Webeco 製、モデル C。チャンバー寸法 40×60cm）。蒸気はスリーブ上部の孔から滅菌チャンバー内に導入され、チャンバー最下端のパイプを通じてチャンバーから排出される。このため、チャンバー内で蒸気が上部から底部まで流れることにより空気との重力置換を促し、空気除去を容易にする仕組みになっている。

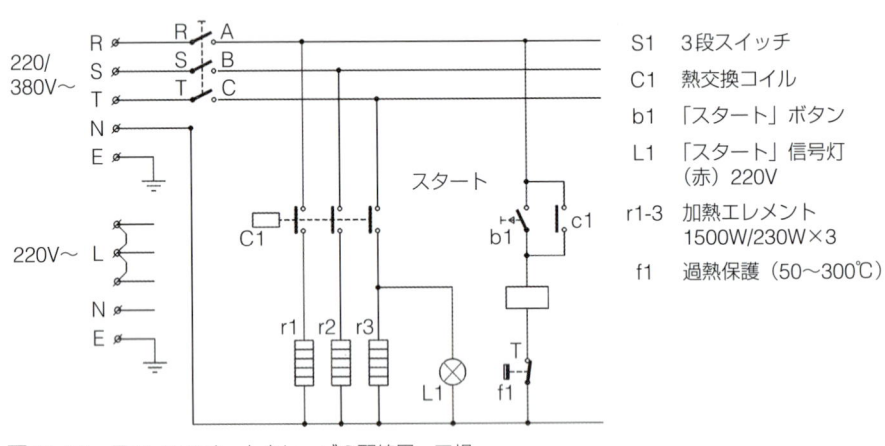

S1　3段スイッチ
C1　熱交換コイル
b1　「スタート」ボタン
L1　「スタート」信号灯（赤）220V
r1-3　加熱エレメント 1500W/230W×3
f1　過熱保護（50～300℃）

図11.20　図11.19のオートクレーブの配線図。三相。

11.13　上方からチャンバーに蒸気が入るオートクレーブ

　重力置換を効率的に行うため、蒸気はチャンバー上方から導入されるのが理想的です。このために、圧力容器内にはスリーブ（袖のような仕組み）が設置されています。蒸気発生部分は、スリーブの上部にある孔を介して滅菌チャンバーに常に繋がっているよう設計されています（**図11.19**参照）。まず蒸気が上昇し、スリーブの孔を通じて滅菌チャンバーに入り

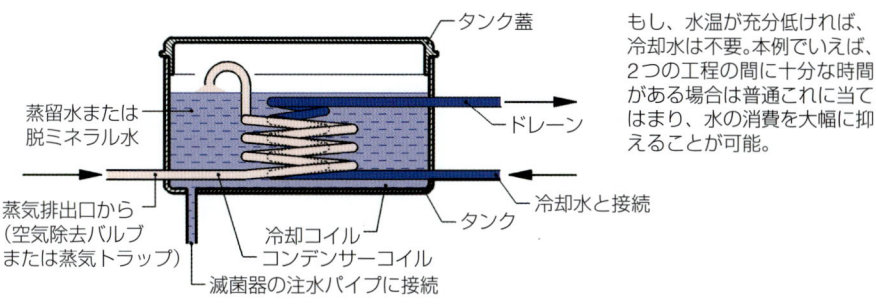

図11.21 蒸気コンデンサ

込みます。空気は蒸気より重いためチャンバー下方に移動し、蒸気圧で押し出され、チャンバー最下端の空気除去パイプから外に排出されます。滅菌する機器の中および周囲の空気も蒸気が上から下へ流れてゆくので、より簡単に除去することができます。

11.14 蒸気コンデンサの活用

オートクレーブ滅菌には、良質な水から発生させた良質な蒸気の安定供給が求められます。幸いにして、オートクレーブ自体から排出された使用済みの蒸気は、蒸気コンデンサを通すことで充分で良質な水として再使用できます。タンク内では蒸気が冷水で冷却され、蒸気は再び水に戻ります（凝縮）。この水はリサイクル（再利用）できます。このようにして、高品質の水の消費を大幅に抑えることができます。このシステムは、水質が悪かったり、または水資源が限られる地域などで特に有益です。しかし、最低でも一週間に一度は、水を補充し、時間経過による堆積を防ぐことが薦められます。排出蒸気の再利用は卓上のオートクレーブでもよく行われます。13章では、蒸気コンデンサがついたオートクレーブについて学びます。

11.15 天候や高度の影響

錘式やスプリング式の圧力調整部品で滅菌器が制御されている場合、チャンバー内で達成される圧力は、チャンバー内の圧力と、チャンバー外の圧力＝大気圧との「圧力差」に依存します。大気圧が低い場合、チャンバー内の圧力も低くなり、大気圧が高いと、滅菌チャンバー内部の圧力も高くなります。

しかし、大気圧は、標高と天候によって決まるので、滅菌サイクルの条件も天気と標高に左右されます。この方法で運転されるオートクレーブは、大気圧が高いとき、つまり天候が良いときほど滅菌性能が高くなります。このような滅菌器はお天気オートクレーブとして知られています。

しかし、オートクレーブの性能は設置される場所の気候や標高に左右されるべきではありません。そこで、優れた設計によるオートクレーブは、チャンバー圧力を絶対圧力で制御し

表11.1 大気圧と水の沸点は標高によって変わる。圧力の差異で駆動する圧力調整バルブ（スタンダードな錘式・スプリング式の圧力調整バルブやプレッシャースイッチ）で制御される滅菌器の場合、標高が高くなるにつれ滅菌温度は低くなる。同じ滅菌温度を得るためには、標高が高くなることによる気圧の低下に合わせて、バルブを調整する必要がある。

標高 [m]	大気圧 [絶対圧力]	減圧 [相対圧力]	容器を 開放した状態 での沸点 [℃]	相対圧力 2バール時の 絶対圧力と沸点	
				[絶対圧力]	[℃]
0	1	0	100	3.0	134
1,000	0.9	0.1	96	2.9	132
2,000	0.8	0.2	93	2.8	131
3,000	0.7	0.3	90	2.7	130
4,000	0.6	0.4	86	2.6	129
5,000	0.5	0.5	83	2.5	128
6,000	0.5	0.5	79	2.5	127
7,000	0.4	0.6	76	2.4	126

ています。このため、天候が滅菌工程に影響を与えることはありません。このようなオートクレーブの工程は標高にも影響されず、滅菌温度による工程管理ができます。

> **Point** 設計が優れたオートクレーブは、絶対圧力または温度で制御されている

重力置換式による空気除去工程を採用した滅菌器の評価

本章で紹介したすべてのオートクレーブは、本来、最も単純な滅菌工程を想定して設計されており、チャンバーからの空気除去に重力置換法を用いています。重力置換法だけでは、多孔性（ポーラス）器材や管腔（ホロー）器材から空気を除去することはできませんが、滅菌工程前に何回も「蒸気パルス」を行うことで空気除去は大幅に改善されます（12章参照）。単純な構造、低価格、メンテナンスの容易さなど、ベーシックな滅菌器には利点が多くありますが、同時に多くの難点も抱えています。

- 包装器材や管腔器材から重力置換法で空気をすべて除去することはできません。このような器材から空気を適切に除去するには、反復脱気が不可欠です（12章を参照）。重力置換法のみで蒸気パルスがない工程は、非包装器材、軽く包装された器材、非管腔器材、液体ボトルの滅菌にのみ使用できます。
- すべての滅菌物が蒸気に触れるには相当の時間がかかります。つまり、次章で説明するように近代的なプレバキューム式オートクレーブに比べてかなり長い滅菌時間を要します。
- 積みつけが、空気除去に大きな影響を与えます。チャンバー内全体に充分な蒸気と空気の通り道ができるよう、入念な積載法が求められます。
- 加温と滅菌の間、蒸気は温度の低い滅菌物に触れて凝縮し、滅菌物は濡れます。ベーシックな滅菌器の場合、何の対策も講じなければ滅菌物は工程終了後に濡れたままになってしまい、再汚染の可能性が格段に高まります。ベーシックな滅菌器の乾燥を改善する方法

は、11.11 に掲載しました。被滅菌物の乾燥については、12 章を参照してください。
以上の問題点があるので、下記のように定められています。

> **Point** 滅菌についての ISO、CEN 国際規格によれば、重力置換式の滅菌工程は、非包装器材と瓶詰めの液体にのみ適応が認められている

12. 管腔（ホロー）器材・多孔性（ポーラス）器材の滅菌

　医療の実務では繊維製品を含んだ滅菌物が数多く用いられます。手術室で使われる手術着やドレープ、包装などを思い浮かべて下さい。また、カテーテル、チューブ、針、スコープなど管腔（ホロー）器材も数多くあり、新しい製品では低侵襲手術（MIS）に使用されるものなど、特に長い管腔構造をもつ機器も存在します。これらの機器はいずれも「内部に空気を含む」という共通点があり、この空気の存在が機器の滅菌を困難にしています。本章では、こうした機器をどのように効率的に滅菌するかを学習します。

12.1　管腔（ホロー）器材

　通常、チューブや管腔（ホロー）器材の内側には空気が存在します。一方、滅菌のためには、蒸気がチューブや管腔器材の内部も含めた器材の全表面に到達しなければなりません。こうした器材を滅菌器に入れ蒸気滅菌する際、高圧蒸気がチューブ両側から侵入し、中の空気はチューブ内に閉じ込められてしまいます。例えこの空気が蒸気と同じ温度に達したとしても乾燥しているので滅菌状態には至りません。また、片側のみ開放されているチューブの場合でも、蒸気が片側からしか入らないので、さらに空気が閉じ込められてしまいます。チューブ径が全長よりも小さい、つまり細長い器材であれば、その性質上空気溜まりの問題が発生します（詳しくは図12.2を参照）。中でも特に困難なのがチューブ類、カテーテル、針、注射器などです。これら器材を滅菌するには、蒸気が確実に全表面[96]に達する必要がありますが、滅菌工程開始前に効果的に空気を除去することができて初めて可能になります。

12.2　多孔性（ポーラス）器材

　蒸気は、繊維製品によく浸透します。繊維に蒸気が侵入すると、凝縮して細かい水滴になります。この凝縮水の体積は同量の蒸気に比べて遥かに小さいため、凝縮時に吸引力が生じ、蒸気を新たに引き込みます（10.5.6も参照）。蒸気は、紙、ボール紙、一部のプラスティックフィルムも通り抜けます。しかし、次節で説明するように、繊維製品は内部に空気があるため、最も滅菌し難い被滅菌物の一つとなっています。一般的に包帯や、繊維包装された器材をポーラス（多孔性）器材といいます。空気や液体を溜めこむ微細な隙間（孔）が多くあれば、それはポーラス器材です。

96　全表面：人体に接触する可能性のある、機器のすべての表面。これらの全表面が滅菌されなければなりません。滅菌工程中に、これらの表面すべてに滅菌剤（ここでは蒸気）が到達することが求められます。

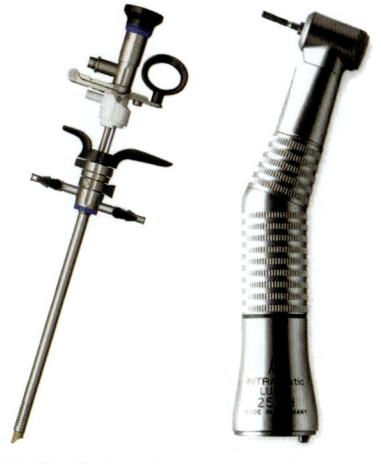

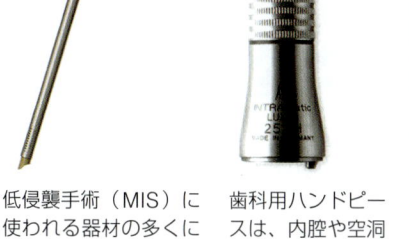

低侵襲手術（MIS）に使われる器材の多くには、長い管腔があります（図は子宮鏡[97]）。

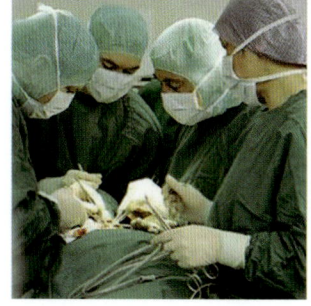

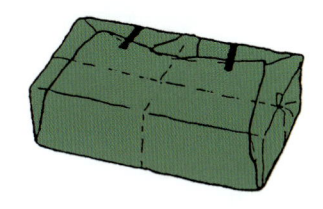

歯科用ハンドピースは、内腔や空洞を多く有します。

包装された手術着や手術用ドレープに残存する空気は除去が困難です。

図12.1 内部に空気溜まりがあるため滅菌が困難な器材

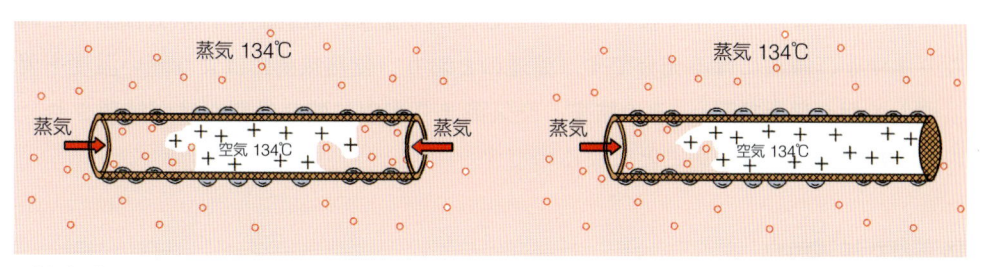

両側が開放された器材：蒸気は両側から入る　　　片側のみ開放された器材：蒸気は片側のみから入る

図12.2 管腔器材が高圧蒸気に曝露すると、空気が内部に閉じ込められてしまう。片側開放された器材だと、さらに状況は悪化する。仮に空気が蒸気と同じ温度になっても、滅菌には不充分なので空気を除去しなければならない。

12.3　ポーラス器材を滅菌するうえでの問題

　ポーラス器材は、空気を閉じ込めやすい性質があります。たとえば包帯は繊維でできているので、いわば「空気を閉じ込めた繊維網の集まり」です。こうした繊維製品を滅菌する際、チャンバーに入った蒸気は全方向から滅菌物に侵入しようとします。空気は逃げ道を失い、ある種のバリアの働きをし、蒸気が繊維の内奥まで侵入するのを阻みます。そして、被滅菌物の内側と外側の圧が同じになり、空気は内部に閉じ込められます。蒸気と空気の比重

---

[97] 子宮の組織を切開、凝固するための高周波電流を使うループ状機器。ループ状以外の形状もあります。先端に光源があり、術野を観察するための光学システムがついています。

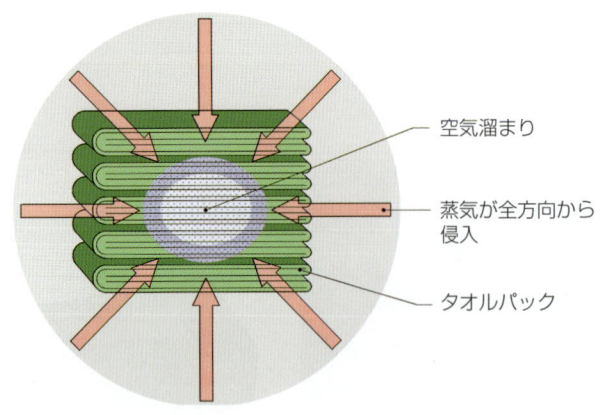

滅菌される繊維製品の持つ問題：蒸気は繊維層（パック）の外側だけにしか浸透しない。空気はその中央部の繊維内の孔に閉じ込められたままになる。

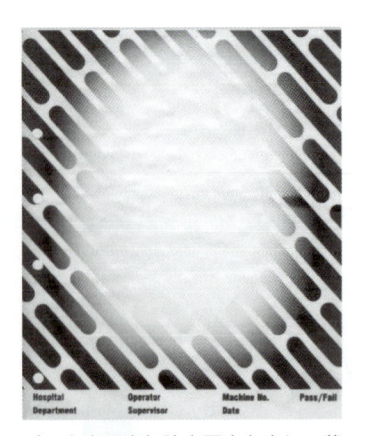

図12.3

パック内の空気除去不良を表し、蒸気が接触した部分のシートは黒色に変化するが、そうでない部分は白のままで残る。

差を利用することが内部の空気を除去する方法ですが、その効力は極めて弱く、空気が抜けるまでには時間がかかり、全く抜けないことさえあります。最終的に、空気は蒸気と同じ温度になりますが、滅菌には不充分です（前述のとおり、乾熱滅菌にはより高い温度を要するため。詳しくは9章を参照）。その結果、空気溜まりが中に残り外側だけが滅菌され、繊維製品の中心部は滅菌されないことになるのです。

滅菌後濡れた被滅菌物

滅菌中、蒸気はオートクレーブ内で被滅菌物に浸透し、それらに接触すると直ちに凝縮します。そのため、器材は濡れます。金属製機器であれば水はその表面から滴り落ちるので、さほど問題にはなりません。また、器材は温度が高いので、表面に残留した水は蒸発しやすくなります。しかしながら、繊維類、術衣、包帯などはそうはいきません。蒸気は布地内に深く浸透し、そこで凝縮して水となります。この水分が内部にとどまります。残留熱は、すべての水分を蒸発させるに充分ですが、これには長時間かかることがあります。乾燥しなければ、ポーラス器材は再汚染しやすく、無菌性を保つことができません。

一般的な基準として、以下のことが言えます。

> **Point** 包装または内容物が濡れている場合再汚染しやすいため、その包装は滅菌済みとはみなされない

12.4　問題の解決法：滅菌前後の真空工程

滅菌工程の前後にチャンバー内から空気を除去することにより（真空工程）、両方の問題

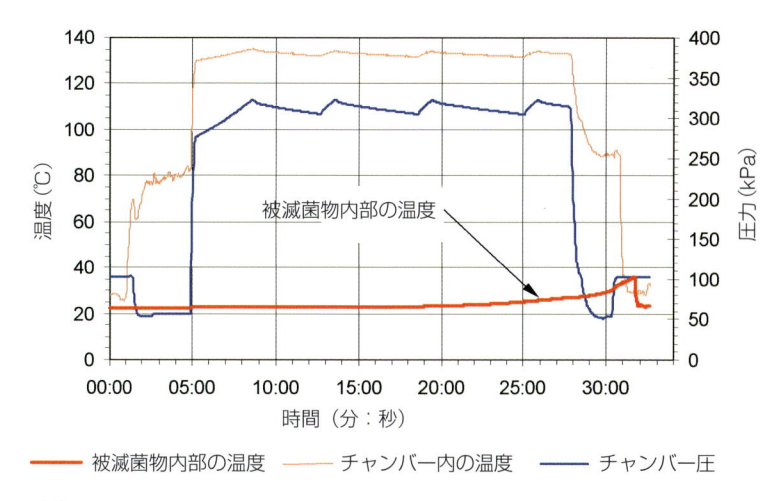

図12.4 チャンバー内およびタオルパック（ボウィー・ディックテストによる）内の温度記録。滅菌時間22分時点でも、タオルパック内の温度はたったの30℃しかない。

（空気溜まり・滅菌後の被滅菌物の濡れ）を解決することができます。そのため、オートクレーブには「真空ポンプ」が装備されています。

- **滅菌前の真空工程：プレバキューム法による空気除去**

蒸気を繊維内に深く浸透させるため、まず真空ポンプを用いてチャンバー内の空気を吸引します。この作業を、「プレバキューム」（プレ＝前、プレバキューム＝滅菌前の真空引き（バキューム））と呼びます。真空ポンプは、容器からほぼ完全に空気を除去するために充分な時間をかけて作動し、その後蒸気バルブが開かれ蒸気が供給されます。真空状態にあるので、蒸気が負圧により吸引され、蒸気は器材内に接触・浸透しやすくなり、包装内部にもより深く浸透するようになります。こうして蒸気が管腔器材の内側にも達し、滅菌が可能となります。

- **滅菌後の真空工程：ポストバキューム法による乾燥工程**

滅菌工程中、蒸気は温度が低い被滅菌物に触れ、凝縮する一方、被滅菌物は加熱されます。そのため、工程終了時にはチャンバー内に水が残り、器材が濡れてしまいます。チャンバー内を減圧すると沸点が下がり水が蒸発しやすくなるという原理を応用して、チャンバー内の蒸発を早めます。つまり、滅菌後、真空ポンプで真空引きすれば水は再沸騰し、蒸発を促進するということです。真空引き時間を充分に長くすれば、水はすべて蒸発し、蒸気がチャンバーから排出され物品は乾燥します。最後に、空気供給バルブ／真空破壊バルブを開き、乾燥空気をチャンバー内に供給します。

供給される空気は被滅菌物を再汚染しないために、汚れや微生物が混入していない空気で

なければなりません。そのためチャンバーに入る空気は不純物を除けるフィルター（細菌除去フィルターまたはHEPAフィルター）を通すことが必須です。チャンバー内は真空であるため、空気はチャンバー内圧力が外部の大気圧レベルに達するまで、吸引されます。このときオートクレーブのチャンバーはとても熱いままです。この残留熱が器材に残る最後の水分の蒸発に役立ちます。滅菌器のドアを開ける段階では器材が乾燥しており、その後冷めても乾燥状態が保たれます。

12.5　ポーラス器材・管腔器材の基本的な滅菌工程

真空工程が備わったオートクレーブ滅菌全工程の基本的なステップは以下のとおりです。

1. プレバキュームによる空気除去（脱気）
2. 加熱・加圧
3. 滅菌
4. 蒸気排出
5. ポストバキュームによる乾燥工程
6. 空気供給（エア・インレット）

この工程は、「シングルプレバキューム式滅菌工程」と呼ばれます（**図12.5**参照）。

12.6　空気除去（脱気）の改善

チャンバー内から空気を抜く際、抜き始めの一定量は容易に除去できます。しかし、最後に残る微量な空気を脱気するのは極めて難しい作業です。チャンバー内の、特に繊維製品の内部や、包装された器材、管腔器材内部などには、どうしても空気が残存しやすいのです。前述の、真空引きが一度しか行われない単純な空気抜きでは問題解決には充分でありません。そのため空気除去の精度を高める、より高い技術が開発されました。

12.6.1　高真空プレバキュームによる滅菌工程

高性能な真空ポンプを用いることにより、より多くの空気を除去することができます。より強力なポンプで、蒸気供給の前により真空度を深くすることができ、真空状態自体を長時間保つことができます。これが、「高真空プレバキュームによる滅菌工程」です。しかし強力なポンプで空気除去を行っても、ポーラス器材や管腔器材からの充分な脱気のためには、一回のプレバキュームだけでは充分ではないことが実証されており、複数回のプレバキュームが必要です。

高真空プレバキュームが原因でコットンの過乾燥を惹き起こす

コットン（綿）はその性質上一定の水分を含んでいます。コットン製品が被滅菌物に含ま

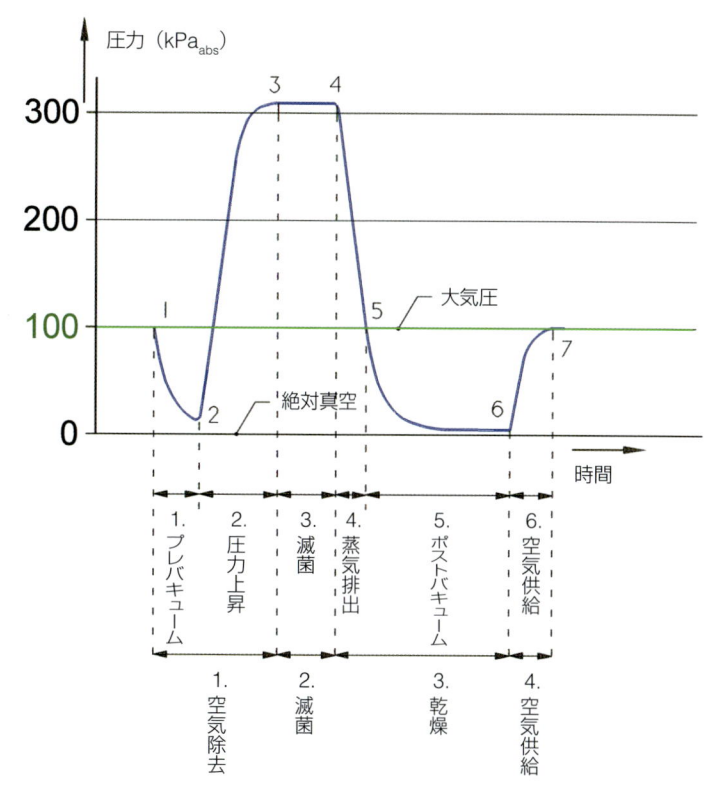

図12.5 プレバキュームによる空気除去（脱気）、ポストバキュームによる乾燥滅菌工程

れると、高真空プレバキュームにより素材に本来含まれる水分も蒸発させ、完全に乾燥してしまいます。その後蒸気が供給されると、過乾燥となったコットンが蒸気を引き寄せ、凝縮により加熱されます。布地が乾燥しているため、さらに多量の水分を吸収するので、多量の蒸気が凝縮を起こし、他の部分や被滅菌物でも同じ現象が生じます。それにより、より多くの熱が放出され、蒸気が過熱してしまいます。過熱蒸気は他の気体と同じ特徴を持ち、熱伝導性が極めて低く、安全ではなく滅菌に適しません。これがコットン製品を含むポーラス器材の滅菌に、高真空プレバキュームが適していない理由です。

12.6.2　蒸気供給による滅菌工程

　プレバキューム中の空気除去を改善するため、少量の蒸気が供給されることがあります。まず、他の方法と同様、真空引きで空気を除去し、ある一定の真空度に到達したら、真空ポンプを作動させたまま、蒸気をチャンバー内に少量供給します。微量の蒸気がチャンバー内に流れ続ける結果、包装内の空気は蒸気とともに排出されます。空気と蒸気は、常時チャンバーから脱気されますが、チャンバー内の空気の量には限りがあるので、真空ポンプが作動し続けるにつれ空気の量は次第に減少していき、最終的にはほとんどの空気が除去されます。

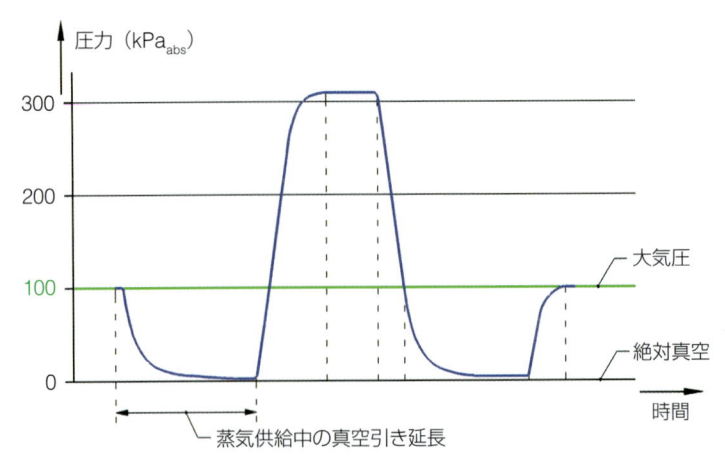

図12.6 蒸気供給による滅菌工程

　蒸気の供給は、加圧下でも行われます。この場合、ゆっくりとですが確実に、チャンバー内、包装内の空気は蒸気とともに確実に追い出されます。この蒸気を注入して空気を押し出す方法は、基本的な手動式滅菌器に使用されています（11.10～11.13）。しかしながら、包装が大きくなると、この方法による空気除去だけでは充分でありません。

12.6.3　加圧パルス方式での滅菌工程

　リネン状の包装物を積みつけたチャンバーの滅菌工程を見てみましょう。チャンバーに蒸気が供給されると、包装に浸透します。どれほどぎっしり詰めて包装しているかにより、蒸気の浸透度は深かったり浅かったりします。蒸気は全方位から侵入するので、包装の中心にある空気は閉じ込められ、内部には空気が残留してしまいます。減圧されると、残留空気の一部は蒸気とともに押し出され、続いて新たな蒸気がチャンバー内に供給されます。今度は、さらに深く内部に浸透します。重ねて蒸気供給すると、残留した空気は蒸気とともにさらに除去されます。このように、蒸気パルス（蒸気の供給を反復して行うこと）ごとに内部の残存空気の量は減り続け、蒸気は包装により深く浸透していきます。充分な蒸気パルスを行った後に、ようやく蒸気は包装の中心部まで到達することになります。リネン状包装物内部で適切に空気を除去するためには、蒸気パルス方式が必要です[98]。

　工程中、タオルパック内部の温度を測ることで、蒸気パルスの効果を実証できます。**図12.9**を参照してください。二回目のパルス後、タオルパック内部の温度はチャンバー内と同じになり、空気が除去されたことを確認できます。

12.6.4　反復プレバキュームによる滅菌工程

　理想的な滅菌工程では、プレバキュームと蒸気パルスの利点が活かされます。そのため、

98　管腔器材にも蒸気パルスが必要ですが、その場合、蒸気供給の前には真空工程が必要です。

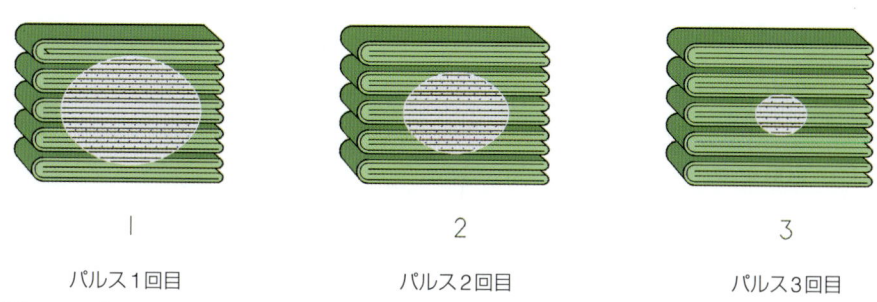

1	2	3
パルス1回目	パルス2回目	パルス3回目

図12.7 蒸気パルスの効果：パルスごとに蒸気はより深く浸透する

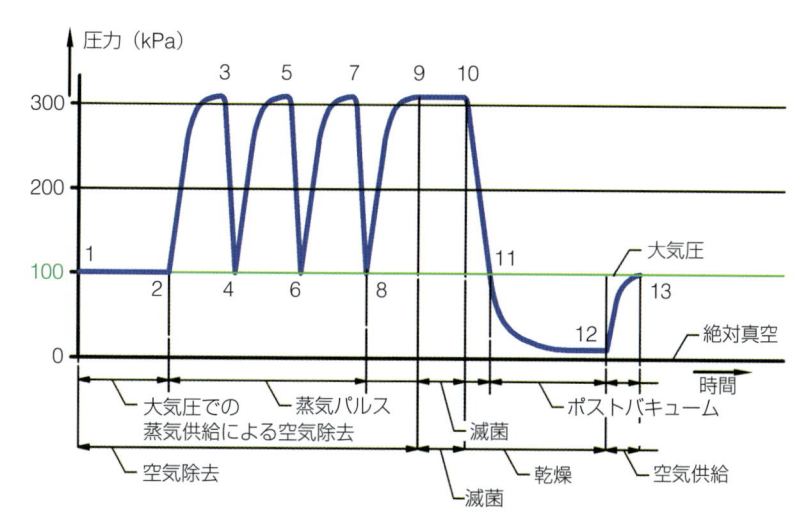

図12.8 加圧パルスにより蒸気を供給する滅菌工程。この工程はポーラス器材の滅菌に用いることができ、手動式の滅菌器に適しているとされる。

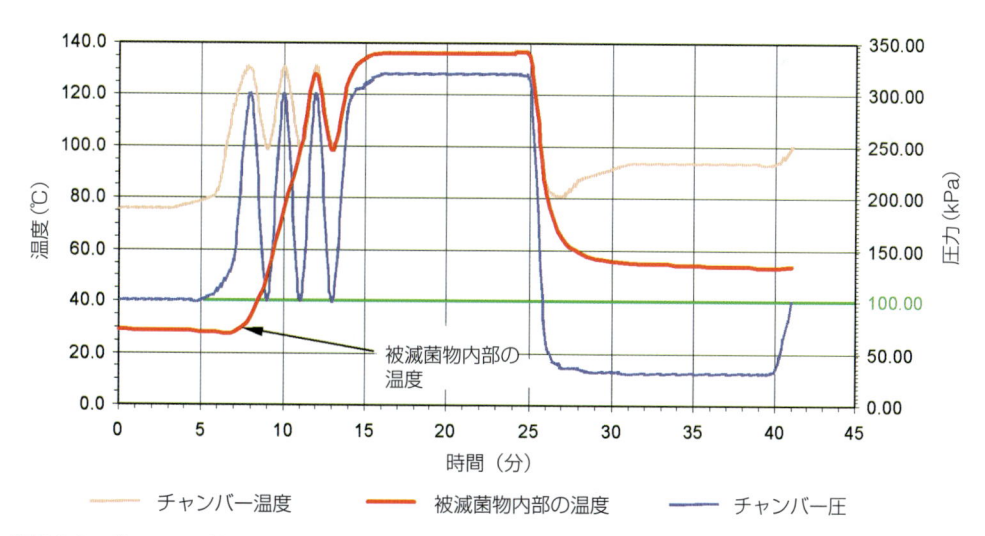

図12.9 ポーラス器材内部で滅菌温度を達成するための蒸気パルスの必要性。二回目のパルス後、ようやくテストパック内部の温度がチャンバー内と同じになる。

12. 管腔（ホロー）器材・多孔性（ポーラス）器材の滅菌　225

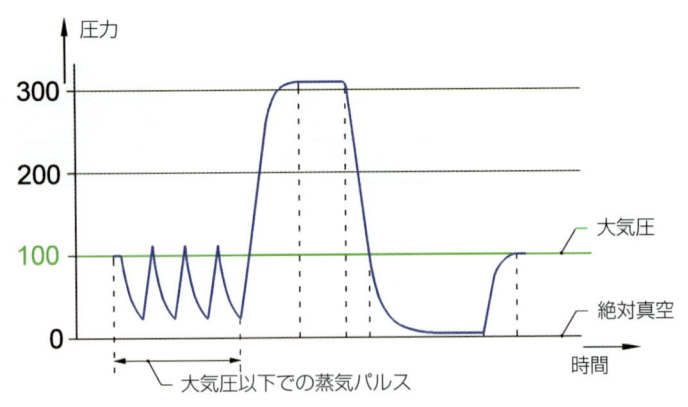

図12.10 反復プレバキューム法による滅菌工程

パルスマチック（反復型）プレバキューム法が開発されました。この工程では、まず真空引きし、蒸気を供給します。圧力は大気圧以下からわずかに大気圧より上の間で、最初のパルス後に被滅菌物内部に空気と蒸気が混在します。さらに真空引きすることで、空気と蒸気が共に脱気され、次のパルスでに新たな蒸気が供給されます。すると、チャンバー内の空気の割合が次第に小さくなり、空気の総量が減ります。真空引きと蒸気パルスのサイクルごとに、混合気（空気と蒸気）中の空気の割合は少なくなっていきます。これを繰り返すと、素早く、より多く空気を除去することができます。圧力は低いままなので、必要な蒸気も少量です。圧力が素早く急激に変化するので、パック内への蒸気の供給も促進され、空気除去も効率化されます。つまり、こういうことが言えます。

> **Point** 反復プレバキューム法は、空気が内部に残留するすべての器材にとって現時点では最も安全な滅菌工程である。

12.6.5　乾燥工程の改善

依然として重要な問題が、器材の濡れです。整形外科用の重い器材の滅菌の場合、一度深く真空引きするだけでは充分に乾燥しません。

滅菌工程前のゆっくりとした加熱（プレコンディショニング）

滅菌工程が始まるまでに時間をかけて温度を徐々に上げていくことで、重量のある被滅菌物でも滅菌工程の開始前に、必要な温度に達することができます。このようにすれば、器材はその飽和熱量を最大限に蓄えることができます。滅菌終了後は、この最大熱量は一定の温度下で残存する水分の蒸発を促し、ゆえに乾燥が改善します。

ゆっくりとした加熱をすることで、蒸気の温度と被滅菌物の温度とが均衡する時間がで

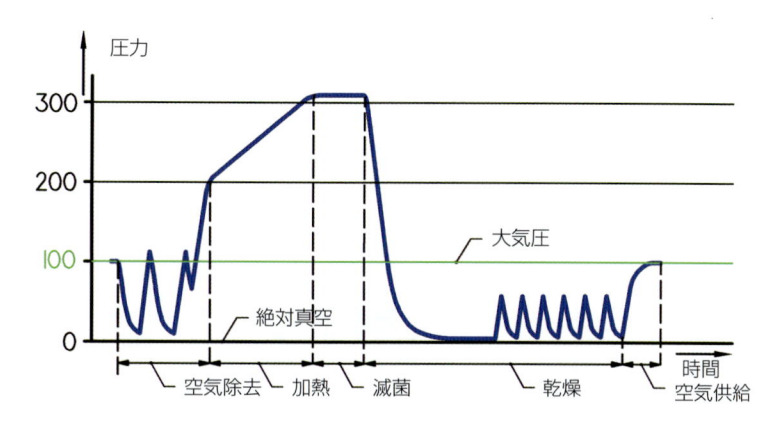

図12.11 滅菌前の緩慢加熱と真空吸引時の空気供給による乾燥工程の改善。この工程は被滅菌物の重量が大きい場合に用いられる。脱気工程後に温度を徐々に上げると、蒸気と被滅菌物の温度はともに徐々に上昇する。このため被滅菌物そのものが熱量を最大値まで蓄えることで乾燥の改善につながり、過熱蒸気になることも防ぐ。乾燥中の真空工程では、空気の代わりに過熱蒸気を用いることも可能。

き、併せて過熱蒸気を防ぐこともできます（**図10.19**の蒸気カーブを参照）。チャンバーに注入される蒸気は高圧（高エネルギー）であり、圧力が低いチャンバーに注入されます。チャンバー内で、蒸気は急速に膨張し圧力は減少します。この急激な減圧により、蒸気はエネルギーを失います。熱量の損失という、このエネルギーの変換には時間がかかり、充分な時間をかけ変換できないと、過熱蒸気を生じてしまいます（**図10.19**参照）。徐々に加熱するこの工程では、蒸気がエネルギーを失い、その時のチャンバーの圧力での飽和蒸気の温度まで低下するだけの時間があります。それは過熱蒸気の防止、つまり滅菌不良の防止につながるのです。

乾燥のための真空吸引時の、空気または過熱蒸気パルス

　被滅菌物が大きい場合、滅菌工程前のプレコンディショニングだけでは充分な乾燥を得られないことがあります。こうした被滅菌物に対しては、乾燥工程時の真空引きの際に、無菌空気（温風）をパルス供給することにより、乾燥を促進することができます。各パルスごとに、被滅菌物内に残留する少量の水分は沸点が下がって蒸発、排出されます。これは、脱気工程中の蒸気供給による空気除去と類似した仕組みです。ただ、この方法の欠点は、空気をフィルターに通す必要があるため、フィルターが傷みやすく、定期的に交換する必要があることです。エアフィルター交換は製造元の指示に従ってください。

　近年は、乾燥工程における真空吸引の際に過熱蒸気をパルス供給する実証試験も行われています。まずチャンバー内の圧力を飽和圧以下に保ち、蒸気の凝縮と被滅菌物の濡れを防ぎます。乾燥工程の最後に空気を供給し、チャンバー内を大気圧に戻すのです。この方法の利点は、無菌の過熱蒸気が供給されるので、滅菌物が再汚染するおそれがないことです。エアフィルターは最後に空気を供給する時にのみ用いられます。過熱蒸気による乾燥法は、食品

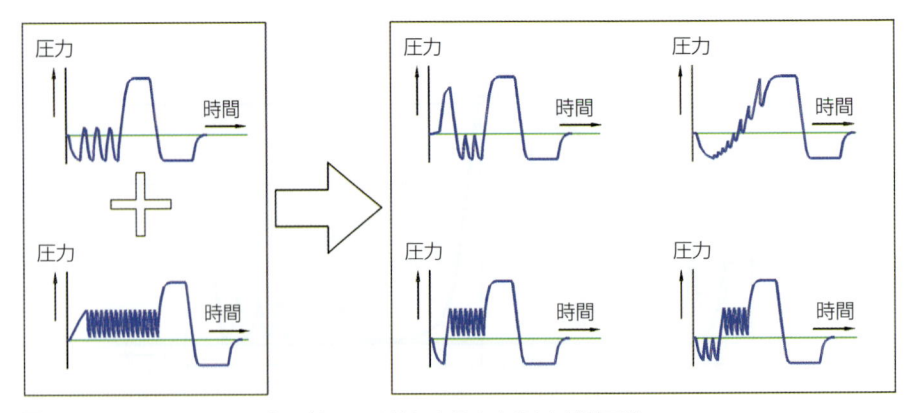

図12.12 パルスマチックプレバキューム法によるさまざまな滅菌工程

産業、木材加工の分野でよく用いられています。

12.6.6　さまざまな滅菌工程

　蒸気パルスが大気圧以下であれば、空気がチャンバー内に吸引されるおそれがあります。無論、大気圧以上であればこういう事態は起こり得ません。つまり、大気圧以下で蒸気を供給するパルス工程は、空気漏れ（流入）が弱点となります。チャンバー内に空気が入り込む危険を減らすために、初めは大気圧以下の蒸気から開始し、最後に大気圧以上のパルスで終える工程もあります。製造元によって、滅菌工程はさまざまです。

　最近のポーラス器材に対応したオートクレーブでは、45分以内で全滅菌工程が完了し、134～138℃の範囲で行う滅菌時間そのものは、わずか3分です。しかし、そのような短時間で安全と言えるのは、被滅菌物に蒸気が直接曝露した場合だけであり、空気が少しでも残留していれば滅菌不良を起こすおそれがあります。そのため、ポーラス器材、管腔器材に対応した新型の自動制御の滅菌器では、チャンバー内、被滅菌物内の空気は完全に排除されるよう、真空装置が完璧な状態にあることが非常に重要です。

　近代的なオートクレーブのバリデーション中に記録された工程登録の一例を、資料10に記載してあります。参照してください。

> **Point**　蒸気滅菌工程では、滅菌器の空気除去は極めて重要な段階である

12.7　真空式滅菌器の基本構造

　ここまでに取り上げたすべてのオートクレーブで、蒸気を構成する水が被滅菌物と同じ容器に入っていることを前提としていました。真空方式の滅菌器では、蒸気を発生させる容器と滅菌チャンバーとは分離されています。

蒸気発生装置と滅菌チャンバーの分離

10.5.7で、水の入った容器内で真空引きをすると、沸点が低くなることを学びました。一定の温度において、水面上で達成できる真空度は限られています。通常、滅菌器チャンバー内の水は加熱されており、わずかな真空引きでも沸騰し始めます（図10.19の圧力－温度曲線を参照）。そのため、効果的な空気除去を目的とするときは深い真空引きを行うことはできません。さらに、滅菌工程後に被滅菌物に生じた凝縮水（ドレーン）をすべて蒸散させるために、チャンバー内の水量は極力少なくすべきです。そのため、物品を積みつける滅菌チャンバーで蒸気を発生させることはできないのです。

> **Point** 真空式オートクレーブでは
> - 蒸気発生器と、滅菌チャンバーは分離されてなければならない
> - 凝縮水（ドレーン）をチャンバーから除去しなければならない

このため、オートクレーブにはいくつかの工夫が必要です。

- 蒸気は、分離された蒸気発生器[99]で発生させ、配管を通じてチャンバー内に供給します。供給と停止は配管に設けられたバルブを開閉して行います。
- 滅菌中に発生した凝縮水は、極力全て除去します。

凝縮水（ドレーン）の排出

蒸気が滅菌する物品に曝露するとたちまち凝縮し、水滴となってチャンバー底部に流れ落ちます。この水は除去しなければなりません。特に、被滅菌物の温度が低い工程初期ではドレーンが大量に生成され、チャンバー底部には水の層が形成されます。無論、これも排出しなければなりません。最も単純な方法は、チャンバーの最底部に設けられたドレーンプラグを開くことです。オートクレーブが加圧されているときにドレーンバルブを開き、排出されるのが蒸気のみになるまで開放したままにします。しかし、このドレーン排出方法は危険を伴います。なぜなら、正確な操作を期しがたく、蒸気ロスや被滅菌物の濡れにつながるからです。そこで、蒸気を排出することなくドレーンをなくす自動制御方法が求められます。唯一の解決方法が、蒸気とドレーンの違いを自動的に感知し作動する自動バルブです。この種の自動バルブは「蒸気トラップ」と呼ばれ、蒸気を逃がすことなくドレーンのみを排出する機能があります。蒸気トラップにはさまざまな種類がありますが、すべてが同じ様に作動するわけではなく、適用によりどのトラップを使うかが異なります。先述した自動空気除去装置として使われている機種は、10.6に前出のものです。ここまでくれば、滅菌チャンバー内

---

[99] 単層の滅菌器のうち機種によっては、滅菌時間終了後、真空吸引をする前にチャンバー内のすべての水分が除去されるようになっています。こういう機種の場合は、蒸気発生器と滅菌チャンバーの分離は必要ありません。

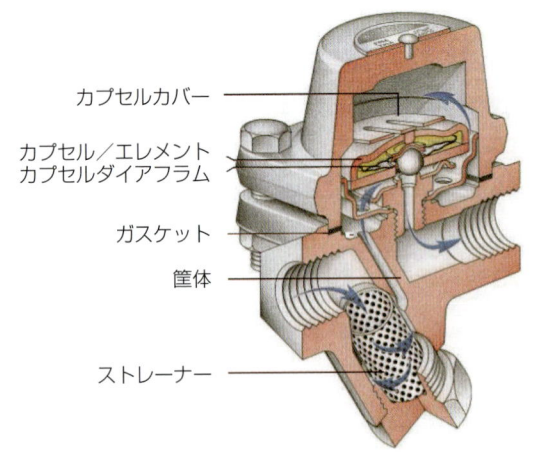

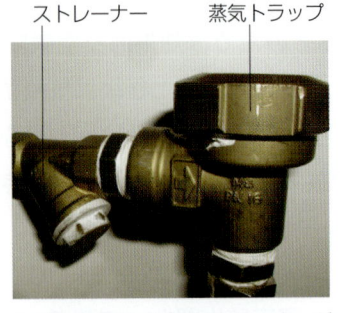

ストレーナー付きの蒸気トラップ。注：エレメントが開放状態にある。

セパレートタイプのストレーナーがついた蒸気トラップ。ストレーナーは左側の供給口に設置されている。

図12.13 ストレーナー付きの蒸気トラップ。蒸気トラップは、チャンバーからドレーンを排出するために必要となる。滅菌工程の初期、蒸気トラップは自動排気装置として機能する。ストレーナーは、汚れがエレメントに付着するのを防ぐ。蒸気の流れは矢印のとおり。

の最底部ではドレーンパイプと蒸気トラップが接続され、ドレーンを排出するようになっているのがおわかりと思います。**図12.13**が蒸気トラップの模式図です。凝縮水であれば開き、蒸気のみであれば閉じるようになっていて、トラップ内の複雑な機構に汚れが入りこまないよう、トラップ前部にはストレーナー（濾過フィルター）が取り付けられています。

真空式オートクレーブの基本構造

蒸気発生器とチャンバーを分離し、凝縮水を排出する必要性から、さまざまなオートクレーブの基本構造が生まれました。

a. 分離型蒸気発生器（蒸気を発生させるボイラー）と、一重チャンバー。蒸気発生器はオートクレーブ本体と分離して配置されます。蒸気は、配管を通じてチャンバー内に供給され、バルブで蒸気の流量調節を行います。
b. 蒸気発生器がチャンバーを直接包み込み、ジャケットのようにチャンバーを覆います。このように、チャンバー周囲に別容器があるタイプを、ジャケット式オートクレーブ、または二重壁オートクレーブと呼びます。チャンバーとジャケットは配管で接続され、バルブで蒸気の流量を調整します。
c. ジャケット式のチャンバーと、独立した蒸気発生器。

タイプaはほとんど使われていません。
タイプbは基本的な垂直オートクレーブに共通の設計です。

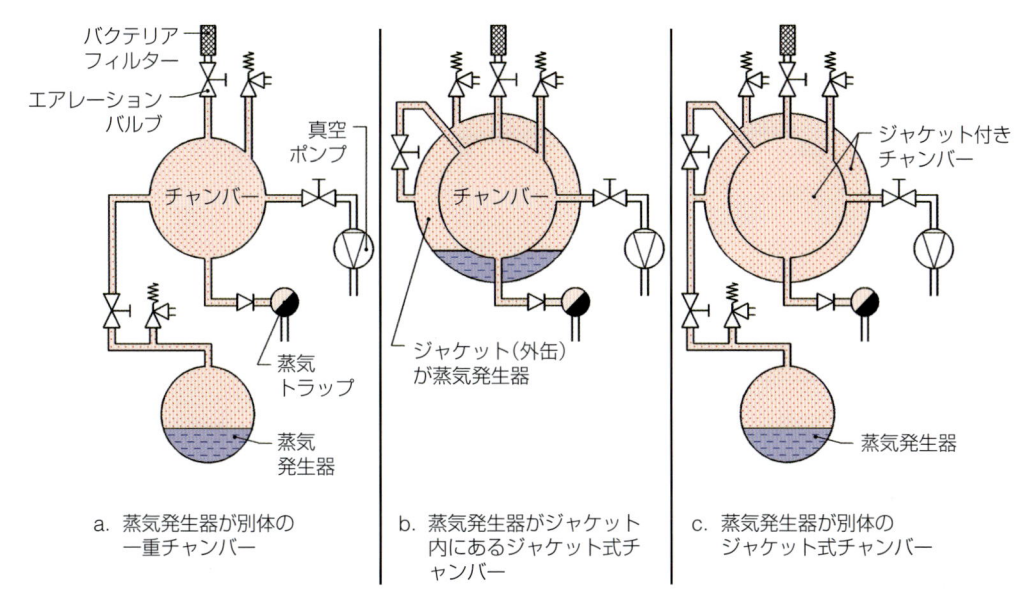

図12.14 蒸気発生器と滅菌チャンバーの分離。蒸気トラップにより、凝縮水が確実にチャンバーから排出される。

（図中ラベル：バクテリアフィルター、エアレーションバルブ、真空ポンプ、チャンバー、蒸気トラップ、蒸気発生器、ジャケット（外缶）が蒸気発生器、ジャケット付きチャンバー）

a. 蒸気発生器が別体の一重チャンバー
b. 蒸気発生器がジャケット内にあるジャケット式チャンバー
c. 蒸気発生器が別体のジャケット式チャンバー

タイプcは現在の自動オートクレーブに共通の設計です。

ジャケット式オートクレーブの利点

チャンバーを包むジャケットは多くの利点を持ち、医療機器を大量に滅菌する器械として最も一般的な構造となっています。

- チャンバー壁は、チャンバー内に蒸気が供給される時点ですでに熱せられています。これにより、チャンバー内の凝縮水の生成を抑え、被滅菌物の濡れを防ぐことになります。
- チャンバー壁がすでに高温になっているので、温度上昇にかかる時間は短くなり、そのため、全工程時間は格段に短くなります。
- 乾燥中、被滅菌物の温度が下がります。それは凝縮水を強制的に蒸発させるために起こります。その際チャンバー壁の熱が被滅菌物の温度を維持する役目を果たし、乾燥が改善されます。
- ジャケットが温かいため、チャンバー内の温度の違いが少なく、チャンバー壁からチャンバー中心部への温度分布が改善されます。このため、滅菌工程の再現性が高まります。

チャンバーは、水平、垂直方向どちらの向きにも設置されます。最近のオートクレーブは概ね水平式で、滅菌ユニット（30 × 30 × 60cm）に適合した寸法です（14章も参照）。

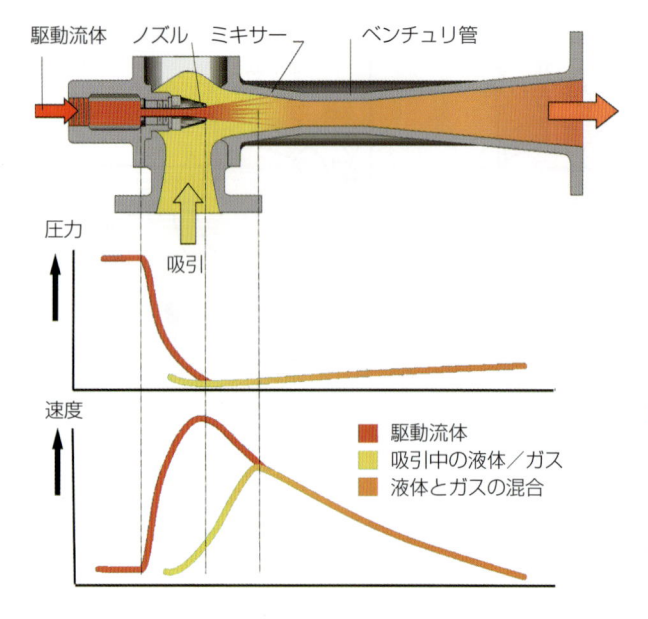

図12.15 エゼクター。駆動流体がノズルを通過するときに、液体は高速化する。ノズルの出口で液体は加速するが圧力は減少するため、ノズル出口では陰圧が生まれる。流入する空気は吸入室内で駆動流体と混ざり、続いてディフューザーで昇圧しつつ、放出口から放たれる。

12.8 真空ポンプ

滅菌前後に真空引きをするために、2種類の真空ポンプが使用されます。

1. エゼクター（蒸気エゼクター、水エゼクター）。噴流（ジェット）ポンプとも呼ばれます。
2. ロータリーポンプ（水封式ポンプ）

12.8.1 エゼクター（ジェットポンプ）

水エゼクター

ホースを使って庭の草花に水遣りをする際、蛇口を開くとホースの口から水が出ます。さらにもっと蛇口を開けば水は勢いを増しますが、さほど遠くには届きません。しかし、ホースの口を潰せば水は勢いよく遠くに飛び、口を潰す力を強めれば、それだけ水はより遠くに飛ぶことがわかります。制流部（ノズル）では、水の速度が増すため、水はより遠くに飛びます。水の圧力によるエネルギーが動きのエネルギーに変換されるためです。物理学用語で言えば、静止エネルギー（圧力）が運動エネルギーに変換されるということになります。自然界では変換によってエネルギーが損失されることはなく、エネルギー総和は一定のままで変わりません[100]。そのため、制流部では速度が増えるにつれ圧力が減少し、その結果吸引

---

[100] オランダの科学者ダニエル・ベルヌーイ（1700～1782）の定理として知られています。流体中では、圧力と運動エネルギーと位置エネルギーの総和は常に等しいという法則です。言い換えれば、流体におけるエネルギーは常に一定であるともいえます。

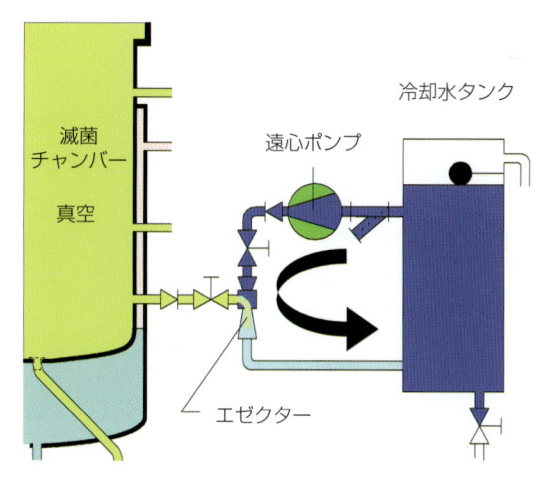

図12.16 滅菌器チャンバー内の真空を作り出すための、冷水の循環を用いた水エゼクター。エゼクターの操作に必要な圧力を得るためには単純（安価）な遠心ポンプが利用される。

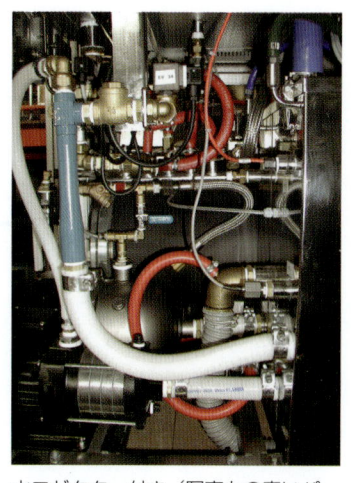

水エゼクター付き（写真左の青いパーツ）のオートクレーブ。左下のポンプがエゼクター水に充分な高圧を生み出す。写真一番右手には、水循環装置が見られる。（Webeco社　タイプA35）

力が発生します。噴出部周辺で真空が作り出され、陰圧が発生し、吸入口からは空気が流入します。液体（駆動流体と呼ばれる）の圧力が高まるにつれ、発生する真空も強くなります。

　また、噴出する水と周辺の空気には摩擦があるため、水と直接触れている空気が一緒に放出されます。エゼクターのディフューザー部では空気と水の吸引と摩擦により、水流が空気と混ざりエゼクターの排出口から排出されます。水流の速度が速ければ速いほど、周囲の空気が水とともに流され真空度が増しますが、それには高圧の水を大量に必要とします。滅菌器によっては、貯蔵タンクの水をポンプで循環させることでエゼクターの操作に必要な水圧を供給している場合もあります。これによって、水消費を大幅に抑えることができます。ただ、水温が高すぎるとポンプの吸入部で噴出水の沸騰が起こり、真空が発生しなくなってしまいます。もしサイクルを複数回続けて行えば、冷水を補充しなければなりませんが、このシステムを搭載した新型の滅菌器の場合はその補充が自動的に行われます。このエゼクターは、いかなる可動部品も備わっていないとても単純な装置です。また、循環ポンプは、単純な構造の遠心力ポンプであり、比較的低価格の装置です。エゼクターは噴出水とともに作動するため、このタイプのポンプは水流ポンプとしても知られています。

スチームエゼクター

　水の噴射の代わりに、高圧蒸気の噴射も真空工程に使われます。スチームエゼクターの原理は、ジェットポンプと同じものです。この場合、蒸気はノズルを通じて高圧で押し出され、高速に達します。その結果、周囲の空気に陰圧が生まれるのです。「スチームエゼクター」は、「スチームジェットポンプ」とも呼ばれます。スチームジェットポンプの操作に

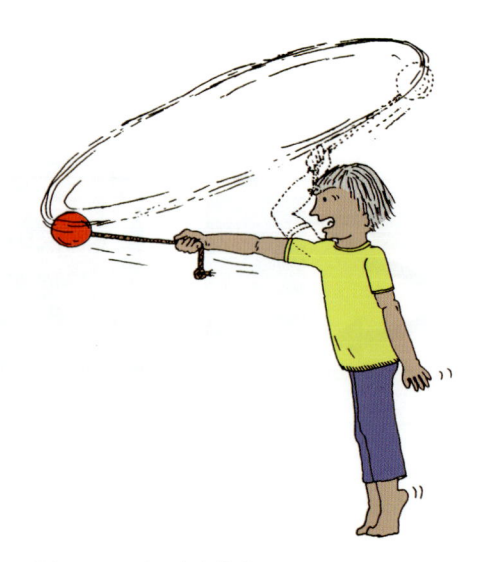

図12.17 遠心力を体験

は、蒸気滅菌用と同じ蒸気を使用できます。スチームジェットポンプ用に蒸気を生成するのに要する水量は、水流ポンプに要する水量に比べて遥かに少ないのです。高圧の水は一切必要ありません。しかし、スチームエゼクターを作動させるのに余分に蒸気を発生させる必要があるときは、水やエネルギー（ガスや電気）がさらに必要になります。スチームエゼクター付きのオートクレーブが実際どのような構造になっているかは後述します。

12.8.2　回転式ポンプ：水封式ポンプ

通常の回転式真空ポンプは水封式のポンプで、電気モーターにより駆動します。物体の回転から生み出される力、つまり遠心力によって作動します。遠心力を体感するには、たとえば紐の先に重い物をくくり付け、回してみましょう。速く回せば回すほど、手が引っ張られる力を強く感じます。手を離せば遠くに飛んで行ってしまいます。

ポンプの動きを理解するためには、**図12.18**をじっくり見てください。左手の図（**図12.18a**）は、一部が水で満たされたポンプのケーシング（外装）で、中心にはインペラー（羽根車）が設置されています。ケーシングとインペラーは同心円になるよう構成されています。モーターが動いていないときは、水はケーシングの下部に静止したままです。上部には空気、またはガスが溜まっています。インペラーがモーターで動くと水も動き、遠心力により水はケーシング内壁方向に押し付けられます（**図12.18b**）。こうして水のリングが形成され、インペラーと共に回転し、図のように水のリングとインペラーのハブの間には空間が生まれます。インペラーのシャフトはケーシングと中心を共有するため、インペラー間の空間はすべて同じ体積になります。それぞれの空間は、水リング、インペラーのブレード、ケーシングによって分割されます。**図12.18c**では、インペラーがやや上方に位置しており、中心から偏心しています。インペラーが回転するに従い、水リングが形成されますが、

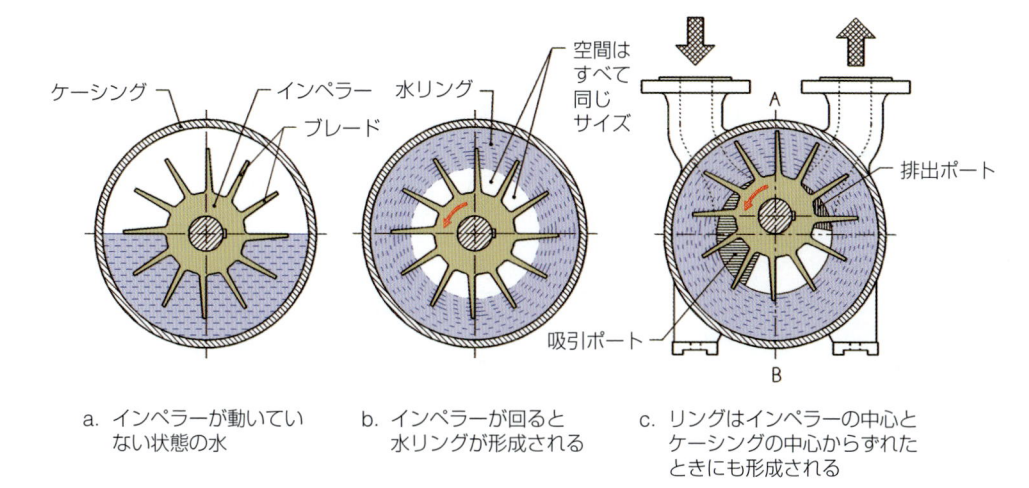

a. インペラーが動いていない状態の水
b. インペラーが回ると水リングが形成される
c. リングはインペラーの中心とケーシングの中心からずれたときにも形成される

図12.18 水封式ポンプのメカニズム

今度はハブ周りの空間でそれぞれ体積が異なります。インペラーがAB間を動くにつれ、空間の体積は大きくなったり、小さくなったりを繰り返します。空間が拡大すると陰圧が生まれ、縮小すると陽圧が発生します。**図12.18c**のように、ケーシング内には開口部が2カ所あるので、空間の体積が大きい方では空気やガスが吸気口から内部に吸引されます。一方逆側では、空間が縮小しているので空気が圧縮されており、排気口から圧出されます。このようにポンプ作用が働くのです。

このような原理で動くポンプを、水リング（水封式）ポンプといいます。言うまでもなく、この水リング部には他の液体を使うこともできるため、別名を液体リングポンプといいます。

実は、このポンプの原理はピストン式ポンプに酷似しています。インペラーの羽に挟まれた水がピストンの働きを果たすからです。この「ピストン」がケーシング内部で動くことで、その上方にある空間の体積が拡大縮小を繰り返し、**図12.19**のようなポンプ作用を起こすのです。

冷却水

オートクレーブでは、チャンバーから蒸気を抜き出すために水封式ポンプが使用されています。この蒸気は、ポンプ内の水をも加熱してしまうので、ポンプが作動するには新たな水が絶えず流れなければなりません。もしポンプ内を通る水が充分でないと、蒸気で水が加熱され、真空状態のため水が蒸発しポンプ作用が停止するおそれがあります。つまり、真空度は冷却水の温度によって決まるのです。飽和蒸気圧曲線（圧力−温度曲線）（**図10.19**）で、そのことが確認できます。たとえば、ポンプ内の水が60℃の場合、0.6バールで沸騰します。もし、封水（リング水）が沸騰すれば、真空状態が損なわれ、ポンプ作用も止まりま

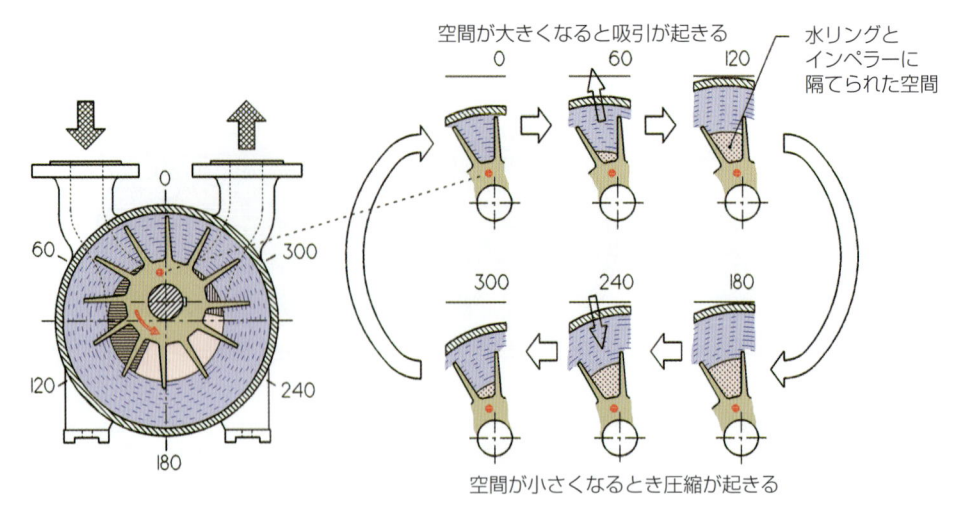

図12.19 水がピストンのように働き、空間内で上下を繰り返す

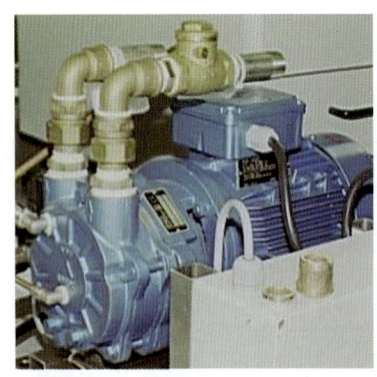

図12.20 a：小型滅菌器用の典型的な水封式ポンプ。電気モーターが付属している。　b：大型滅菌器用の水封式ポンプ。オランダ・グロニンゲン・マルティニ病院の中材テクニカルサービス室

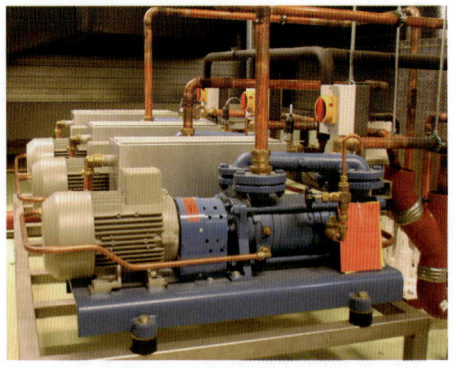

す。つまり、ポンプが正しく作動するためには、封水は決して沸騰させてはならないのです。そこで、封水は充分に低い温度を維持し、充分な水量を供給しなければなりません。この、ポンプ内が真空になって水が沸騰し始めることを「キャビテーション」と呼び、なんとしても避けねばならない現象です。詳細は、ポンプのマニュアルを参照してください。

コンデンサの使用と水封式ポンプの性能向上

　キャビテーション（発泡現象：ポンプの機能低下につながる）の可能性を小さくし、水封式ポンプの性能を向上させるため、一般的にまずチャンバーから流れてくる蒸気をコンデンサで冷却し、大半を凝縮水に変換します。残るのはわずかな水と、汚れ、NCG（非凝縮性気体）のみで、温度は大幅に下がります。水リングの昇温は大きくないので、水封式ポンプの性能は向上し、真空到達深度が高まります。

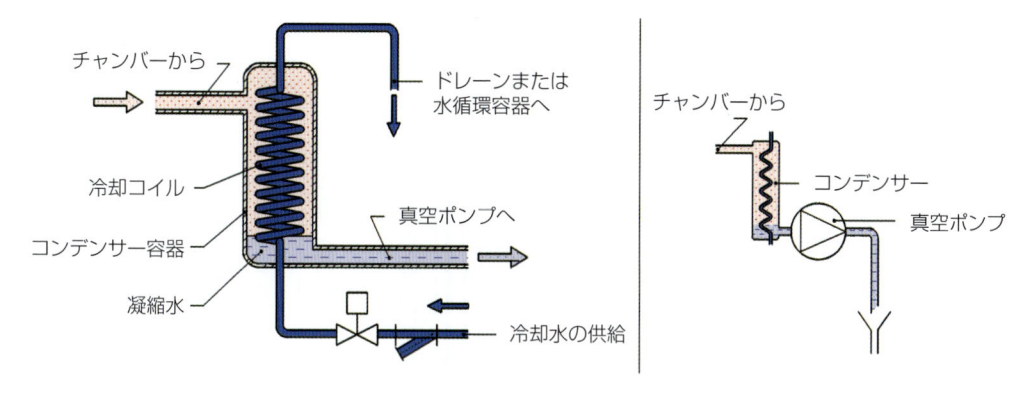

図12.21 チャンバーからポンプに蒸気を送る前に、コンデンサで冷却する

資源が限られている施設における滅菌器の真空システム

　水封式ポンプを作動させるためには、充分な冷却水の供給が求められます。コンデンサが装備されると、さらに水が必要となります。大量の水を無駄にしてしまうことがあるかもしれません。さらに、モーターの駆動には電力供給が必要です。そのため、この方式の真空ポンプは、資源の限られた遠隔地の病院でのオートクレーブには薦められません。水消費量を減らすには、冷却水を集め、容器に貯蔵して冷却し、再使用することが考えられます。また、外付けの水冷・空冷システムを搭載した、別の真空工程システムも選択肢の1つでしょう。

12.9　真空工程付きオートクレーブの構造

　本節では、真空工程を搭載したオートクレーブが、実際にどのような構造なのかを見ていきましょう。それは以下の条件に左右されます。

- 蒸気がオートクレーブ内で作られるか、または中央化したボイラーから供給されるか
- 蒸気発生器の構造と場所
- 真空ポンプの種類

12.9.1　蒸気エゼクター付きの手動オートクレーブ

　基本設計は**図12.14b**を、実際の構造を理解したい場合は、**図12.22**を参照してください。蒸気を発生する容器は、チャンバー周囲にあり、ジャケット（外缶）といいます。文字通りジャケットのようにチャンバーを覆い、チャンバーとは開閉バルブを介して繋がっています。蒸気を排出するために別のバルブが設けられ、バルブ同士の間に蒸気エゼクターが取り付けられています。

　バルブを正しく操作すると、ジャケットからチャンバーに蒸気を供給することができ、ま

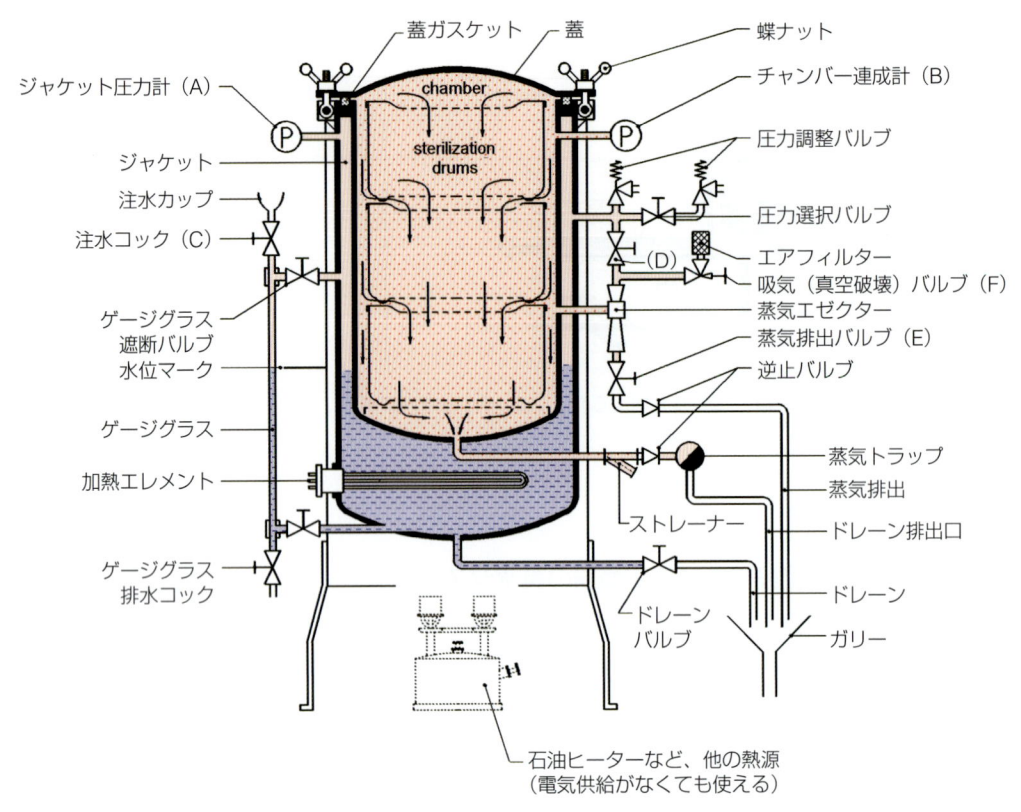

図12.22 手動のジャケット式オートクレーブ（蒸気エゼクター付き）

た真空引きも行えます（**図12.23**参照）。最終乾燥工程後、蓋は大気圧で開くことができなくなっています。そこで、真空状態を解除するために、チャンバー内に空気を供給しなければなりません。そのために別に吸気バルブ[101]がチャンバーに取りつけられています。外気による滅菌物の再汚染を防ぐため、空気はチャンバーに入る前にフィルターを通ります。また、逆止バルブにより、空気が蒸気配管に逆流するのを防ぎます。さらに、蒸気トラップにより、チャンバー内で発生したすべての凝縮水は排出されます。

　滅菌器製造元の何社かは、この原理に基づきオートクレーブを製造しています。仕様は型式ごとに微妙に異なりますので、製造元の説明書を参照してください。

特徴

- この型式は非常に融通がききます。バルブを正確に操作すれば、さまざまな工程が行えます。たとえば…

---

[101] 製造元によっては、吸気バルブをエアレーションバルブまたは真空破壊バルブと呼びます。

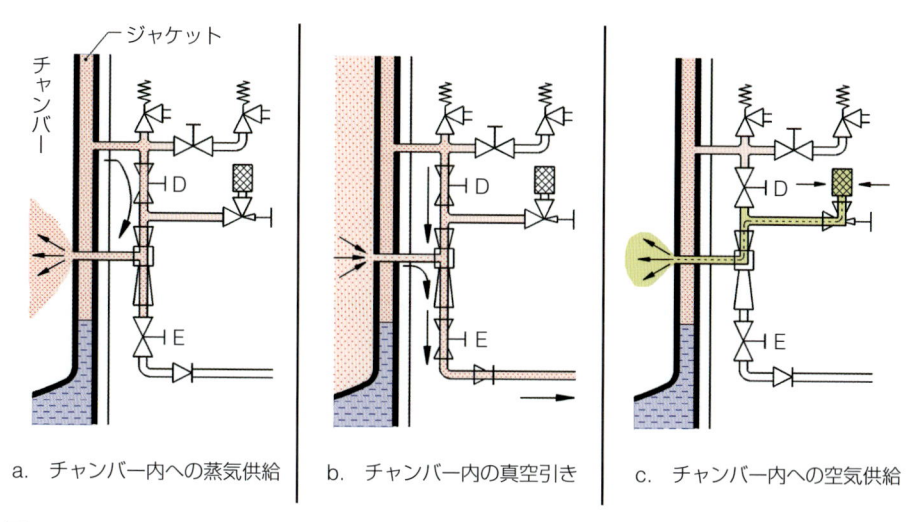

図12.23 滅菌工程の各段階におけるバルブの働き

a. チャンバー内への蒸気供給
b. チャンバー内の真空引き
c. チャンバー内への空気供給

- 真空工程なしの基本工程（非包装器材・液体用）
- 空気除去のためのプレバキュームと蒸気パルス、乾燥を目的とした真空工程（ポーラス器材用）

この方式は、包装器材やポーラス器材に用いることができます。そしてその特徴は、

- 手動で操作するため、基本技術が用いられています。よって、高度なスペア部品や専門技能を持つ技師が調達できない環境でも維持管理ができます。
- 真空引きのシステム利用を考慮して、水の消費量が限られています。
- 移動するための熱源が必ずしも限定されていません（電気に頼らない）。
- ジャケット（外缶）式なので、チャンバー内の熱分布に優れ、サイクル時間が比較的短いです。
- しかしながら、この設計は国際規格には合致しておらず、国際規格を採用している地域において医療目的で用いることは許されません（14章参照）。しかし、真空式の基本的なオートクレーブを理解するためにここで紹介しています。

この方式の操作を理解すれば、これに基づく他のすべての方式を理解することができるでしょう。

オートクレーブの操作

本項は**図12.22**、**12.23**を参照してください。工程の特徴としては、以下のとおりです。

- 2分間のプレバキューム
- 1.8bar_gから、大気圧近辺（0～0.1bar_g）までの3回の蒸気パルス
- 2.1bar_gで134℃、10分間滅菌
- 乾燥のための真空工程（15分）

1. 準備／積みつけ

　すべてのバルブを閉じます（ただし、ゲージグラス遮断バルブはゲージグラスが破損したときのみ閉じます）。

　注水コック（C）を開け、ファンネルを通じジャケットに目印まで注水します（ゲージの2/3程度）。

　ヒーター（電気／ガス）のスイッチをオンにします。

　被滅菌物をチャンバーに入れ、蓋を蝶ナットでしっかりと閉めます。

2. ジャケット内での蒸気生成

　ジャケット内の水は加熱され、圧力が高まります。圧力は圧力計（A）で確認します。

3. プレバキューム

　必要な圧力に達したら、バルブ（E）（D）を順次開きます。これにより、パイプを通じチャンバーが真空引きされます。真空度は、連成計（B）で確認可能です。このとき、真空度は0.7bar_g程度まで達し、これを2分程度保ちます。

4. 最初の蒸気パルス

　バルブ（E）を閉じます。これにより蒸気の方向が変わりチャンバー内に供給され、チャンバー内の圧力は次第に上昇します。圧力が1.8bar_gに高まったら、バルブ（D）を閉め、チャンバー内の圧力が0になるまでバルブ（E）を開きます。

5. 二度目の蒸気パルス

　バルブ（E）を閉じ、バルブ（D）を開きます。蒸気は再びチャンバーに入り、圧力が上昇します。圧力が1.8bar_gまで高まったら、バルブ（D）を閉じ、チャンバー内の圧力が0になるまでバルブ（E）を開きます。

6. 三度目の蒸気パルス

　バルブ（E）を閉じ、バルブ（D）を開きます。蒸気は三たびチャンバーに入り、圧力が上昇します。圧力が1.8bar_gまで高まったら、バルブ（D）を閉じ、チャンバー内の圧力が0になるまでバルブ（E）を開きます。

7. 滅菌のための圧力上昇

　バルブ（E）を閉じ、バルブ（D）を開きます。蒸気がチャンバーに再び入り圧力が上昇します。

8. 滅菌

　134℃、2bar_gという滅菌条件に達したら、滅菌時間を計測し始めます。

9. チャンバーから蒸気を排出

滅菌時間が終了したら、バルブ（D）を閉め、バルブ（E）を開き、蒸気をチャンバーから排出します。圧力はゼロに下がります。

10. 乾燥（ポストバキューム）

最高温度まで再び加熱します。バルブ（D）を開け、乾燥を目的とした真空工程を開始し、約15分間乾燥します。

11. 空気供給

バルブ（D）とバルブ（E）を順次閉め、吸気（真空破壊）バルブ（F）を開きます。空気がフィルターを通じてチャンバー内に入り、徐々に圧力は大気圧まで戻っていきます。

12. 取り出し

連成計（B）で真空度がゼロを示したら、加熱を止め蝶ナットを緩めます。15分冷却したら、滅菌物を取りだします。

12.9.2　水封式ポンプ付きのオートクレーブ

大規模な病院で利用されるオートクレーブの多くには水封式のポンプが装備されています。しかし、このようなオートクレーブを運用する病院は以下の2つを確保する必要があります。

- 安定した電力供給
- 量、圧力ともに安定した水供給

水封式ポンプは、一般的に自動制御のオートクレーブに設置されています。次節では、この形式の例を示します。

12.9.3　病院の中央材料室（CSSD）向けのオートクレーブ設計

中央材料室（CSSD）で医療機器やリネンの滅菌に用いる近年のオートクレーブの大半は、以下のような基本構造に基づいて設計されています。

- **水平式チャンバー**：被滅菌物の積みつけ、取り出しをより容易に行えます。被滅菌物は、トローリーに載ったスライド式トレイに積載できるので、トローリーをオートクレーブのチャンバー口まで運び、スライド式トレイと被滅菌物を容易にチャンバー内に押し入れることができます。
- **ダブルドア構造**：チャンバーにはドアが2つあります。1つは被滅菌物の積みつけに使われ、もう片方のドアからは既滅菌物を取りだします。滅菌器は壁内部に設置されるのが一般的で、既滅菌エリアと未滅菌エリアを完全に分離し、再汚染の可能性を減らすことができます。

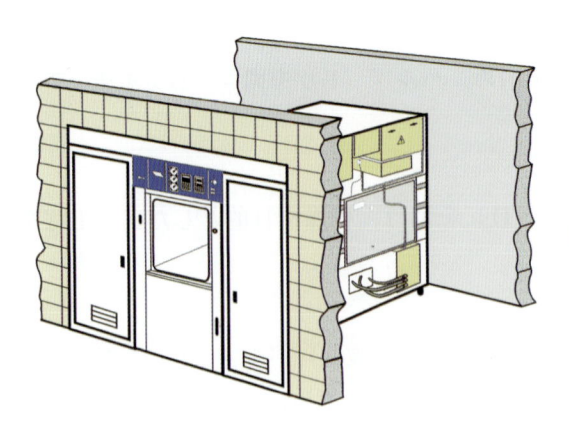

図12.24 大規模な中央材料室で用いられる、現在一般的なオートクレーブ。ジャケット式の水平式チャンバー、ダブルドア、自動工程コントロールシステムがついている。ドアが2つあるので、滅菌部署では非滅菌物と既滅菌物の分離を厳密に行うことが可能。

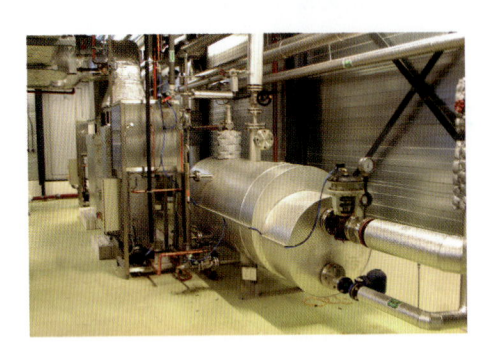

図12.25 多くの病院では、さまざまな目的に用いる蒸気を中央で一元的に発生させている。この蒸気は、質的に滅菌用としては適していないことがある。そのような場合、別途、蒸気発生器が設置される。専用の蒸気発生器は高品質の水を使うため、滅菌器に用いるのに充分な品質の蒸気を発生させることができる。オランダ・グロニンゲン・マルティニ病院

- **ジャケット式**：二層構造になっているので、オートクレーブ内の熱を保ち、滅菌工程後の乾燥工程を促進します。また、次の滅菌のために温度を維持できるため、凝縮水の発生を減らし、乾燥効率の向上にも役立ちます。
- **水封式ポンプによる真空工程**
- **独立した蒸気発生器、または中央化したボイラー**：大規模病院になると、蒸気供給が中央化されていることがあります。供給される蒸気は圧力がとても高いため、減圧バルブによって、オートクレーブに使用するよりやや高い圧力まで下げます。ここで紹介する滅菌器では、蒸気発生器が取り付けられています。電気、または石油・ガスなどにより加熱されます。
- **全自動滅菌工程コントロール**：国際規格では、すべての全自動工程コントロールで、その工程の再現性が求められています。詳しくは、13章、ISO/CEN の蒸気滅菌器に関する国際規格の部分を参照してください。バルブをはじめ他の作動部品は、電気／電気機械的なシステムで、電気的に、または空気圧（圧縮気）により制御されます。

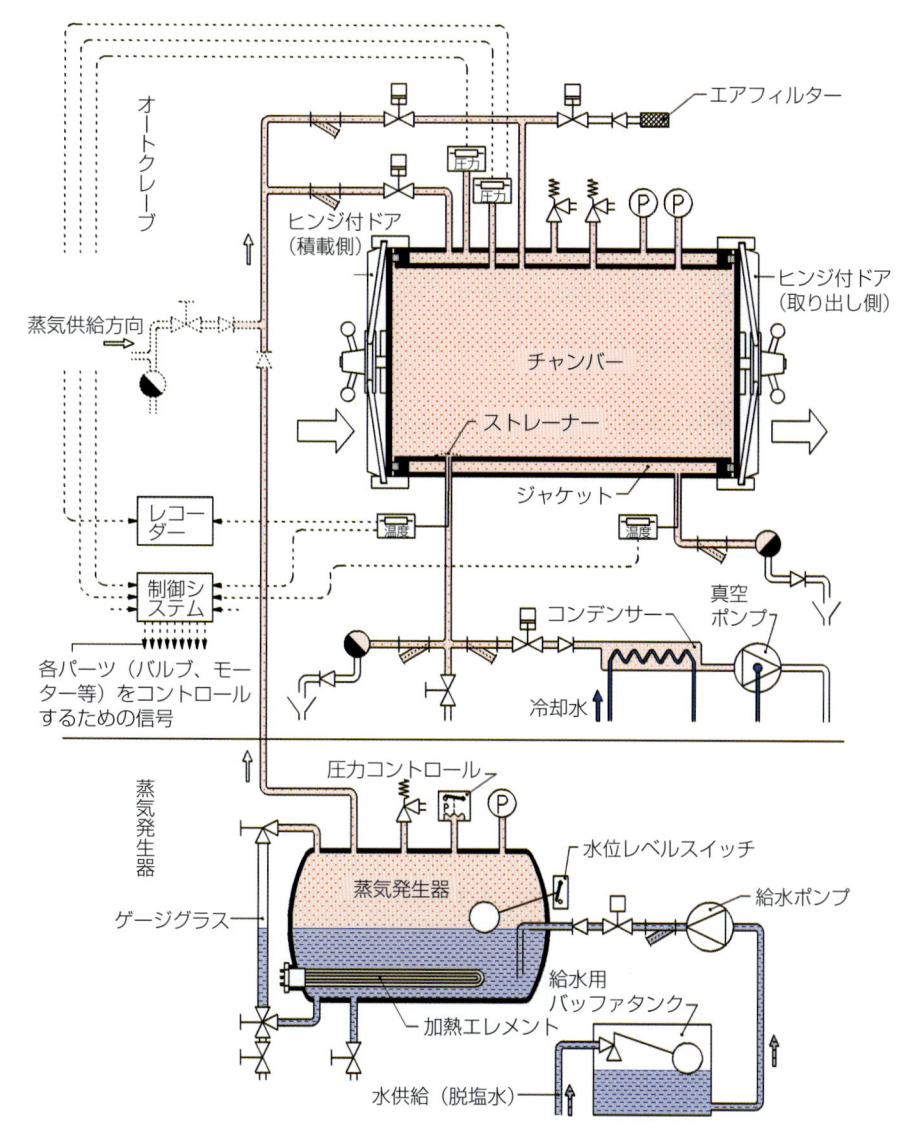

図 12.26 ダブルドア蒸気滅菌器の単純化した配管図。ジャケット式の水平式チャンバー、ヒンジ付きのドア、内蔵式の蒸気発生器が装着されている。

13. 工程管理

　本章では、滅菌器の工程管理方法をさらに詳しく学んでゆきます。この工程管理技術は、基本的な手動式制御法から、電気機械式制御法、そして今日の滅菌器で用いられる高度なコンピュータ制御システムへと発展を遂げていきました。

13.1　作業者の役割

　手動式オートクレーブを操作する人は、滅菌に必要な温度と圧力を正しく理解しています。また、プレバキューム、滅菌と乾燥に必要な時間、各工程の順序も把握しています。平たく言えば、この作業者は「滅菌工程を理解している」ということです。この知識に基づき、作業者は以下の作業を行います。

- ゲージの圧力と温度を読み取って、時間を計測
- それに基づき操作のタイミングを決定し
- バルブやスイッチを操作します。

　このようにして、作業者は工程を管理します。

> **Point**　手動式オートクレーブを操作する作業者に必要なのは、
> - 工程の知識
> - 圧力と温度を計測すること
> - バルブとスイッチを操作するタイミングを計ること
> - それらを操作すること

　滅菌器に被滅菌物を積みつけし、工程を行った場合、滅菌ごとに器材は無菌になっていなくてはなりません。つまり、滅菌工程は「再現可能」でなくてはならないのです（14章参照）。しかし、人間は100%同じことを繰り返すことができません。それは人間の本質であり、人間が人間たるゆえんです。さらに、人間の行動を正確に記録、文書化することはほぼ不可能です。そのため、滅菌の国際規格に準拠するため、工程管理を自動化し、毎回の工程を記録しなくてはなりません。

　自動制御式滅菌器の場合、これらの機能を機械が自動で行ってくれるので、作業者は以下の作業だけを行えば事足ります。

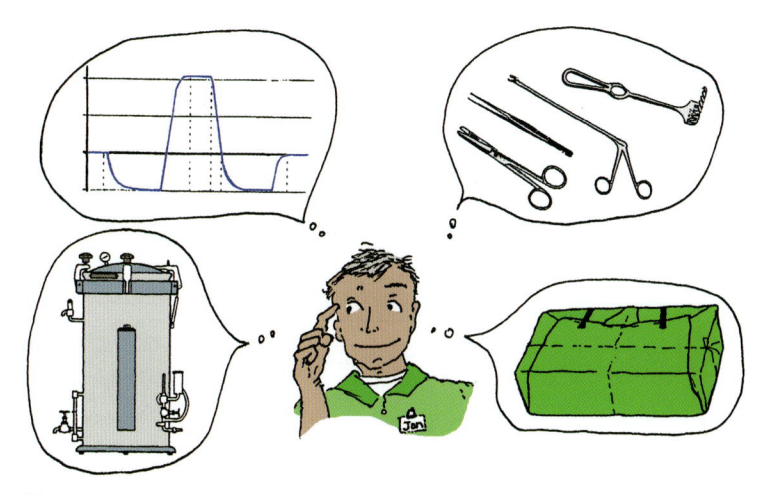

図13.1 手動の滅菌器を操作するには、作業員は滅菌物の特性、滅菌器の部品や構造について熟知していなければならない。また、工程やそれに伴う操作についての正確な知識も必要である。

- 積みつけ
- 工程条件を選択し、始動する（通常はボタンやキー操作）

この場合、作業者は必ずしも工程を熟知していなくても滅菌器を操作できます。

> **Point** 自動制御式滅菌器は、器械自体が
> - 工程の順序、設定値などの「知識」を組み込まれている
> - 圧力と温度の計測をする
> - バルブ、スイッチ類の操作タイミングを決定する
> - タイマー、スイッチ、バルブ類を操作する
>   ⇒ タイマー、スイッチ、バルブ類は器械が自動制御するのが望ましい

これらすべての機能を果たすには、装置が後付けでなく、滅菌器に組み込まれているべきです。

13.2 自動制御の方法

自動制御式のオートクレーブには、その自動制御レベルにより多様な種類があります。基本的なオートクレーブの場合、給水、蓋や特定のバルブの閉鎖を手動で行わなければなりません。いわば、「半自動制御式」です。「完全自動制御式」の滅菌器では、積みつけからチャンバーからの取り出しにいたるまで、すべてが自動で制御されます。極めて複雑な器械です。

一連の滅菌工程の制御には、システムにより以下のようにさまざまな種類があります。

蒸気トラップ　トリップスイッチ　圧力リデューサー　温度センサー　コンタクタ　空気バルブ　ソレノイドバルブ　工程制御ユニット　モータースターター／プロテクタ　真空ポンプ

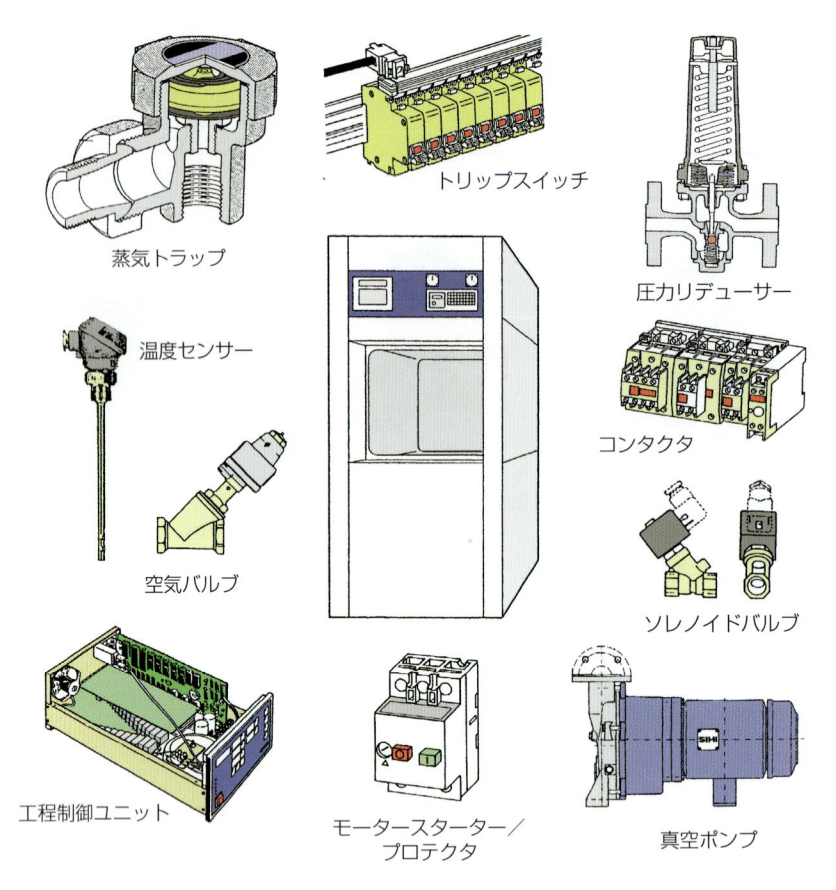

図13.2 自動制御式のオートクレーブには、自動制御と工程を自動制御をするための装置すべてが必要である。

- 工程制御がコンポーネントの並び方と物理的に直結している（ハードワイヤードされている）もの。基本的な自動制御式の滅菌器に用いられています。
  「カムディスクの回転」により制御を行う方式。ディスクがカムシャフト上に取り付けられ、一定の速度でモーターにより駆動します。カムシャフトが回転するにつれカムがスイッチを始動させ、バルブ、ポンプ、ヒーターなどのスイッチオン／オフを行います。
- 最近の新型滅菌器では、コンピュータプログラムで制御されます。

次ページの表では、オートクレーブの工程制御の方法をまとめています。次では、それぞれの自動システムの特徴を確認しましょう。

13.2.1 非包装器材用のセミオート式基本オートクレーブ

準備が完了したら（給水、積載し、蓋を閉め、工程を開始）、オートクレーブ内の部品配置順で工程が進められていきます。そのため、このオートクレーブのプログラムを「ハードワイヤード（物理的な配置に従って処理を行うという意味）」式と呼ぶことができます。

表13.1 オートクレーブの工程制御方法

作動	制御方法			
	手動	自動：ハードワイヤード（物理的な結線）制御	自動：カムディスク制御	自動：コンピュータ制御
• 滅菌時間、真空時間 • 滅菌温度	• 作業者の知識と経験	• タイマーの設定 • 温度調整スイッチの設定	• カムディスク上のカムの位置 • 温度調整スイッチの設定	• コンピュータメモリ内のデータ • コンピュータメモリ内のデータ
• 滅菌時の圧力	• 圧力調整バルブの設定	• 圧力調整スイッチ、圧力調整バルブの設定	• 圧力調整スイッチ、圧力調整バルブの設定	• コンピュータメモリ内のデータ
• プレバキューム、乾燥など • シーケンシング（工程の手順）	• 作業者の知識と経験	• 圧力調整スイッチの設定 • 計測器・スイッチ類と稼働装置の「ハードワイヤード（物理的な結線）」	• 圧力調整スイッチの設定 • カムディスクの形状と位置	• コンピュータメモリ内のデータ • コンピュータメモリ内の工程管理プログラム
パラメータ計測の方式 • 時間 • 温度 • 圧力	• ストップウォッチ • 温度計 • 圧力計 により作業者が手動で計測	• 電気・電子タイマー • 温度スイッチ • 圧力スイッチ による自動制御	• カム駆動モーターによるカムの回転 • 温度スイッチ • 圧力スイッチ による自動制御	• コンピュータ内のタイマー • 温度センサー • 圧力センサー による自動制御
パラメータ制御の方式 • 時間 • 温度 • 圧力	• 作業者の知識と経験に基づき手動で操作する	• タイマーのスイッチポイント • Tスイッチのスイッチポイント • Pスイッチのスイッチポイント による自動制御	• タイマーのスイッチポイント • Tスイッチのスイッチポイント • Pスイッチのスイッチポイント による自動制御	• プログラム起動中、計測データがメモリ内のデータと照合される。照合結果に基づき、バルブやスイッチを操作するタイミングが決定され、工程管理を行う。
スイッチやバルブの操作により変化するもの • 蒸気の流れ • 水の流れ • 電気（ヒーター、ポンプ、制御用）の供給	作業者が手動で操作するパーツ • 手動バルブ • 手動バルブ • 手動スイッチ	電気または空気制御で作動する装置 • 電気式バルブ（ソレノイドバルブ） • 小型の電気式空気バルブにより制御される空気制御バルブ（高流量の蒸気や水用） • 電気式スイッチ（コントラクター／リレー）		

図13.3と13.4は、基本的なセミオート式オートクレーブの外観図、配管図、配線図です。このようなオートクレーブは以下のような特徴があります。

- 小型の卓上式
- 重力置換式の真空工程
- 一部自動制御
- 給水は手動で行う

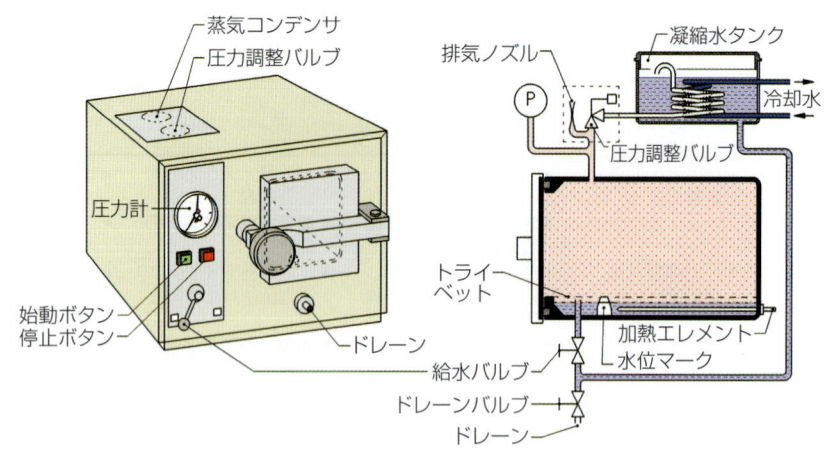

図13.3 基本的な自動制御式オートクレーブと配管図

- 滅菌チャンバー内の水が一定量蒸発するまでの時間で滅菌時間を制御する
- ブローオフ式バルブで圧力を制御する

　チャンバー内に注入する水の量や圧力調整バルブの重さを調整することで、さまざまなプログラムを選ぶことができます。標準的な滅菌時間に必要な水量は、チャンバー内の水位マークから読み取ることができます。

　タイマーが付属していないため、この型式は自動制御式の滅菌器の中でも最も単純なものです。この型式は、電気供給の有無に関わらず使用できるよう、外付けの石油式ヒーターが付いています。

オートクレーブの作動と配線図の説明

1. 蒸留水、脱塩水がサプライ／蒸気コンデンサに充分に補給されていることを確認します。
2. 給水用バルブを開き、一定値までチャンバー内に給水します。水はタンクからチャンバー内に流れます。
3. 圧力調整バルブ上の錘が適切であることを確認します。
4. 積みつけし、扉を閉めます。
5. 始動ボタン（b1）を押し、電源をオンにします。C1のリレーが電気信号を受け、接点c1とc2が閉じます。加熱エレメントのスイッチがオンになり、L1のインジケーターライトが点灯し、オートクレーブが始動したことを示します。
6. 水が加熱されます。空気は圧力調整バルブの錘内にある排気ノズルから逃がすことができます。
7. 滅菌圧力に達すると錘が持ち上がり、温度と圧力が一定に保たれます。蒸気の導入を続けると残存空気を排出することができます。すべての水を蒸発させるには一定の時間が

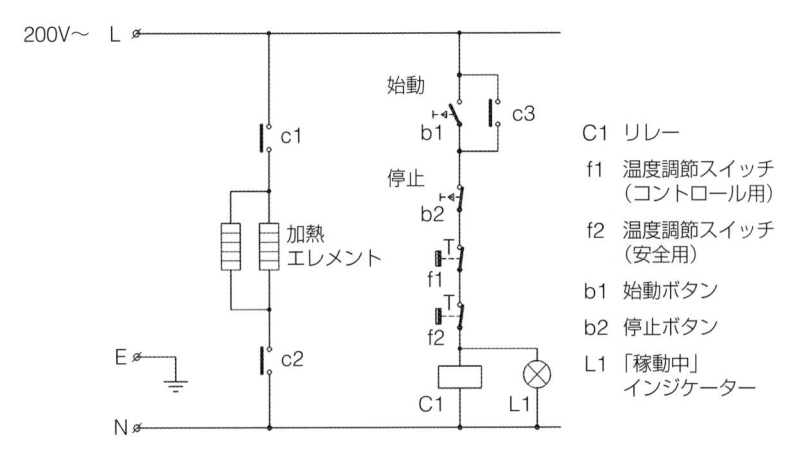

図13.4 ベーシックな自動制御式オートクレーブの配線図。一定の水が沸騰しきることでタイミングを制御する。

必要です。

8. すべての水が蒸発すると、加熱エレメントの温度は急に上昇し、加熱エレメントに付いた温度調節スイッチ f1 が開きます。C1 のリレーはオフとなり、チャンバーが冷却し始めます。
9. 圧力調整バルブの錘内にある排気ノズルから圧力が逃げます。
10. 圧力ゲージが大気圧を示すと、ドアを開けることができ、滅菌物が取り出されます。

13.2.2　未包装器材・非管腔器材用のハードワイヤード式制御オートクレーブ

外来部門、手術室、歯科、医療センター、獣医科用として、さらに小型のオートクレーブが存在します。これらのオートクレーブは、通常は重力置換式で作動します。その作動原理は既述したとおりです。

ISO や CEN の規則によれば、この方式のオートクレーブ[102]は即時利用する未包装の滅菌にのみ使うことができ、包装された器材（包装材に関わらず）、衣類、タオルなどの多孔性（ポーラス）器材には使うことができません。こうした被滅菌物からは空気を充分に除去することができないからです。

図13.5 と **13.6** は、未包装の非管腔器材用の卓上型蒸気滅菌器です。この方法の滅菌器の特徴は以下のとおりです。

- 一重のチャンバー

---

[102] 欧州規格 EN13060 によれば、この型は小型滅菌器タイプ N とされます。小型滅菌器の分類については 14.6.2 で詳述します。

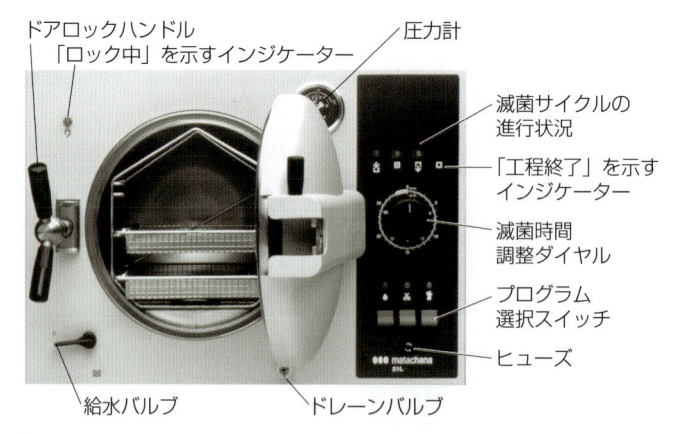

図13.5 自動の卓上型オートクレーブ。ハードワイヤードロジック式の工程管理を行う。この型式は、未包装の非管腔器材にのみ使用可能。

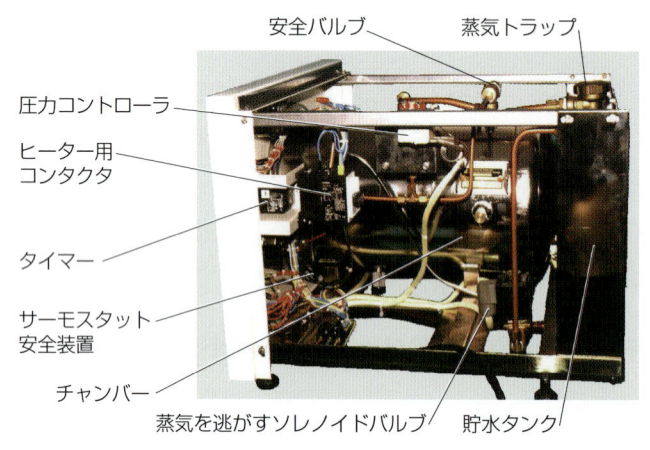

図13.6 図13.5の滅菌器の配管構造

- 重力置換式による空気除去
- チャンバー内が負圧のときは開けることができない、安全インターロック式ドア
- 全自動式のコンピュータ工程制御
- インジケーターライトで、どの工程段階か表示
- サイクルカウンター付
- 温度計、圧力計
- 工程記録機能

13.2.3　カムシャフト制御の自動オートクレーブ

　次は、カムディスクを使った滅菌工程制御です。この方式では、回転する複数のカムディスクで工程の順序を制御します。このディスクはカムシャフト上に取り付けられ、電気モー

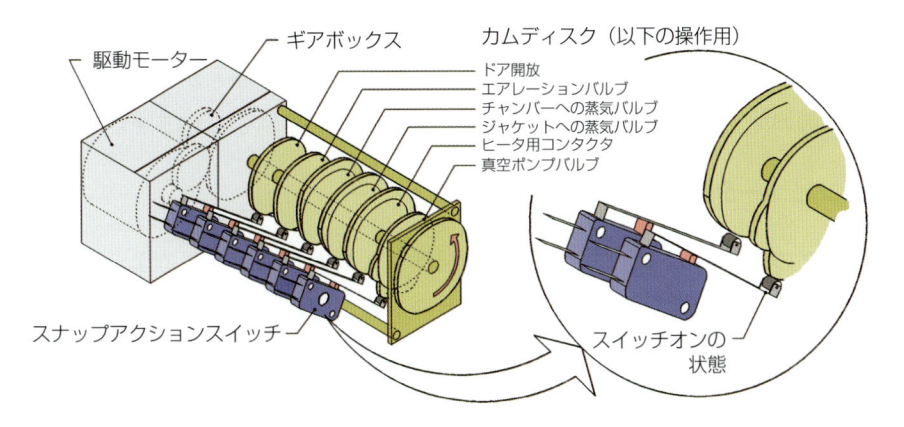

図13.7 カムディスクがオートクレーブの部品を制御する

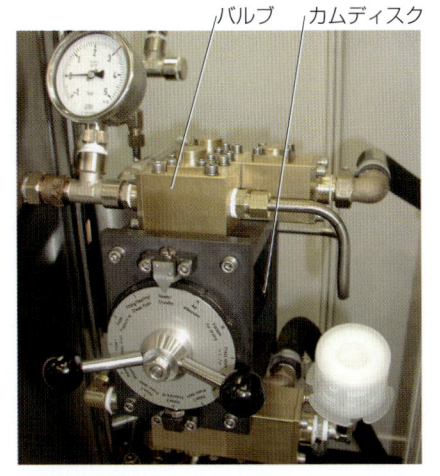

図13.8 a：カムシャフトによる手動制御。バルブ（真鍮製の長方形ブロック）はカムディスクで直接操作する。ハンドル背面のディスクには12のポジションがあり、それぞれが滅菌工程の段階に充てられている（図12.8参照）。

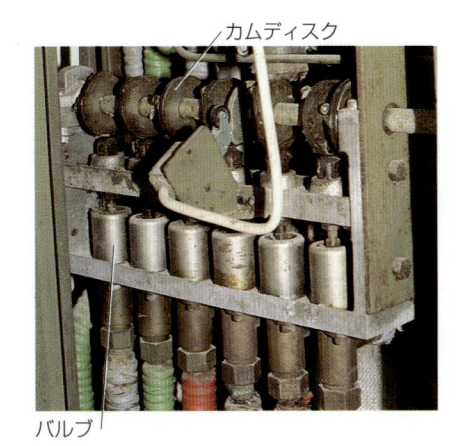

b：カムがバルブを直接操作するカムシャフトコントローラ。カムディスクはモーターまたは手動により回転する。

図13.8 オートクレーブに用いられるカムシャフトコントローラ

ターで回転します。それぞれのディスクは加熱エレメント、真空ポンプ、バルブなどのオートクレーブの部品を操作し、ディスク上のカムが部品スイッチのオン／オフを行うことで正しい操作タイミングを制御します。カムの位置や形状を変更することで、工程サイクルのタイミングを調整することができます。すべてのカムシャフトが回転しきったときに工程は完了します。旧型式ではカムシャフトが手動式であり、カムディスクが直接バルブを操作していました。そのためノブ1つで容易に操作ができ、部品が比較的少なく単純なものでした。バルブや他の部品をスナップアクション機構で操作するカムディスクコントローラも用いられていました。カムディスクによる工程管理は60〜70年代には隆盛を極めましたが、のち

にコンピュータ制御式に取って代わられました。しかし、特に僻地での相次ぐコンピュータ制御トラブルの経験を踏まえ、現在でもカムシャフト制御の再導入が検討されています。カムシャフト制御のオートクレーブの配管図は、**図12.26**に酷似しています。

13.2.4　コンピュータ制御式の滅菌器

　コンピュータの登場により、非常に優れた制御システムが利用できるようになりました。価格も大幅に下がり、近年ではさまざまな装置の工程制御にコンピュータが用いられ、オートクレーブもその恩恵を受けています[103]。

　工程制御のコンピュータの魅力とは何でしょうか？　その答えを探るため、制御システムの特徴を比較してみましょう。**表13.1**も参照してください。

滅菌工程制御のさまざまな方法の比較

- **手動式の滅菌器**：作業者が工程に関するすべての知識や情報を把握していなければなりません。工程中のすべてのサイクル、順序を把握したうえで、工程の開始から圧力計・温度計のチェック、タイミングの決定、バルブやスイッチの操作、工程の終了まで**作業者がすべての工程を取り仕切らなければなりません**。
- **従来型のハードワイヤード式の滅菌器**：工程に関する情報が滅菌器の制御部品にありました。つまり、タイマー、温度・圧力センサーの設定です。これらの温度・圧力センサーやタイマーは計測すると同時に切り替えも行います。各部品がどのように接続されるかにより工程段階での配列が決まっています。
- **カムディスク制御の滅菌器**：カムディスクの枚数やカムシャフトの回転速度で工程のタイミングを設定します。圧力や温度は、圧力・温度調整スイッチで設定します。
- **コンピュータ制御の滅菌器**：すべての工程に必要な情報はコンピュータのメモリ内にあります。工程中のすべての時点における必要な温度や圧力についてのデータがインプットされていて、圧力・温度センサー（**トランスデューサー**）から滅菌器のリアルタイムの状況を得ることができます。工程サイクルの順序は、コンピュータメモリ内の工程プログラムが制御します。滅菌プログラムを設定し、始動ボタンを押せば滅菌工程が始まります。プログラムは、命令どおりにセンサーの確認を行います。参照値に基づいて出力値を算出し、その値が全バルブを制御するリレーコイル、モーター、ヒーターの信号に伝達されます。工程の各段階で、計測値が参照値と照合され、メモリに蓄えられていきます。このように、極めて正確な工程制御を可能にしているのです。全サイクルが終了すると、工程完了の信号が発信されます。

103　コンピュータは、データを「プロセス（処理）」することから「プロセッサ」とも呼ばれます。コンピュータは年を追うごとに小型化が進み、今や単一のプリント基板やチップに組み込まれています。このような小さなコンピュータをマイクロプロセッサとも呼びます。コンピュータ制御式のオートクレーブは「マイクロプロセッサ制御オートクレーブ」とも呼ばれます。

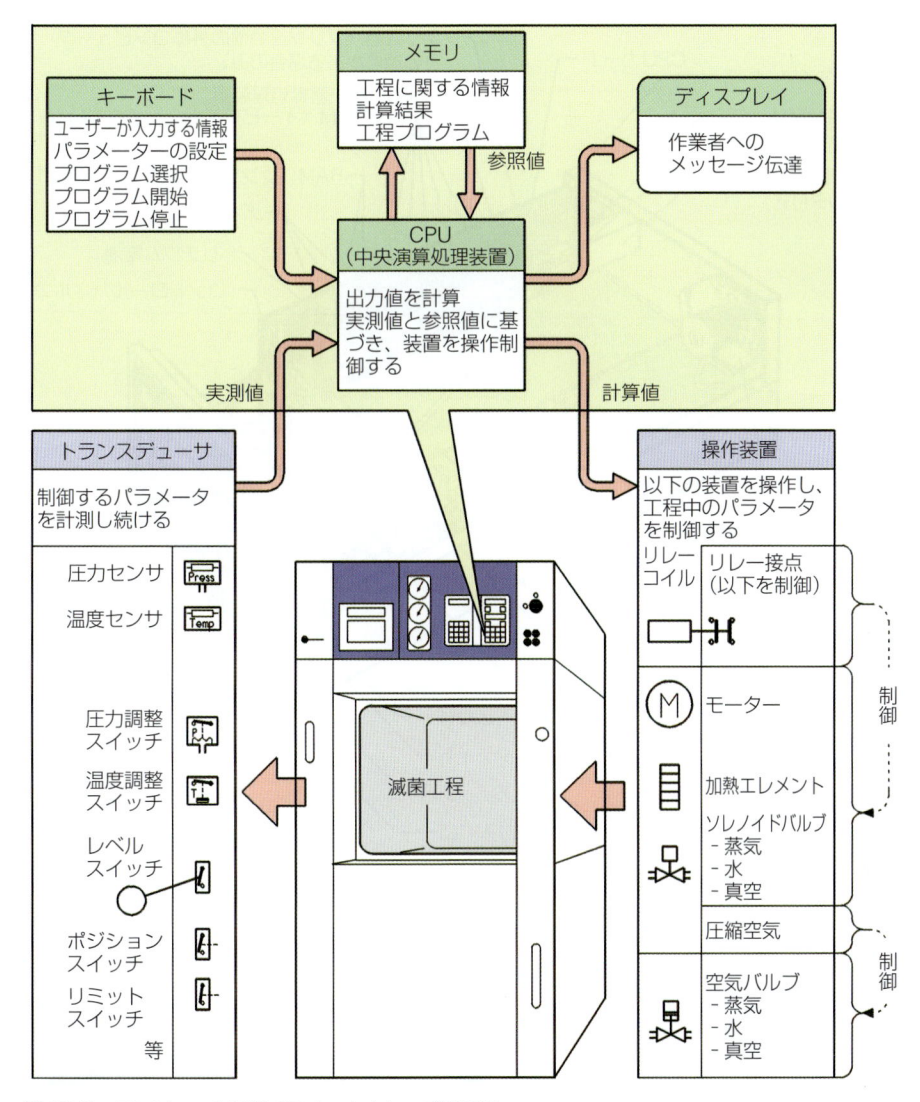

図13.9 コンピュータ制御式のオートクレーブの原理

コンピュータ制御の利点は以下のとおりです。

- 工程再現性が高く、**バリデーション**に適しています。
- メモリ内の工程管理プログラムを変更すれば、新しい要求にも**柔軟に対応**することができます。
- **極めて正確な工程制御**が可能となります。
- **簡単な操作**で稼働できます。
- 異なるプログラムを組めば、新たに必要となった工程にも容易に対応できるため、非常に**柔軟性に富んだ**制御システムということができます。
- 特に複雑な工程制御の場合、ハードワイヤードロジック式に比べて**結線がより単純**です。

13. 工程管理　253

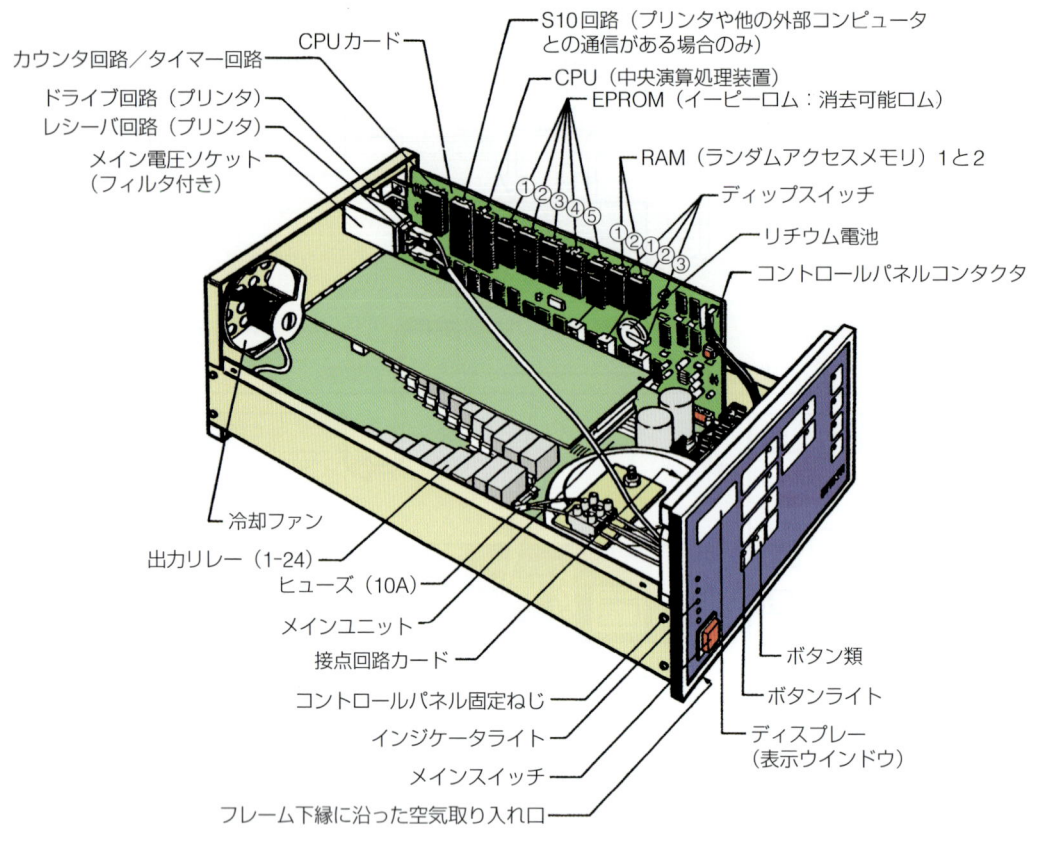

図13.10 オートクレーブ内のコンピュータ

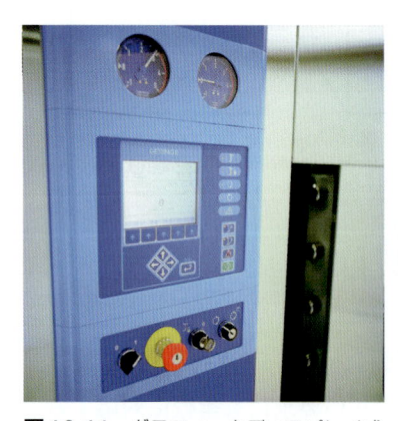

ラベル（図13.10）:
- カウンタ回路／タイマー回路
- ドライブ回路（プリンタ）
- レシーバ回路（プリンタ）
- メイン電圧ソケット（フィルタ付き）
- CPUカード
- S10回路（プリンタや他の外部コンピュータとの通信がある場合のみ）
- CPU（中央演算処理装置）
- EPROM（イーピーロム：消去可能ロム）
- RAM（ランダムアクセスメモリ）1と2
- ディップスイッチ
- リチウム電池
- コントロールパネルコンタクタ
- 冷却ファン
- 出力リレー（1-24）
- ヒューズ（10A）
- メインユニット
- 接点回路カード
- コントロールパネル固定ねじ
- インジケータライト
- メインスイッチ
- フレーム下縁に沿った空気取り入れ口
- ボタン類
- ボタンライト
- ディスプレー（表示ウインドウ）

図13.11 グラフィックディスプレイ式のコントロールパネル。コントローラの心臓部。

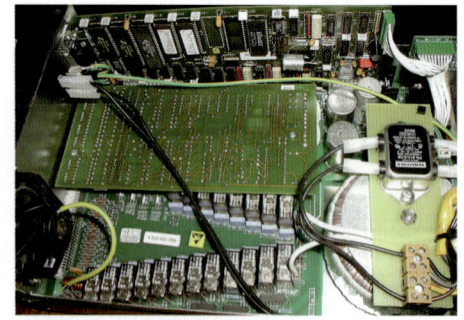

- コンピュータ制御式のシステムの場合、**工程のデータをデジタルの記録として保存**することができます。
- オートクレーブを、**自動トレーサビリティシステム**とリンクさせることができます。この

システムは、現在多くの病院で品質管理の改善のために導入されています。
- **遠隔診断やメンテナンス**が可能です。新型の滅菌器では、インターネットからでも滅菌器のモニタリングができるようになっています。例え地球の裏側からでも、今は故障診断ができるのです。工程パラメータの変更や、一部の修復もインターネット上で行えます。技術サポート用のツールとしては極めて強力です。

14. 滅菌の国際規格

　他の自然科学分野と同様、滅菌工程についての知識もかつてはとても限られていました。しかし、滅菌すべき物品の特徴や、それらが相互に影響し合う滅菌工程の研究が進むにつれ、多様化した物品をそれまでの方法で滅菌するのは適切ではないことが明らかになってきました。蒸気滅菌工程で問題を惹き起こすのが主に空気の残留であること、ポーラス器材、管腔器材などは滅菌が難しいことなどがわかり、また滅菌物が濡れたままであることが多くあって、今まで述べてきたような問題の解決法が編み出されてきました。また、後になって、製品品質を維持し品質保証を行う必要がますます重要になってきました。今では、医療機器の製造と同じく病院内で滅菌についての責任問題も取り上げられるようになり、しっかりと評価を行い、書類を作成し記録する必要があるのは明白になっています。それに伴い自動制御システムや記録システムが導入され、年を追うごとにこれらの要求を満たす技術が利用できるようになりました。制御システムの価格も下がったため滅菌器にも応用されるようになり、安定した質の高い滅菌業務を行うための国内規格がさまざまな国で生まれました。しかしながら、近年では国際的なコミュニケーションや取引が大幅に増え、滅菌業務を含む科学や技術の多くの分野で合意をしてゆくことが必要となってきました。例をあげるなら、ある国で「滅菌された」という状態のものは、他の国でも「滅菌された」と呼べるようにしなければなりません。

14.1　法令および規格の標準化・協調性の必要性（欧州の例）

　これまで、人の安全や健康および環境について最低限の基準に合致しない限り、製品を市販すべきではないとの考えが多くの国で支持されていました。各国は製造者に対してこうした基準に準拠することを義務付けるための法令を定め、その法令の「最低限の要求事項」を満たすことを促すために、製品の技術的要求事項が記載された独自の国内規格[104]を制定しました。国によっては自国の規格に適合しているか製品を試験する公的機関がありました。たとえば、電化製品は市場に送り出す前に国内規格に照合されます。公的機関がその製品を認証すると認証マークが与えられ、はじめて市販することを許されたのでした。そのような各国独自の国内規格はローマ条約（1957年に調印された欧州共同体設立条約）に反して、国際的貿易の障壁を作る結果になっていました。そこで、欧州域内で統一の市場を創り出そうとしていた1992年、この問題に取り組む必要が出てきたのです。「ニューアプローチ指令」により、さまざまな製品について各国の法令を整合させる手順が確立され、製品の技術

---

[104] 規格 Standard は基準 Norm/regulation とも呼ばれますが、本書では規格で統一します。

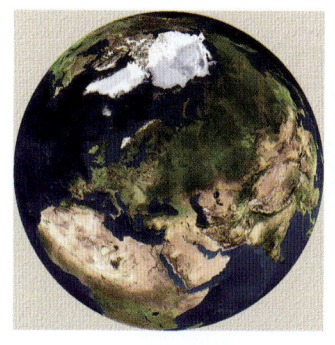

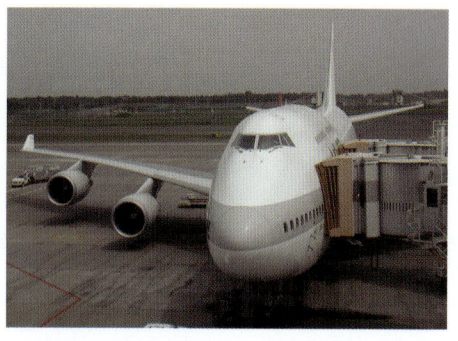

図14.1 科学技術の急速な進歩により、国家間の移動や取引など、国際コミュニケーションの頻度は大幅に増加した。「グローバルビレッジ（地球村）」の構想が現実となり、国際的合意や国際基準が必要となった。しかし、グローバリゼーションにはマイナス面もあり、たとえば最近発生したSARSなど世界中に急速に拡大した病気などは記憶に新しい例である。

要求として整合された欧州規格が採択されました。

指令と規格

- 指令には法的規制があり、それに準拠することが義務となっています。それは一般的に、ある製品群についての項目を網羅しており、それらは安全、公衆衛生、環境に関連した記述になっています。また指令は、そこに取り上げられている機器が準拠しなければならない重要な要件事項も含んでいます。技術的な仕様はその中に含まれていません。

  指令の要件は機器の仕様と試験方法を記述した関連規格を参照しています。加えて指令は、製品が適正な質をもち、また仕様書に記載されているとおりに稼動することを保証する方法を記述しています。発行機関は、指令に関連のある規格の一覧を定期的に発行しています。

- 規格は、作成機関により編纂された文書で、指令には記述されていない技術的な仕様を記載しています。これらは任意的に採用されるものです。規格の中には付属書（ZA）があり、それを使って、機器が規格[105]に適合している場合に、それが準拠しているとみなされる関連指令のなかの条項を検索することができます。

---

[105] 一例：EN285.大型蒸気滅菌器、付属書ZA 出典：医療機器指令93/42/EECの重要要件第3項（機器の稼動性能に関する項目。この場合は大型蒸気滅菌器を指す）を満たすための技術的要件は、規格EN285に記載されている以下の条項に記述されています。
6 　計装、提示し記録する機器
7 　制御システム
8 　稼動性能要件
10 　圧力変動の速度

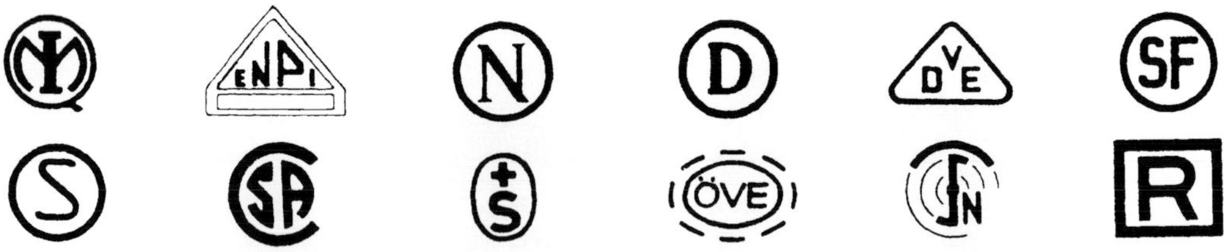

図14.2 過去の規格：多数の発行機関が無数のシンボルマークを発行していた。製品を市場投入するためには国ごとに異なるシンボルマークの取得が必要だった。

> **Point**
> 指令（法）を順守することは義務である
> 規格に準拠することは任意である
> 規格に準拠することで、指令を順守していることを立証できる

規格を統一すると、すべての加盟国が同じ方法で人々の安全と健康、そして環境を守ることができます。欧州共同体の最初の指令は「玩具指令」でした。指令に関連する製品に共通する特徴は、指令に適合したことを証明する製品マーク「CEマーク」を付けることが要求される点です（14.1.2参照）。

> **Point**
> 国際立法と国際規格の目的
> ・加盟国間の貿易障壁を減らすこと
> ・利用者や患者の安全と健康を保証すること
> ・品質の最低基準を保証すること
> ・国家間での製品やサービスの互換性を高めること

14.1.1 医療機器に関する指令

医療機器は人々が健康で安全な暮らしをおくる上で重要な役割を担っているので、この分野のすべてを網羅するため3つの指令が出されています。

- 能動型埋め込み医療機器指令（AIMDD）
- 医療機器指令（MDD）：滅菌器はこの指令の範疇
- 体外診断用医療機器指令（IVDMDD）

医療機器とは何か？

医療機器とは、人の疾病・障害の診断、予防および治療に用いられ、化学作用や効果に依存しない製品を指します（化学作用を利用するものは、医薬品に関する指令の範疇に入りま

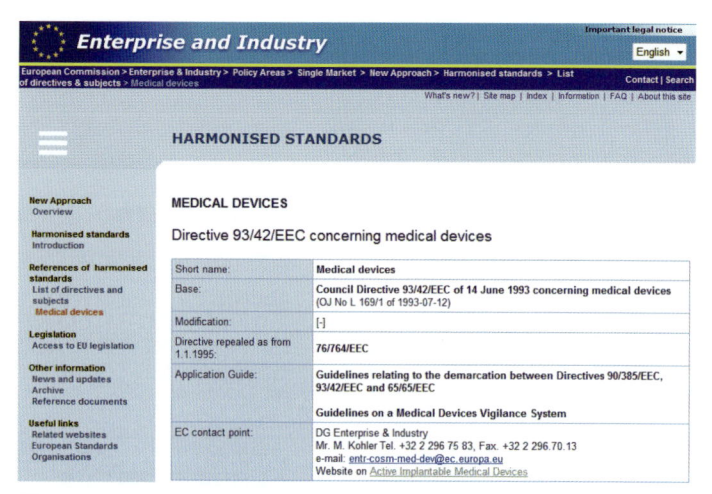

図14.3 MDD（医療機器指令）の広範な情報。欧州委員会のウェブサイトで、あらゆる言語のテキストを参照することが可能。http://ec.europa.eu/enterprise/newapproach/standardization/harmstds/reflist/meddevic.html

す）。たとえば、すべての医療電気機器、（歯科）充填剤、病院のベッド、人工装具、コンドームなどです。医療機器の周辺機器は、医療機器が所定の目的を果たすために特に必要とされるものなので、準医療機器とみなされています。

1998年6月14日に発令したMDD（医療機器指令）[106]は、医療機器を4つに分類するための基準を設けています。このクラス分類は、機器に不具合があった場合に人体に与えうる危険度によって決まります（危険度の低い順にクラスⅠ＜クラスⅡa Ⅱb＜クラスⅢ）。医療機器製品がMDDの要求を満たしていることを示すための各企業の手続きはクラスごとに異なります。

滅菌器は医療機器である

臨床で再使用器材の再生処理に用いられる滅菌器は疾病の予防に用いられるため、医療機器とみなされています。また、再使用器材に用いられる包装材は医療機器の付属品とみなされます。しかし、滅菌工程用のCI（化学的インジケータ）やBI（生物学的インジケータ）は医療機器ではありません。

> **Point** 医療機関で使用される滅菌器は医療機器である

つまり、医療機関で使用される滅菌器はMDD（医療機器指令）[107]の適用を受けるため、

---

106 MDD（医療機器指令）は別名93/42/EECの番号で知られています。
107 滅菌器はクラスⅡaの医療機器に分類され、適合性の審査にはノーティファイド・ボディ（公認機関）の関与が義務付けられています。

14. 滅菌の国際規格　259

表14.1 MDD（医療機器指令）による医療機器のリスク分類。滅菌器はクラスIIaに分類される医療機器

クラス	感染リスクレベル	例	適合性評価手続き要件
I 滅菌物でも計測・計量用でもないもの	低い	聴診器、メス、ベッド、車椅子、ガウン、包帯（未滅菌）	製造元の責任により判断
I 計測・計量用または滅菌済み機器	低い	肺活量計（スパイロメーター）尿ドレナージバッグ 電子体温計	製造者が全責任を負う。計測機能をもつ滅菌済み装置はノーティファイド・ボディ（公認機関）にその無菌性や計測について認証を受ける必要がある。
IIa	低～中	滅菌器、ウォッシャーディスインフェクター 補聴器 心電計 超音波診断装置 IVカテーテル	製造段階でノーティファイド・ボディ（公認機関）の介入が義務付けられている。CEマーク付与に先立ち、他の類似のCEマーク付き製品を参考にして臨床的安全性を立証することが多い。
IIb	中～高	手術用レーザー 輸液ポンプ（植込型除く）ベンチレーター（人工呼吸器）集中治療用モニタ装置	ノーティファイド・ボディ（公認機関）による設計と製造に関する調査が必要
III	高	バルーンカテーテル 心臓弁プロステーシス 再吸収性インプラント	ノーティファイド・ボディ（公認機関）による、設計と製造に関する調査が必要 適合性に関する事前のはっきりとした認可が必要

同指令に規定された要件を必ず満たす必要があります。

14.1.2 CEマーク

　ある製品が欧州指令に規定された必須要件を適切に満たしているかどうかを示すために、CEマークの取得が必要となります（CEはConformité Europeénneの頭文字）。ひとたび製品にCEマークが付くと欧州経済地域内[108]では自在に販売することができます。製品に関する指令が整ったら、その製品が実際に要件を満たしているかを確認する必要があります。そのため、いくつかの国に医療機器のCEマークを付与する機関が設置されており、こうした機関をノーティファイド・ボディ（公認機関）[109]と呼びます。

　CEマークは、製造元の品質システムの評価を主に行います。CEマークの認証と付与の手続きは、製品のクラスによって異なり、また製造元の取得へのアプローチによっても異なります。滅菌が必要ないクラスI以外の医療機器は、CEマークの後に4ケタの識別番号が付き、公的な認証手続きに携わったノーティファイド・ボディがわかるようにすることが求められます。一例をあげると、英国規格協会（BSI）は英国のノーティファイド・ボディの1つであり、その認識番号は0086、ドイツの有名なノーティファイド・ボディであるテュフ（TÜV）システムの番号は0044です。クラスIの未滅菌医療機器は製造元の申告によりCE

---

[108] 本書の出版の時点でのEEA（欧州経済地域）に属する国のリストは、Web（chuzai.jp）の用語集を参照してください。
[109] すべてのノーティファイド・ボディの情報は、EUのWebサイトで確認できます　http://ec.europa.eu/enterprise/newapproach/nando/

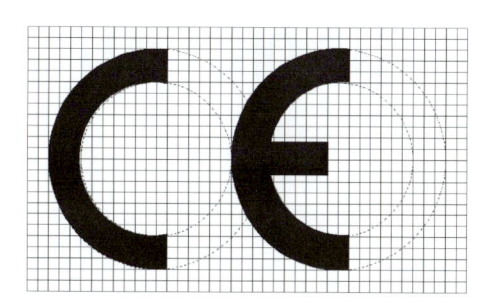

図14.4　a：EU 内で販売される医療機器に付いている CE マーク。 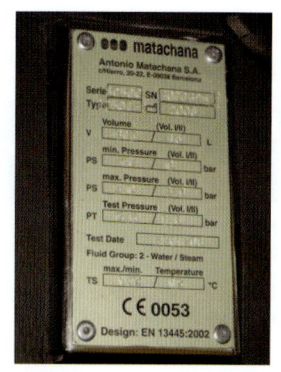　b：滅菌器についた、CE マークとノーティファイド・ボディ（公認機関）の認識番号が入ったプレートの例（0053はスペインの Asistencia Técnica Industrial が割り当てられたノーティファイド・ボディとしての番号）

マークが付与され、ノーティファイド・ボディは関与しません。能動型インプラント医療機器には CE マーキングと関連のある文字コードがあり、ノーティファイド・ボディの識別ができるようになっています。

14.1.3　規格の役割

CE マークを取得すると、該当する指令に規定された要件を満たしているという証になります。製品が指令に関する欧州規格に適合していると、その製品が必要な要件に適合している証明になります。たとえば、大型滅菌器についての規格（EN285）の要求事項を満たせば、規格の付属書 ZA にリストアップされたとおりに、その滅菌器が MDD（医療機器指令）における患者や作業者の安全基準に合致している証明となります。

14.1.4　滅菌関連製品の規格

80年代、国際標準化機構である ISO や CEN によって滅菌関連製品のための作業部会[110]が数多く設立され、医療機器の滅菌についての規格を定めてきました。ISO もしくは CEN の定める規格に準拠するかどうかは任意です。しかし、CEN 規格への準拠は、欧州法令に準拠していることを示すための手段となります。

近年、ISO と CEN は規格を統一していこうとする方向にあり、ますます欧州規格が ISO として採用されています。本章では、CEN や ISO が決定している滅菌工程の基本原理と、それらがどのように滅菌関連製品の要件に適用されているかについて学びます。

---

[110] CEN の作業部会として、以下の団体があります。TC102：医療用の滅菌器、TC204：医療機器の滅菌、ISO では TC198が医療機器の滅菌（TC ＝ 技術委員会）。

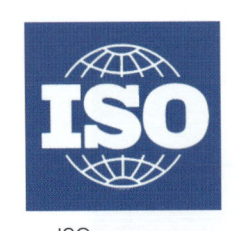

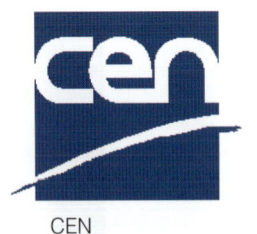

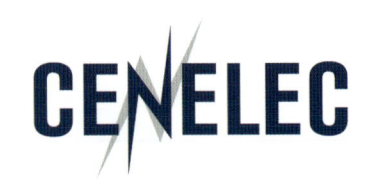

ISO
国際標準化機構

CEN
欧州標準化委員会

欧州電気標準化機構

図14.5 国際標準化機構を通じて、医療機関でのサプライ業務の品質向上と保証のための規格が作成されている。

14.2 滅菌工程の基本原理

　滅菌済みの医療機器は、患者の体内外に使用する際に安全なものでなければなりません。また、その使用者にとっても安全でなくてはなりません。滅菌工程は、この安全性を達成するために重要な役割を担います。製品に「滅菌済み」と標記されている以上、それは完全に無菌でなくてはなりません。つまり、被滅菌物をオートクレーブに入れ滅菌するという毎回の作業において、その工程が終了した時点で取り出す製品が確実に無菌状態になっている[111]ことを保証しなければならないことを意味します。これを確実に行うために、ISOとCENは滅菌工程の2つの基本原則を策定しました。

- 滅菌工程のバリデーション
- 使用直前までの無菌性の保証

14.2.1 滅菌工程のバリデーション

　長年、滅菌は滅菌器のことを考えていればよい業務でしたが、滅菌は被滅菌物、包装、工程法、滅菌器のすべての要素が密接に相互に関係する手順です。

工程条件

　滅菌器は、「終了後に滅菌済みになる」と立証された工程でのみ運転するべきです。温度、圧力、時間など物理的パラメータは、滅菌サイクルの初めから終わりまで、絶対に適正な滅菌工程の許容範囲内に収まっていなければなりません。蒸気滅菌の適切な工程条件は以下のとおりです。

- 飽和蒸気があること
- 要求された滅菌温度であること

111　100万回中、滅菌不良が1回以下であるレベル。

2101128 - 010 - 01 GELRE HOSPITAL. LOC. LUKAS, HEALTH CITY Sterilizer 2

日付：2010年2月17日　　　　　パラメータ
作業者：ヤン・ハュス　　　　　　滅菌温度：134℃
工程開始：13：23：20　　　　　　滅菌時間：00：04：00
滅菌器名：H20470P1（2号機）　　ポストバキューム時間：00：07：00
滅菌器番号：2号機　　　　　　　ポストパルス蒸気：00：00：00
カウンター：14711　　　　　　　ポストパルス空気：00：18：00

プログラム：P3医療機器　134℃

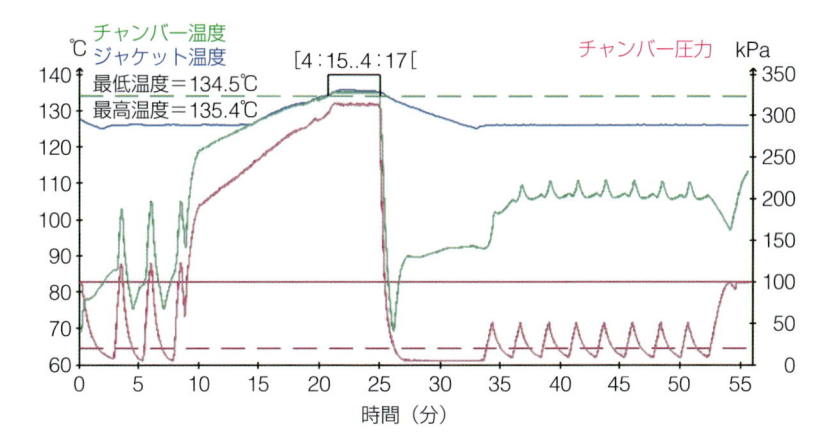

プログラム	時間	チャンバー圧力		チャンバー温度		ジャケット温度
		制御	記録	制御	記録	
開始	00:00:00	98.7	98.5	69.2	69.2	127.7
プレバキューム	00:00:09	98.6	98.8	69.2	69.2	127.3
	00:02:50	7.3	7.6	85.9	85.9	125.9
プレバキューム	00:03:31	120.2	119.5	102.9	102.9	125.9
	00:05:18	4.8	5.2	81.8	81.9	126.0
プレバキューム	00:06:01	121.5	120.5	104.9	105.1	125.9
	00:07:50	4.8	5.5	84.3	84.3	126.1
プレバキューム	00:08:30	121.9	121.9	104.9	105.0	126.0
	00:08:53	58.7	59.7	93.2	93.2	126.0
加熱	00:09:10	124.6	125.3	104.8	104.9	126.0
滅菌	00:20:56	307.2	307.3	134.2	134.4	134.5
	00:21:56	313.9	314.1	135.0	135.2	135.9
	00:22:56	313.5	313.9	135.0	135.2	135.6
	00:23:56	313.2	314.0	134.9	135.1	135.5
ポストバキューム	00:24:56	311.8	312.1	134.8	135.1	135.3
	00:26:34	9.8	9.8	82.3	82.4	132.3
ポストパルス空気	00:33:37	6.8	7.0	91.8	91.9	125.7
ポストパルス空気	00:35:59	9.5	9.7	105.2	105.4	126.0
ポストパルス空気	00:38:21	9.0	9.8	106.7	106.8	126.0
ポストパルス空気	00:40:43	9.7	10.2	107.0	107.2	126.0
ポストパルス空気	00:43:03	9.5	9.9	107.0	107.2	126.1
ポストパルス空気	00:45:22	8.5	9.1	107.0	107.2	126.0
ポストパルス空気	00:47:42	8.2	8.7	106.8	107.0	125.9
ポストパルス空気	00:50:01	8.5	9.2	106.6	106.8	125.9
空気供給	00:52:21	8.3	8.9	106.5	106.7	125.9
工程終了	00:54:08	98.4	98.3	97.2	97.4	126.0

適性終了　ヤン・ハュス

図14.6 適正な滅菌工程のエビデンス（検証結果）となる工程記録。

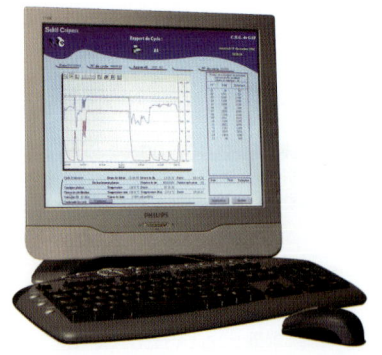

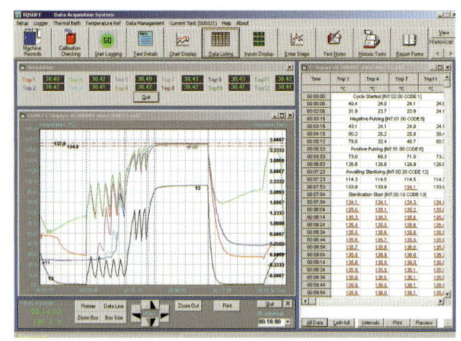

図14.7 a：滅菌工程のデータを記録するシステムを搭載した滅菌器が次第に普及してきている。　b：オートクレーブ専用ソフトウェアによる滅菌サイクル記録の例。

- 要求された滅菌時間であること

滅菌器と工程が結果に影響を与えるのは明白ですが、被滅菌物とその包装方法も重要です。

> **Point** 適切に包装された被滅菌物、滅菌器の確実な操作、適正な工程を経て、はじめて滅菌済みとなる

再現性

正しい工程の条件を知り滅菌器を稼働するたびに、先立って認められた見本工程と同じ滅菌工程条件を作ることが必要です。そうしなければ被滅菌物が「滅菌済み」になったと確証を得ることができないからです。つまり、工程には再現性がなければなりません。この再現性は、自動制御のオートクレーブでなくては確実に得ることができません。

記録

滅菌工程終了後、適正な工程条件に合致していたかどうかを立証する必要があります。そのため、すべてのサイクルのデータを記録するのです。極めて重要な、工程の物理的条件も含まれます。そのため、滅菌器には工程の記録計が付いている必要があります。工程の記録だけではなく、滅菌器のID、滅菌物の種類、日付・時間や作業者の名前なども記録します。そのため、以下のように言いきることができます。

> **Point** 「記録がなければ何もしていないと判断する」

言い換えれば、滅菌工程が要件を満たしていると立証できなければ、滅菌工程そのものが成立していないと考えるのです。

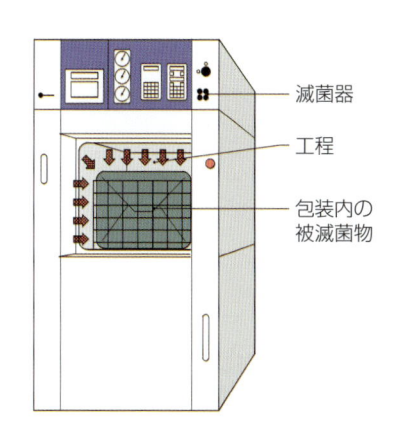

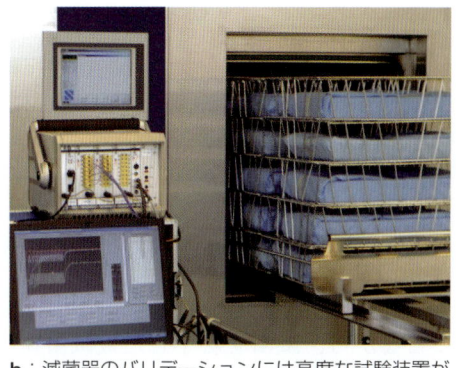

b：滅菌器のバリデーションには高度な試験装置が必要である

図14.8 適切な滅菌工程のための重要な要素・被滅菌物、包装、滅菌器、工程。バリデーション中、これらの要素が総合的に評価される。このうち1つでも変更があれば、再バリデーションを行わなければなりません。

滅菌器も、今はコンピュータ式の自動記録システムを備えた機種が普及してきました。この機種では、滅菌工程中の工程パラメータの詳細な分析ができます。さらに、このソフトにより、過去のすべての滅菌工程に簡単かつ迅速にアクセスすることができます。

バリデーション

適正な滅菌結果が得られていることを立証することを、滅菌工程の「バリデーション」と呼びます。バリデーションは欧州規格では、以下のように定義されています。

> **Point** バリデーション：あらかじめ定められた条件に合致する製品を安定的に生み出す工程を確立するために要する結果を出し、記録し解釈して文書化する業務

バリデーション中は、滅菌器、包装、工程を総合的に評価します。このうち1つに変更があれば再バリデーションを検討します。その手順は国際規格[112]に記載があります。滅菌器のバリデーションは高度な計測器とデータロガーが必要ですが、これらのデータだけでは充分ではありません。情報を正しく解釈するために、滅菌工程に精通していなければならないのです。そのため、滅菌器のバリデーションは専門業者が行うことがふつうです。いくつもの滅菌器がある大規模な病院で予算があれば、専門技師が訓練を受け、滅菌器のバリデーションを実施できることもあります。

---

[112] 湿熱による医療機器の滅菌の場合は、EN17665-1：2006 "*Sterilization of healthcare products – Moist heat – Part 1: Requirements for the development, validation androutine control of a sterilization process for medical devices*"（EN554を更新した規格）に記載されています。

> **Point** 滅菌工程のバリデーションを行うには
> - 工程は再現性がなければならない
> - 工程中の物理的条件は記録されなければならない

14.2.2 使用直前までの滅菌性の保証

当然のことながら、滅菌を終了した被滅菌物はその種類を問わず、使用直前まで無菌状態でなければなりません。さもなければ、それまでの業務すべてが無駄になってしまいます。滅菌したものを未包装のまま、使うまで棚に1週間も放置しておいたとしたら、もはや滅菌済みか否かを問うまでもありません。なぜならば再汚染している可能性が極めて高いからです。滅菌器から取り出した物が無菌であるためには、以下の条件が守られなければなりません。

- 適切に包装されていること
- 保管条件が適切であること

もし、これらの条件が満たされなければ、滅菌後、直ちに使用しなければなりません。

14.3 自動工程制御

手動の滅菌器を操作する際、作業者はサイクル毎に毎回同じ動作をすることができません。滅菌中にコーヒーを飲んでいることもあれば、昨日のサッカーの試合について同僚と熱く語り合っているうちに、滅菌器のことが頭からすっぽり抜け落ちてしまっていることだってありえます。電話をしていてうっかり真空バルブを操作し忘れる事もあるかもしれません。つまり、

> **Point** 再現性がない手動制御の滅菌器ではバリデーションができない

しかし自動制御の滅菌器の場合、工程中のそれぞれの段階は器械の制御装置に組み込まれているため、毎回同じ過程で行うことが可能です。

始動ボタンを押した後は作業が妨げられることがない[113]ので、バリデーションが可能となります。滅菌工程はバリデーションを行わなければなりませんが、これは自動制御の滅菌

---

[113] 工程をキャンセルすることもできますが、滅菌したことにはならないので、全工程をやりなおさなければなりません。工程をキャンセルしたタイミングによっては、被滅菌物は濡れています。そのため、洗浄と包装からやりなおさなければなりません。

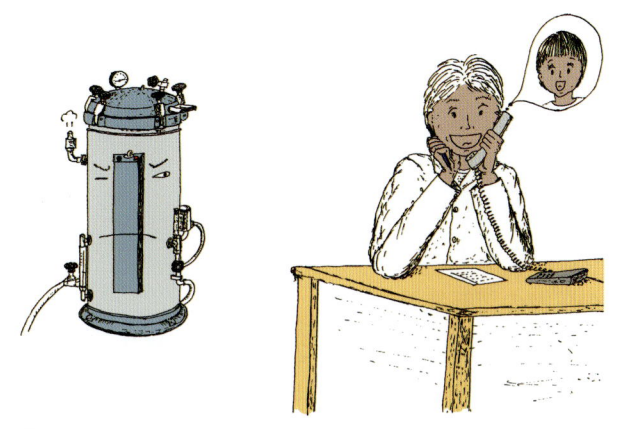

図14.9 滅菌器の作業者は、オートクレーブの監視よりも他の重要な事に気を取られていることもありえる。

器でなければ行えません[114]。

> **Point** 自動制御の主な理由：滅菌工程のバリデーションが可能である

14.4 蒸気滅菌器の一般的な要求事項

滅菌を確実に行うためには、上述の要件を満たすことが必要ですが、滅菌器が必要な技術要件を備えている時にのみ可能となります。蒸気滅菌器の製造のためには、膨大な数の技術的要件があります。すべての滅菌器が満たすべき要件は以下のとおりです。

1. すべての圧力装置は、関連する国内規格または関連する海外規格に合致していること。
2. すべての電気装置は、関連する国内規格または関連する海外規格に合致していること。
3. 蒸気は、必要とされる品質規格（乾燥度、非凝縮性気体の量など）を満たすこと。
4. 製造元や供給元は、機器が関連する試験の性能要件に合致していることを購入者に文書で示すこと。
5. 最低でも1つのプリセット滅菌サイクルを有した自動制御システムにより滅菌が制御されること。
6. 自動制御システムは、滅菌を繰り返し行う場合でも、一定の範囲内での再現性が確実にあること。
7. 滅菌中、ドアは密閉されていること。

---

114 そのため、EEA（欧州経済領域）では、医療用として手動の滅菌器はもはや市場に存在しません。しかし発展途上国の多くでは、経済的、インフラ的理由から自動制御の滅菌器は未だ簡単に手に入るものではありません。そのため欧州・ISO規格の適用には細心の注意を払う必要があります。地域の実情も踏まえなければなりませんし、必要で適切な規格を策定しなければなりません。

8. 滅菌中に空気を注入する必要がある場合には、その空気は適切なフィルターで濾過したものであること。
9. 滅菌器は最低でも以下の装置を備えてなければならない。
    a）チャンバー内の温度を示す装置
    b）チャンバー内の温度の記録装置
    c）チャンバー内の圧力を示す装置
    d）チャンバー内の圧力の記録装置
    e）外缶の圧力を示す装置（滅菌器が外缶と内缶の二重構造である場合）
    f）蒸気圧力計
    　滅菌器に専用の蒸気発生器がある場合、一般にb）とd）を組み合わせることができる。
10. 工程制御のための温度センサーは、工程記録用の温度センサーとは独立していなければならない。つまり2つの独立したセンサーシステムが搭載されている。
11. チャンバーが滅菌温度に達したら、すべての滅菌物は規定の時間内に必要な温度に達していなければならない。
12. 測定時点で、チャンバーの温度が所定の範囲になければならない。

真空引きシステムがある滅菌器の場合、さらに以下の要件が必要です。
1. 真空ポンプは、最低でも絶対圧で70mbar（7kPa）以下を達成しなければならない。
2. 大型滅菌器のチャンバーは、最低でも1滅菌ユニット以上の容量を有してなければならない（14.5で詳述）

　電気安全性、試験要件、機器やコントローラの寸法についての規格、さらに据え付け方法、修理、試験、バリデーションについて膨大な数の要件があります。本章ではそのうち、最も重要な要件について、さらに論じていきます。

14.5 滅菌ユニット

　かつて、滅菌器製造元の作るチャンバーやトレイは国によってサイズが異なっており、ある製造元のトレイが他の製造元の滅菌器に合わないこともよくありました。コンテナ、バスケット、包装材も互換性がないため、デッドスペース、資源や予算の無駄が発生し、作業者にとっても悩みの種でした。そのため、標準化の最初の論点の1つが滅菌器に入れる被滅菌物の寸法だったのです。

115　国によっては、ISOプールパレットに基づいた別の規格が使われています。ユニットのサイズは400×400×600mmです。

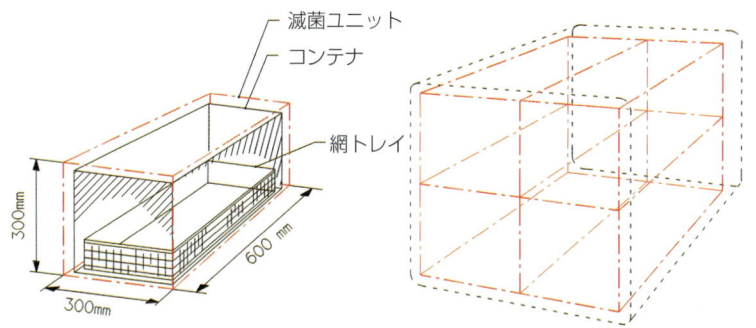

図14.10 滅菌ユニット（StU）。ある滅菌器のチャンバーが4滅菌ユニットを収納できるなら、6.6.6サイズの滅菌器ということができます。

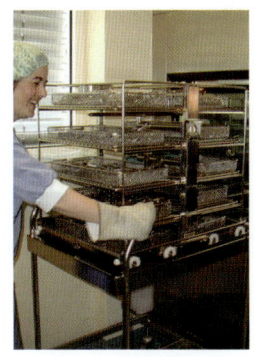

| 収納トレイのサイズは、ウォッシャーディスインフェクターのチャンバー容量と合うようになっています。 | 包装材はトレイのサイズに合わせてあり、トレイは滅菌器のサイズに合わせてあります。 | 収納ラックも、トレイに合うよう設計されています。 | トローリーも、トレイのサイズに合うよう設計されています。 |

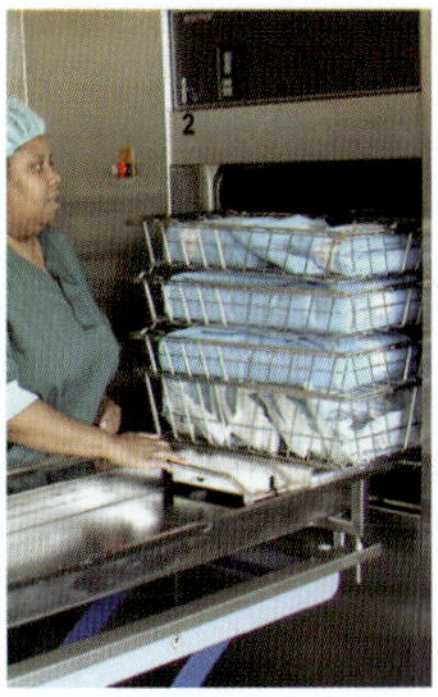

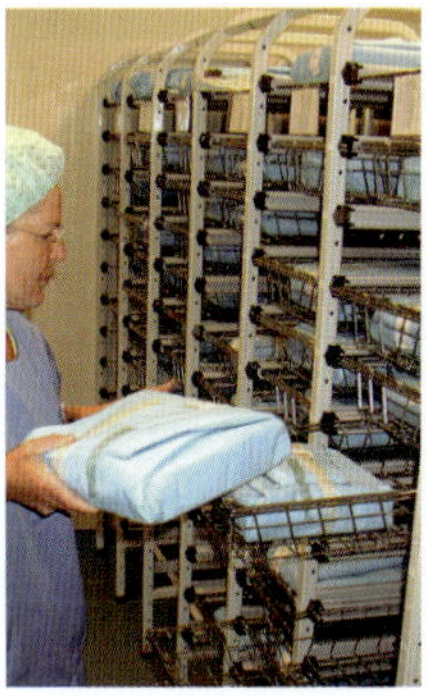

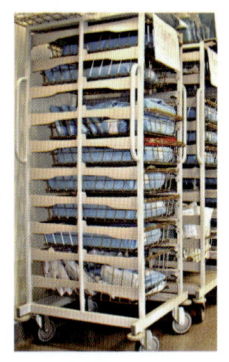

図14.11 標準化のメリット。中央材料室で必要な器材はすべて寸法を統一しているため、スペースを最大限に利用し、効率化と費用削減を図ることができる。

そのためドイツの規格であるDINを基にした「滅菌ユニット（StU）」[115]、または「滅菌モジュール」という用語が使われるようになりました。これは、滅菌器や消毒器内で用いられる滅菌トレイ、バスケット、コンテナ、包装材、その他の保管用品やチャンバーの寸法を表す基本単位となり、高さ300×幅300×奥行き600mm（54l = 3×3×6）が1滅菌ユニットとなります。また、この単位から生まれた1.5×3×3などのさらに小さい単位もまた使われることがあります。滅菌器のチャンバー容量を表す際にも同じ表示が使われます。つまりA6.6.6の滅菌器は、4滅菌ユニット（StU）の容量があり（**図14.10**参照）、A6.6.9の滅菌器には6滅菌ユニット（StU）の容量があります。小型滅菌器のチャンバーやアクセサリーの寸法については本書出版時点では標準化はされていません。

14.6　大型滅菌器と小型滅菌器

医療機関では、処理する材料の大きさによってさまざまな寸法の滅菌器が必要となりま

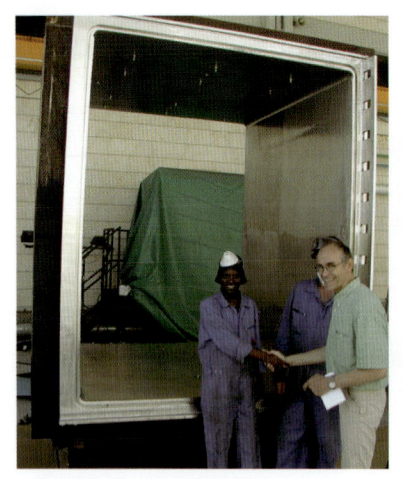

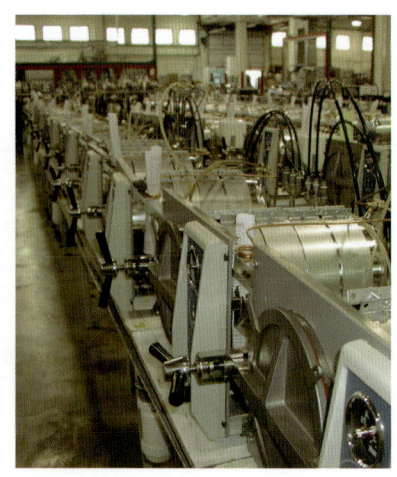

図14.12　a：超大型滅菌器のチャンバー　　b：小型卓上滅菌器の製造工程

す。容量2リットルの卓上型から、病院で一般的な100リットル超えのタイプ、中には1000リットルを超える超大型タイプまで滅菌器にはさまざまなサイズがあり、中央材料室では滅菌ユニット（StU）の規格に沿ったトレイやコンテナシステムが既に一般的になっています。大容量チャンバーの滅菌器は、安全面と設計に関する特別な（法的な）要件があります。ゆえに大型と小型の滅菌器とが区別されたのです[116]。両方の滅菌器に適用される規格は上述の基本ガイドラインに基づいていますが、必要に応じて滅菌器の寸法ごとの個々の要件に当てはめられます。

14.6.1　大型滅菌器

1滅菌ユニット[117]以上を収納できる滅菌器は大型滅菌器に分類されます。欧州規格EN285は、医療機関で用いられるゴム製品やポーラス器材も含んだ包装済みの一般的な滅菌物の大半に使用できる大型滅菌器の要件や試験方法を記載しています。液体や医薬品、製薬設備の滅菌については別の規格で解説があります。規格のガイドラインは、上述の基本原理に基づいてはいますが、大型滅菌器の特別な要求事項に焦点を当てています。

14.6.2　小型滅菌器

容量が60リットル未満の滅菌器で、1滅菌ユニット（StU）を収納できない滅菌器を指します。小型滅菌器は、一般診療、歯科、鍼治療、獣医などさまざまな医療分野で用いられて

116　将来、ここで明記されているような滅菌器の大きさによる区別というものはなくなるでしょう。滅菌器の要件は、滅菌器を稼働するためのサイクルの方式に合わせて設定されることになるでしょう。
117　1滅菌ユニットは54lです。しかしこれは、滅菌器の大きさに関わらず、滅菌ユニットの形状で収納できるかどうかを表します。もし、滅菌器に54lよりもはるかに多い80lの内容積があっても、チャンバーの形状の問題から滅菌ユニットを収納できなかった場合、それは小型滅菌器と定義されます。

表14.2 小型滅菌器の種類

クラス[119]	用途の説明
B	非管腔、管腔、ポーラス器材すべて。包装の有無は問わない
N	未包装の非管腔器材のみ。
S	未包装の非管腔器材及び製造元が指定する、ポーラス器材、小型のポーラス器材、ホローA器材、一重ないし多重包装の滅菌物のうち最低でも1つを含む特定の器材。

います。また、エステティシャン、刺青師、ピアス師、美容師などが使用する血液や体液と接触しがちな機器にも小型滅菌器が用いられます。これらの分野で用いられる被滅菌物は極めて特殊なので、滅菌器の性能要件はさまざまであり、試験方法もそれぞれ異なります。そのため滅菌サイクル[118]は種類やクラスに分類され（**表14.2**）、使用目的ごとにそれぞれに要求事項が定められています。これら要求事項は小型滅菌器の規格EN13060に明記されています。

クラスNは滅菌後直ちに使用することを前提に未包装の滅菌物に使われます。クラスNに適した滅菌器の例については、13.2.2も参照してください。かつて、クラスN用滅菌器（強制的空気除去装置も乾燥工程もない[120]）は診療所や歯科の現場でよく使われていました。しかしながら、この種の現場での滅菌器の要件はクラスBに引き上げられました。それはこれらの現場の環境ではしばしば複雑な器材や管腔器材（歯科器材など）が使われており、被滅菌物も包装される機会が増えてきたためです。

重要なのは、器材を滅菌するのには、その器材が該当するクラスを要件とする滅菌法に基づき設計された滅菌器を使用すべきだということです。選択された滅菌器、滅菌サイクルがある滅菌器には不適切であることもありえます。そのため、バリデーションを実施し特定の被滅菌物に滅菌工程が適切か検証する必要があります。

フラッシュ滅菌

滅菌後直ちに使用するための滅菌を「フラッシュ滅菌」とも呼びます。フラッシュ滅菌は、手術中にうっかり落としてしまった機器などに使う、他の滅菌方法が利用できないときの滅菌手段です。大抵この方式の滅菌器は手術室内にあり、清潔区域との距離をできる限り短くしています。

落とした際には洗浄も含めた適切な再処理が必要なこともあり、こうした適切な設備が手

---

118 当初、滅菌器そのものもこれらのクラスにより分類されていましたが、今はこのクラスとは、工程の違いを指します。つまり、ある滅菌器はクラスNにもクラスBにもなり得るということです。
119 滅菌サイクルのクラスを覚えるために、以下のごろ合わせを使うことができます。クラスB（Both＝未包装・包装の両方に使える）、クラスN（Non＝未包装・非管腔器材に使える）、クラスS（Special＝特殊な用途につかえる）。
120 真空ポンプや蒸気パルス機能がなく空気除去が重力置換式のみのもの。

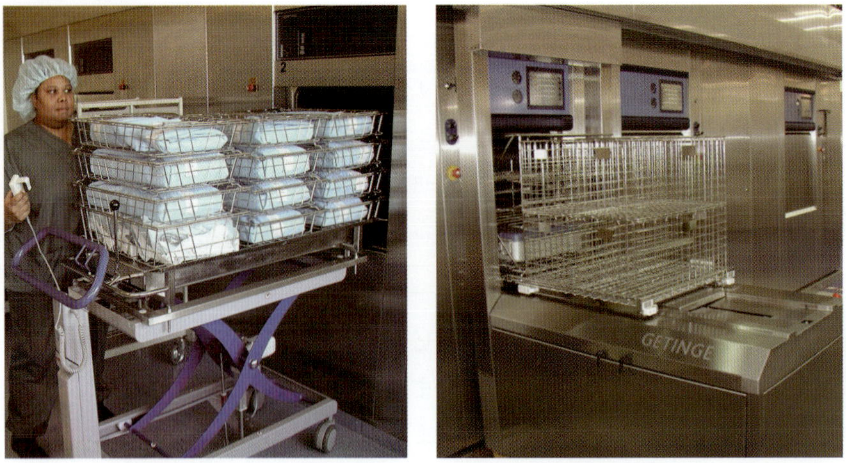

図14.13 近年のコンピュータ制御のオートクレーブ。高さ調整可能なトローリーを使って積みつけする。滅菌器によっては全自動の積みつけ・取り出し装置が付いているものもある。

術室にはないため、フラッシュ滅菌そのものが疑問視されています。実際、多くの国ではもはやフラッシュ滅菌は使われていません。それよりも、落下を防止する、代替となる滅菌済みの器材をあらかじめ用意しておくなど、落下によるリスクを減少させるほうが賢明です。

14.6.3　コンピュータ制御のポーラス器材用大型滅菌器

本節では、一般的な大型のコンピュータ制御の滅菌器で、欧州規格 EN285 の要件に合致する滅菌器につき記述します。このオートクレーブ制御システムそのものは高度な技術が用いられているので、その詳細を記述することまでは本書の意図するところではありません。オートクレーブの基本的な回路図の説明に留めることにします。

オートクレーブの特徴
- ポーラス器材用の一般的なオートクレーブ。空気除去、乾燥のための真空システムが搭載されている
- 全自動のコンピュータ制御
- 工程制御用と記録用に別個の温度センサーが付属
- インターロック（内側施錠）機構を持つ、スライド式自動ダブルドア
- ガスケットに蒸気圧をかける方法でのドア密閉システム、ドアの開放はガスケットから蒸気圧を抜く真空方法が採られる
- ジャケット（外缶）付チャンバー
- チャンバーの横断面は、スペースを有効に使えるように長方形
- 冷却水の大半を再循環させ、水消費量を節約する

14.15 の配管図は、ポーラス器材用の一般的なコンピュータ制御滅菌器を単純化した図で

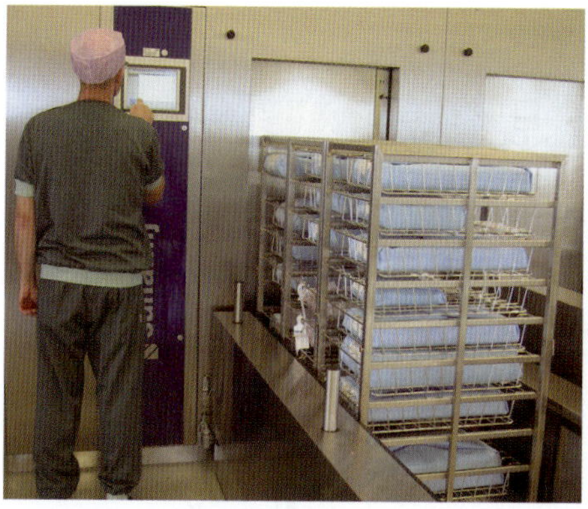

図14.14　新型滅菌器の運転。携帯電話やタブレット式コンピュータのように、中材にもタッチスクリーンが導入されている。滅菌器のコンピュータが払出業務をサポートし、滅菌工程の完全記録化や、遠隔操作による技術サポートを可能にした。滅菌工程のデータベースは医療機器のトラック・アンド・トレースシステムと患者のデータベースに連結することも可能。このように、中央材料室だけでなく病院全体の品質管理システムに、滅菌器が欠かせないものとなっている（写真：Martini Hospital の中央材料室。オランダ・グローニンゲン）

す。次の項では、器械の部品の機能について簡単に説明します。配管図の番号でそれぞれの部品を確認することができます。

蒸気供給

- 8　ジャケット（外缶）への蒸気供給バルブ。ジャケットの圧力トランスデューサ（6）の数値を基に、制御装置により開閉します。
- 2　チャンバーへの蒸気供給バルブ。ジャケットへの蒸気供給バルブと同様に、常時制御装置で稼働します。チャンバー内の圧力はチャンバーの圧力トランスデューサ（9b）で計測します。
- 22　ガスケット制御用の蒸気供給バルブ。蒸気がドアシールスロット（密閉錠）に供給され、ガスケットがドアに密着し、空気や蒸気の漏れを防ぎます。

真空システム

- 41　真空ポンプ。水封式ポンプであり、駆動に（冷却）水を必要とします。水は供給タンクから供給されます。
- 45　水ポンプ制御バルブ。ポンプ内の冷却水の量を調整します。
- 38　チャンバーの真空バルブ。真空ポンプとチャンバーを接続します。
- 39　逆止（一方向）バルブ。ポンプが故障した際にもチャンバー内に（不潔な）空気やドレーンが吸引により逆流しないよう防ぐためのもの。ポンプモーターの断熱システムが遮断された際に必要となります。
- 33　ガスケットの真空バルブ。滅菌中は無論閉鎖しています。工程が終了し、ドア（ダブルドアの場合片側のみ）が開くときにのみこのバルブが開きます。この時、真空ポンプが作動し、ガスケットをドアと逆方向に引き戻して密閉を解きます。この間、ガスケット制御用の蒸気供給バルブ（22）は閉鎖しています。

冷却システム

- 40　蒸気コンデンサ（凝縮器）／クーラー。蒸気がチャンバーから排出される際に真空ポンプがオーバーヒートを起こさないように機能します。蒸気は凝縮し、大きく温度が下がり水となります。温度が低ければ低いほど、ポンプの機能は高まります。
- 47　冷却バルブ（徐冷）。ポンプが作動していない間、チャンバーのドレーンを冷やすために必要な冷却水を供給します。ポンプが作動していても、求められる冷却能力が低いときには、このバルブを通る水量でも冷却水タンク内の水位を許容レベルに維持することができます。冷却水供給の調整は、冷却水位制御スイッチ（50）で行います。

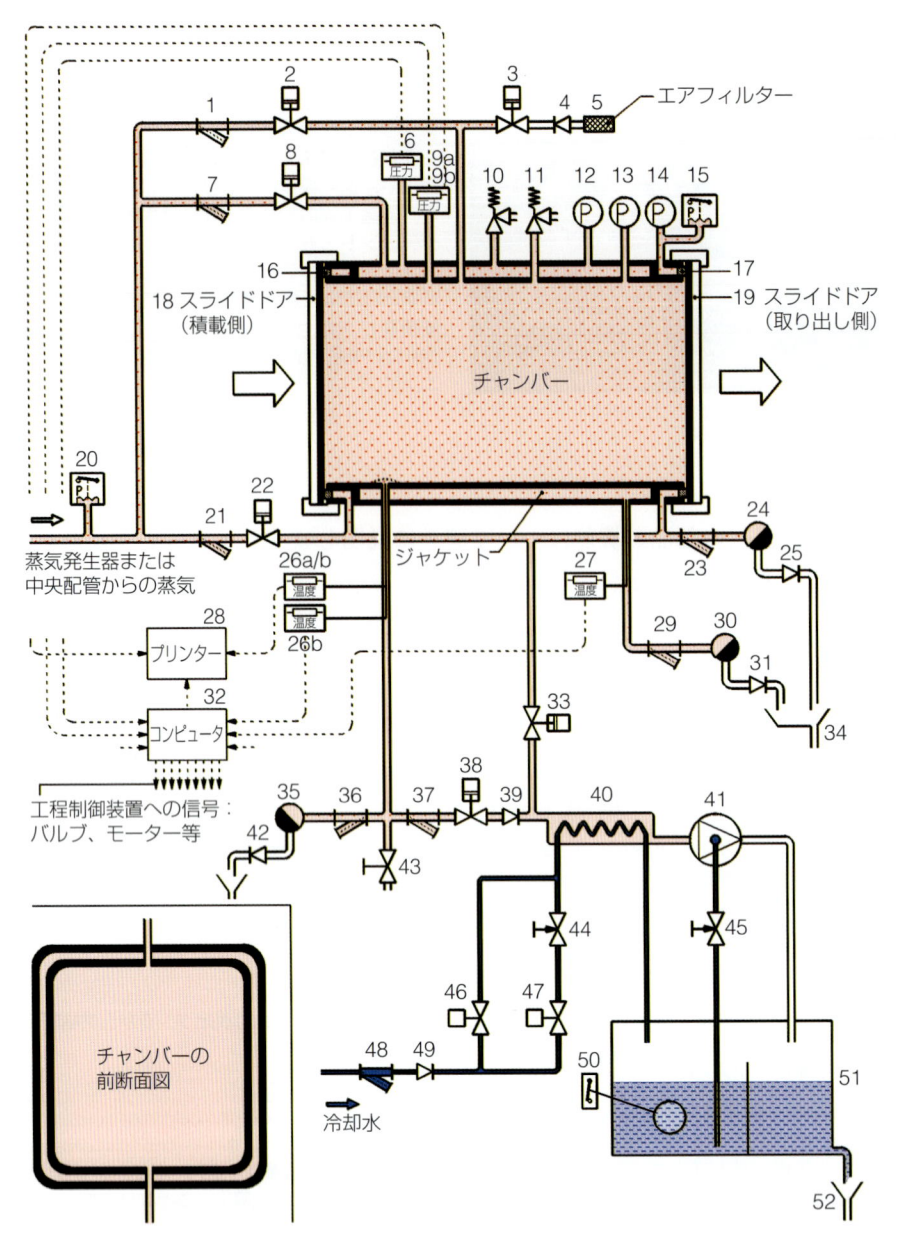

図14.15 コンピュータ制御のオートクレーブ（配管図）。蒸気発生器は図12.26のようなものを想定。あるいは高品質の水を使用した、熱源用の一般施設用蒸気発生器からの蒸気を引き込むことも可能。この発生器は充分質の高い蒸気を滅菌器に供給できる。図12.25も参照。

44	調整バルブ（徐冷）。このバルブで徐冷用の水供給を調整します。
46	冷却バルブ（急冷）。冷却水の需要が高くなった際にのみ開きます。たとえば、蒸気パルス時の真空引きや、乾燥時真空引きの最初の段階で使用されます。
49	逆止バルブ。滅菌器から不純物や汚染因子が水供給システムに混入するのを防ぎます。水圧が低下したときに作動することがあります。

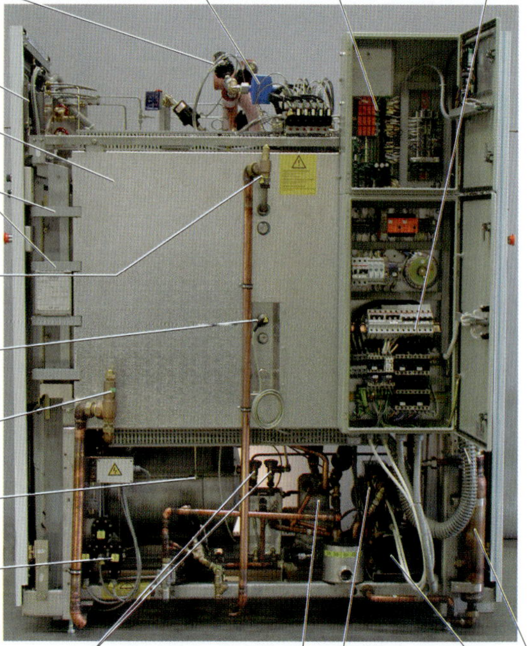

チャンバーに蒸気を注入するための空気式バルブ（2）と、吸気バルブ（3）

空気式バルブを制御するソレノイドバルブエアフィルター（5）

マイクロプロセッサと制御回路を収納したキャビネット（32）

メインの電気開閉器と回線切替装置を収納したキャビネット

操作パネル

滅菌チャンバーとジャケット（外缶）

自動垂直スライドドア用保持クランプ（18）

チャンバーの安全バルブ（11）

チャンバーの圧力センサー（9a）

蒸気発生器用安全バルブ（10）

蒸気発生器

チャンバー（ドアシール、蒸気発生器）用圧力スイッチ

蒸気トラップ：チャンバー（35）、ジャケット（30）

真空ポンプへのチャンバードレーン管内のプレート式熱交換器（40）

真空ポンプ（41）蒸気発生器への注水ポンプ

気水分離機

図14.16 最新の滅菌器の内部。国際規格に準拠するため、高い技術、品質、卓越した工学の応用が不可欠である。カッコ内の数字は、14.15の配管図のパーツ番号に対応している。

吸気（真空破壊）バルブ

3　吸気バルブ。滅菌工程の終了間際に、チャンバーを真空から大気圧に戻す際に開きます。

5　エアフィルタ。微生物がチャンバー内に入り込まないように取り付けられます。

4　逆止バルブ。真空破壊バルブ（3）からリークが発生した際、エアフィルタが損傷したり、蒸気で濡れたりすることがないよう守ります。

ドア／ガスケット

18　積みつけ側のスライドドア。工程開始前に開き、ドアが開いている間は取り出し側のドアは開かないようになっています。不潔空気がチャンバーを通過してオートクレーブの取り出し側に流れないようにするためです。

16　17を参照。

17　ドアガスケット。ガスケットは蒸気圧によってドア側に押し付けられ、逆に真空引きによりドアから離されます。

19　取り出し側のスライドドア。滅菌工程が完全に終了した際にのみ開くことができます。積みつけ側のドア（18）が開いているときには開くことができません。

制御

32 処理用コンピュータ。トランスデューサーから実測データを受け取り、情報を処理し、各パーツに信号を送ります。コンピュータ内には滅菌の全工程におけるすべての関連情報がインプットされます。コンピュータはオートクレーブの中央制御情報システムです。

28 プリンター。計測した工程パラメータのハードコピーを作る工程記録装置です。計測は温度・圧力センサーで行い、工程制御用のセンサーとは独立しています。プリンターは日付、バッチ、作業者などの情報も記録します。工程記録は、のちに参照できるよう保存されます。

6 ジャケット（外缶）用圧力トランスデューサー。この圧力センサーは圧力の計測値を電気信号に変換し、制御装置により処理が行われます。

9a チャンバー用圧力トランスデューサー。計測した圧力値を、チャンバーの圧力制御用の電気信号に変換し、チャンバー内の圧力を制御します。

9b 別のチャンバー用圧力トランスデューサー。これは工程記録とは独立した形で圧力を記録するために必要となります。安全上の理由から、工程制御用のセンサーと記録用のセンサーは分けなければなりません。これは法律により義務付けられています。

15 ドアシールスロットの圧力を調整する圧力作動スイッチ。

20 圧力作動スイッチ。蒸気供給ラインの最少圧を絶え間なく確認します。もし、蒸気圧が設定値より下がると、コントロールシステムを通じて警告信号が発せられます。

27 ジャケット（外缶）温度センサー。ジャケット内の温度を常に確認します。

26a 26b を参照。

26b チャンバー温度センサー。チャンバー温度も2つの独立したセンサーで確認されます。これらのセンサーは、チャンバー内の最も温度が上がりにくい場所の温度を測定し、このスポットが適温になると（空気とドレーンが排出されると）、その時点で滅菌が始まります。工程中の各段階において継続的に温度が計測されます。この2つのセンサーが、工程制御と記録の両方の記録を別個に行います。

50 水位センサースイッチ（フロートスイッチ＝浮遊型）。冷却水タンクの水位を確認します。水位が規定位置を下回ると、警告が発せられ、ポンプの空回しを防ぐために真空ポンプが停止します。

12 ジャケット（外缶）の圧力表示用の圧力計

13 チャンバー内の圧力／真空度を表示する圧力計

14 圧力計。ドアシールスロットの圧力／真空度を表示します。

その他

1, 7, 21, 23, 29, 36, 37　蒸気配管、配水管の不純物を取り除くためのストレーナー。このような不純物はバルブや蒸気トラップの詰まりを惹き起こし、リークや故障の原因となります。

24 ドアシールスロットからドレーンを排出するための蒸気トラップ

30 ジャケットからドレーンを排出するための蒸気トラップ

35 チャンバーから空気とドレーンを排出するための蒸気トラップ

34 ドアシールスロット、ジャケット、チャンバーからドレーンを排出するためのガリー

52 チャンバーから冷却水とドレーンを排出するためのガリー

43 チャンバー用のドレーンバルブ

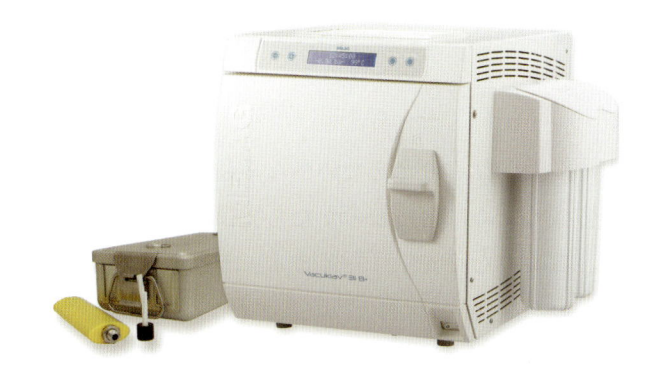

図14.17 さまざまな滅菌物に対応した小型滅菌器

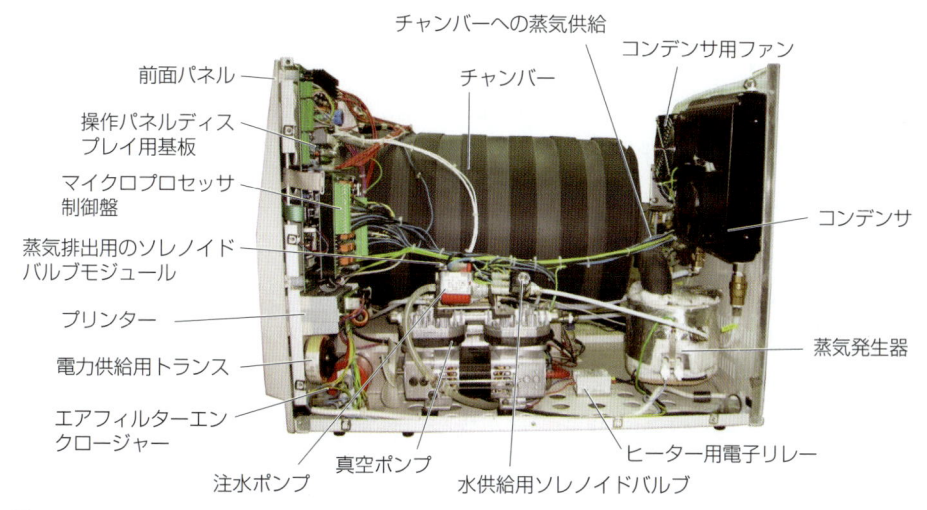

図14.18 すべての被滅菌物に対応した卓上滅菌器の内部

14.6.4　自動卓上滅菌器　クラスB

　小型滅菌器は、歯科などの一般的に小さなクリニックで使用されます。管腔器材や包装済みの器材を滅菌することもよくあり、細くて長い空洞をもつ歯科用ハンドピースなどはその例です。こういった器材の滅菌のために、滅菌器には真空引きシステムが装備されていなければなりません。**図14.17**は、すべての被滅菌物に必要な要件を満たした滅菌器です。これはタイプB、またはクラスBの卓上滅菌器であり、以下の装備を備えます。

- 全自動コンピュータ制御
- 121℃または134℃の工程
- 滅菌前後の真空工程
- 工程記録プリンター
- インターロック式ドア

● 日本語版への謝辞 ●

　この度、拙書が日本で出版されることをたいへん幸甚に思っております。この一冊が、滅菌分野に関わる読者の皆様のために何らかのかたちで役に立ち、ひいては同分野の今後の発展に貢献できるならば、この上なく光栄に存じます。またそうなることを心から願っております。

　この出版にあたり、何人もの方々に並々ならぬご尽力をいただきました。株式会社名優代表取締役山根貫志氏は、数年前に原書（英語版）を読まれてすぐに、本書邦訳出版が日本の滅菌分野における質の向上に大いに役に立つに違いないと確信されたそうです。それからは、多忙な会社運営の傍ら、出版の実現に向けて文字通り奔走してくださいました。心から深く感謝申し上げます。

　また日本医療機器学会理事長・大久保憲先生（東京医療保健大学／大学院教授）、同学会理事・高階雅紀先生（大阪大学医学部附属病院、病院教授および材料部部長）は、山根氏が抱く出版の意義をよく理解してくださって、本書の推薦者および監修者として労を取ってくださいました。お二人がお寄せくださったお言葉は私にはもったいないほどで、はなはだ恐縮しております。誠にありがとうございました。

　医学書出版の老舗、株式会社中山書店社長平田直氏および専務の梅原真紀子氏には、出版を快諾し、このような素晴らしい本に仕上げてくださったことに心よりお礼申し上げます。

　最後に忘れてはならない人がいます。微生物学、物理学、そして工学の分野にわたる膨大かつ時には難解な原著内容をしっかりと把握し、読みやすい文章に訳してくださった鴻巣浩司氏です。大屋直樹氏、中村裕氏もお手伝いをしてくださいました。日常業務をこなしながらの翻訳、相当なご苦労をされたことでしょう。そのお陰で読者に優しい訳本ができました。本当にありがとうございました。

　また皆様にお目にかかれることを楽しみにしております。

2012年10月吉日
ヤン・ハュス
Jan Huijs, The Netherlands

資料1　一般的な細菌とその特徴

属／種	常在菌としての棲息箇所	常在菌としての発生頻度	病状	形状	グラム染色	芽胞形成	好気性
バチルス属				桿状	+	+	+；+/-
セレウス菌			食中毒				
炭疽菌			炭疽				
カンピロバクター属				らせん状	-	-	μ+
ジェジュニ菌			胃腸炎				
クロストリジウム属				桿状	+	+	-
ボツリヌス菌			ボツリヌス中毒				
ディフィシル菌			下痢				
ウェルシュ菌	腸管、成人の腟		食中毒、ガス壊疽				
破傷風菌			破傷風				
エシェリキア属				桿状	-	-	+/-
大腸菌	腸	非常によくある	乳幼児下痢症、新生児髄膜炎、敗血症、尿路感染症、創感染				
ヘリコバクター属				らせん状			
ピロリ菌	胃		消化性潰瘍				μ+
クレブシエラ属				桿状	-	-	
肺炎桿菌	腸、上部尿路	一般的にある	肺炎、尿路感染症				
レプトスピラ属				らせん状	-	-	+/-
黄疸出血症レプトスピラ			ワイル病				
リステリア属				桿状	+	-	+；+/-
リステリア・モノサイトゲネス			幼児の先天性感染、髄膜炎、衰弱患者の菌血症				
シュードモナス属				桿状	-	-	+
緑膿菌			熱傷部感染、創感染、尿路感染症、緑膿菌、肺炎				
サルモネラ属				桿状	-	-	+/-
ネズミチフス菌			下痢				
腸チフス菌			腸チフス				
パラチフス菌			胃腸炎、パラチフス、腸チフス				
赤痢菌属				桿状	-	-	+/-
赤痢菌			赤痢				
スタヒロコッカス属				球状	+	-	+/-
黄色ブドウ球菌	皮膚、毛髪、前鼻孔	一般的にある	皮膚膿瘍、膿痂疹、創感染、菌の毒素産生による食中毒				
表皮ブドウ球菌	皮膚、毛髪、前鼻孔	非常によくある	創感染、全身感染症				
ストレプトコッカス属				球状	+	-	+/-
肺炎レンサ球菌	上気道	一般的にある	肺炎その他の全身感染症				
化膿レンサ球菌	上気道、肛門周辺部	一般的ではない	猩紅熱、のどの痛み、膿痂疹、創感染、火傷感染				
ビブリオ属				コンマ状	-	-	+/-
腸炎ビブリオ菌			胃腸炎				
コレラ菌			漿液性下痢（コレラ）				
エルシニア属				桿状	-	-	+/-
腸炎エルシニア	腸	一般的にある	腸炎、腸間膜リンパ節炎、膿瘍、髄膜炎				
ペスト菌			腺ペスト				

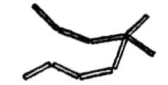

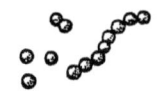

《表中の記号の見方》

グラム染色
＋＝陽性
－＝陰性

芽胞
＋＝芽胞を形成する細菌
－＝芽胞を形成しない細菌

酸素
＋＝好気性（生存に酸素を必要とする）
－＝嫌気性（生存に酸素を必要としない）
＋/－＝通性嫌気性（好気的・嫌気的環境どちらでも生存する）
μ＋＝微好気性（生存に酸素を必要とするが、大気中の酸素濃度の20％よりも低い酸素でも生存できる）

形状
桿状　球状　らせん状　コンマ状

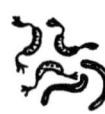

資料2　一般的なウイルスとその特徴

ウイルス群	ウイルス	大きさ（nm）	病状
DNAウイルス			
ポックスウイルス	天然痘ウイルス	200×250	天然痘
アデノウイルス	アデノウイルス	80	上気道炎
ヘルペスウイルス	単純ヘルペス	150	ヘルペス
	水痘・帯状疱疹ウイルス	180	水痘
	サイトメガロウイルス	150	肝炎、肺炎
	エプスタイン・バールウイルス	150	単核球症
			バーキットリンパ腫
肝炎ウイルス	B型肝炎ウイルス	30～40	血清肝炎
パポーバウイルス	パピローマウイルス	50	ウイルス性疣贅（いぼ）
RNAウイルス			
ミクソウイルス	インフルエンザウイルス	100	インフルエンザ
パラミクソウイルス	ムンプスウイルス	110～170	おたふく風邪
	麻疹ウイルス	120～250	麻疹（はしか）
	風疹ウイルス	50～80	風疹
ラブドウイルス	狂犬病ウイルス	75～180	狂犬病
ピコルナウイルス	ポリオウイルス	28	ポリオ
	ロタウイルス	65	乳児胃腸炎
	ライノウイルス		一般的な風邪
トガウイルス	黄熱病ウイルス	30～60	黄熱病
肝炎ウイルス	A型肝炎ウイルス	30	肝炎
レトロウイルス	HIV（ヒト免疫不全ウイルス）	100	AIDS（後天性免疫不全症候群）
コロナウイルス	SARSウイルス	60～220	SARS（重症急性呼吸器症候群）

資料3　SI 接頭辞

数字（大きい）	接頭辞	省略記号	ゼロの数	指数表記
1			0	10^0
10	デカ	da	1	10^1
100	ヘクト	h	2	10^2
1,000	キロ	k	3	10^3
10,000			4	10^4
100,000			5	10^5
1,000,000	メガ	M	6	10^6
10,000,000			7	10^7
100,000,000			8	10^8
1,000,000,000	ギガ	G	9	10^9
10,000,000,000			10	10^{10}
100,000,000,000			11	10^{11}
1,000,000,000,000	テラ	T	12	10^{12}
1,000,000,000,000,000	ペタ	P	15	10^{15}
1,000,000,000,000,000,000			18	10^{18}

数字（小さい）	接頭辞	省略記号	ゼロの数	指数表記
1			0	10^{-0}
0.1	デシ	d	1	10^{-1}
0.01	センチ	c	2	10^{-2}
0.001	ミリ	m	3	10^{-3}
0.0001			4	10^{-4}
0.00001			5	10^{-5}
0.000001	マイクロ	μ	6	10^{-6}
0.000000001	ナノ	n	9	10^{-9}
0.000000000001	ピコ	p	12	10^{-12}
0.000000000000001	フェムト	f	15	10^{-15}
0.000000000000000001	アト	a	18	10^{-18}

資料4　SI 単位

SI は "Système International d'Unités"（国際単位系）の略称。
この単位系は、国際的に単位の測定基準として認識されており、「長さ」、「時間」、「質量」、「温度」などの7つの基本単位を組み合わせている。
以下は SI の基本的な数量とそれぞれに対応した基本単位の一覧表。

量	SI 基本単位	
	名称	記号
長さ	メートル	m
質量	キログラム	kg
時間	秒	s
電流	アンペア	A
物質量	モル	mol
温度	ケルビン	K
光度	カンデラ	cd

メモ
SI 単位では、キログラムは「質量」の単位であり、旧来の単位法（MKS 単位）のように「重さ」を表す単位ではない。ケルビンは温度を表す単位。

以下は、独自の名称と単位を得た派生単位の一覧表。

派生単位	単位	記号
面積	平方メートル	m^2
体積	リットル	dm^3
力	ニュートン	$N = kg.m/s^2$
圧力	パスカル	$Pa = N/m^2$
	(バール)	$(bar) = 10^5 N/m^2$
仕事、エネルギー、熱量、電力量	ジュール	$J = N.m$
電力	ワット	$W = J/s$
電圧	ボルト	$V = W/A$
電気抵抗	オーム	$\Omega = V/A$

1kPa（キロパスカル）　$= 10^3 N/m^2 = kN/m^2$
1kN（キロニュートン）　$= 10^3 kg.m/s^2$
1kJ（キロジュール）　$= 10^3 N.m = kN.m$

● 資料5 ● SI 単位への換算計数

量/単位	記号	換算率
長さ：直線的測定		
メートル	m	SI の基本単位
インチ	In	$= 25.4 \times 10^{-3}$m（$= 25.4$mm）
フィート	ft	$= 12$in $= 0.3048$m
ヤード	yd	$= 3$ft $= 0.9144$m
マイル	mi	$= 1.760$yd $= 5280$ft $= 1609.344$m
海里（国際海里）	NM	$= 1.852$km
面積		
平方メートル	m^2	$= 1m^2$
平方インチ	sq in	$= 1in^2 = 0.64516 \times 10^{-3} m^2$ $\fallingdotseq 6.452 cm^2$
平方フィート	sq ft	$= 1ft^2 = 0.0929 m^2$
平方ヤード	sq yd	$= 1yd^2 = 0.836 m^2$
ヘクタール	Ha	$= 10,000 m^2 = 0.01 km^2$
エーカー	ac	$= 4840 yd^2 = 0.405$ ヘクタール
体積		
立方メートル	m^3	$1m^3$
立方インチ	cu in	$= in^3 \fallingdotseq 16.387 \times 10^{-6} m^3$ $= 16.387 cm^3$
パイント（英）	pt (Imp)	20fl oz (Imp) $= 34.68 in^3 = 0.568$ リットル
パイント（米）	pt (US fl)	16fl oz (US) $\fallingdotseq 0.473$ リットル
ガロン（英）	gal (Imp)	$= 4$quarts $\fallingdotseq 4.546 \times 10^{-3} m^3$ $= 4.546 dm^3 = 4.546$ リットル
ガロン（米）	Gal (US)	4クォート $= 28.88 in^3 \pm 3.785 \times 10^{-3} m^3$ $= 3.785 dm^3 = 3.785$ リットル
質量		
キログラム	Kg	SI の基本単位
ポンド（常衡）	lb	$= 0.454$kg
オンス（常衡）	oz	$= 16$ ドラム $= 28.35$gr
ドラム（ドラクマ）	dram	$= 1/256$lb $= 1/16$oz $= 1.772$g
力		
ニュートン	N	$= 1 kg.m/s^2$
キロニュートン	kN	$= 10^3 kg.m/s^2$
重量キログラム	kgf	$\fallingdotseq 1$kg $\times g_n = 9.81$N
ダイン		$= 1 g.cm/s2 = 10^{-5}$N

量／単位	記号	換算率
圧力		
パスカル	Pa	$= 1N/m^2$
バール	bar	$= 100kPa$（$0.1N/mm^2$）
キロパスカル	kPa	$= 10^3 N/m^2 = 1kN/m^2$
メガパスカル	MPa	$= 10^6 N/m^2 = 1000kN/m^2$
ミリバール	mbar	$= 100Pa$
水銀柱ミリメートル	mmHg	$= 1$ トル $= 1mm \times 13595.1\ kg/m^3 \times g_n$ $= 133.32Pa$
トル	Torr	$= 101,325/760 pPa = 133.32Pa$
水柱メートル	mAq mmH_2O	$\fallingdotseq 9.81kPa = 9.81kN/m^2$
重量キログラム	kgf/cm^2	$\fallingdotseq 98.07kPa$
重量ポンド毎平方インチ	psi	$\fallingdotseq 6.89kPa = 6.89kN/m^2$
仕事・エネルギー量		
ジュール	J	$= 1kg \cdot m^2/s^2$
キロジュール	kJ	$= 10^3 N \cdot m = kN \cdot m$
ポンド毎時	lb/h	$\fallingdotseq 0.12599 \times 10^{-3} kg/s$
エルグ	Erg	$= 1dyn \cdot cm = 10^{-7} J$
熱量		
ジュール	J	$= 1kg \cdot m^2/s^2$
カロリー（国際蒸気表）	cal	$= 4.1868J$
キロカロリー	kcal	$= 1000cal = 4.1868kJ = 4186.8J$
仕事率		
馬力（仏馬力）	ch	$\fallingdotseq 735.5W$
馬力（英馬力）	hp	$\fallingdotseq 745.7W$
粘性		
	Pl	$= 1kg/m \cdot s$
センチポアズ（粘度）	cp	$= 10^{-3} Pa \cdot s$
センチストークス（動粘度）	cSt	$= 10^{-6} m^2/s$
キロカロリー毎時	kcal/h	$= 1.163W$
温度		
華氏	°F	$= ℃ \times 9/5 + 32$
摂氏	℃	$= (°F - 32) \times 5/9$
ケルビン	K	$= ℃ + 273$

《圧力単位の換算表》

	パスカル （Pa）	バール （bar）	工学気圧 （at）	気圧 （atm）	トル （Torr）	重量ポンド毎平 方インチ（psi）
1Pa	$\equiv 1N/m^2$	10^{-5}	1.0197×10^{-5}	9.8692×10^{-6}	7.5006×10^{-3}	145.04×10^{-6}
1bar	100,000	$\equiv 10^6 dyn/cm^2$	1.0197	0.98692	750.06	14.504
1at	98,066.50	0.980665	$\equiv 1kgf/cm^2$	0.96784	735.56	14.223
1atm	101,325	1.01325	1.0332	$\equiv 1atm$	760	14.696
1torr	133.322	1.3332×10^{-3}	1.3595×10^{-3}	1.3158×10^{-3}	$\equiv 1$ トル； $\fallingdotseq 1mmHg$	19.337×10^{-3}
1psi	6,894.76	68.948×10^{-3}	70.307×10^{-3}	68.046×10^{-3}	51.715	$\equiv 1lbf/in^2$

変換例：

1Pa $= 1N/m^2 = 10^{-5}$ bar $= 1.0197 \times 10^{-5}$ at $= 9.8692 \times 10^{-6}$ atm, 他

0kPa$_{abs}$ $= 0$bar$_{abs}$ $= -1$bar$_{rel}$ $= -14.504$psi$_{rel}$ $= 0$ トル

25kPa$_{abs}$ $= 0.25$bar$_{abs}$ $= -0.75$bar$_{rel}$ $= -10.878$psi$_{rel}$ $= 187.51$ トル ≈ 187.51mmHg

50kPa$_{abs}$ $= 0.5$bar$_{abs}$ $= -0.5$bar$_{rel}$ $= -7.25$psi$_{rel}$ $= 375.03$ トル ≈ 376.03mmHg

100kPa$_{abs}$ $= 1$bar$_{abs}$ $= 0$bar$_{rel}$ $= 0$psi$_{rel}$

200kPa$_{abs}$ $= 2$bar$_{abs}$ $= 1$bar$_{rel}$ $= 14.504$psi$_{rel}$

300kPa$_{abs}$ $= 3$bar$_{abs}$ $= 2$bar$_{rel}$ $= 29.008$psi$_{rel}$

（注記）
- mmHg は水銀柱ミリメートル（millimetres of mercury）の略称（Hg は水銀の化学記号）。
- psi 重量ポンド毎平方インチ（pounds per square inch）の略称。
- 旧来の英米式単位では、ポンドは力と質量の単位であった。略称である lb は、ラテン語で「天秤」をあらわす"libra"からきている。

資料6 温度換算表：摂氏°C→華氏°F／ケルビン°K

°C	°F	°K	°C	°F	°K	°C	°F	°K	°C	°F	°K	°C	°F	°K	°C	°F	°K
0	32	273	50	122	323	**100**	**373**	**212**	150	302	423	200	392	473	250	482	523
1	34	274	51	124	324	101	374	214	151	304	424	201	394	474	251	484	524
2	36	275	52	126	325	102	375	216	152	306	425	202	396	475	252	486	525
3	37	276	53	127	326	103	376	217	153	307	426	203	397	476	253	487	526
4	39	277	54	129	327	104	377	219	154	309	427	204	399	477	254	489	527
5	41	278	55	131	328	105	378	221	155	311	428	205	401	478	255	491	528
6	43	279	56	133	329	106	379	223	156	313	429	206	403	479	256	493	529
7	45	280	57	135	330	107	380	225	157	315	430	207	405	480	257	495	530
8	46	281	58	136	331	108	381	226	158	316	431	208	406	481	258	496	531
9	48	282	59	138	332	109	382	228	159	318	432	209	408	482	259	498	532
10	50	283	60	140	333	110	383	230	160	320	433	210	410	483	260	500	533
11	52	284	61	142	334	111	384	232	161	322	434	211	412	484	261	502	534
12	54	285	62	144	335	112	385	234	162	324	435	212	414	485	262	504	535
13	55	286	63	145	336	113	386	235	163	325	436	213	415	486	263	505	536
14	57	287	64	147	337	114	387	237	164	327	437	214	417	487	264	507	537
15	59	288	65	149	338	115	388	239	165	329	438	215	419	488	265	509	538
16	61	289	66	151	339	116	389	241	166	331	439	216	421	489	266	511	539
17	63	290	67	153	340	117	390	243	167	333	440	217	423	490	267	513	540
18	64	291	68	154	341	118	391	244	168	334	441	218	424	491	268	514	541
19	66	292	69	156	342	119	392	246	169	336	442	219	426	492	269	516	542
20	68	293	70	158	343	120	393	248	170	338	443	220	428	493	270	518	543
21	70	294	71	160	344	**121**	**394**	**250**	171	340	444	221	430	494	271	520	544
22	72	295	72	162	345	122	395	252	172	342	445	222	432	495	272	522	545
23	73	296	73	163	346	123	396	253	173	343	446	223	433	496	273	523	546
24	75	297	74	165	347	124	397	255	174	345	447	224	435	497	274	525	547
25	77	298	75	167	348	125	398	257	175	347	448	225	437	498	275	527	548
26	79	299	76	169	349	126	399	259	176	349	449	226	439	499	276	529	549
27	81	300	77	171	350	127	400	261	177	351	450	227	441	500	277	531	550
28	82	301	78	172	351	128	401	262	178	352	451	228	442	501	278	532	551
29	84	302	79	174	352	129	402	264	179	354	452	229	444	502	279	534	552
30	86	303	80	176	353	130	403	266	180	356	453	230	446	503	280	536	553
31	88	304	81	178	354	131	404	268	181	358	454	231	448	504	281	538	554
32	90	305	82	180	355	132	405	270	182	360	455	232	450	505	282	540	555
33	91	306	83	181	356	133	406	271	183	361	456	233	451	506	283	541	556
34	93	307	84	183	357	**134**	**407**	**273**	184	363	457	234	453	507	284	543	557
35	95	308	85	185	358	135	408	275	185	365	458	235	455	508	285	545	558
36	97	309	86	187	359	136	409	277	186	367	459	236	457	509	286	547	559
37	99	310	87	189	360	137	410	279	187	369	460	237	459	510	287	549	560
38	100	311	88	190	361	138	411	280	188	370	461	238	460	511	288	550	561
39	102	312	89	192	362	139	412	282	189	372	462	239	462	512	289	552	562
40	104	313	90	194	363	140	413	284	190	374	463	240	464	513	290	554	563
41	106	314	91	196	364	141	414	286	191	376	464	241	466	514	291	556	564
42	108	315	92	198	365	142	415	288	192	378	465	242	468	515	292	558	565

°C	°F	°K	°C	°F	°K	°C	°F	°K	°C	°F	°K	°C	°F	°K	°C	°F	°K
43	109	316	93	199	366	143	416	289	193	379	466	243	469	516	293	559	566
44	111	317	94	201	367	144	417	291	194	381	467	244	471	517	294	561	567
45	113	318	95	203	368	145	418	293	195	383	468	245	473	518	295	563	568
46	115	319	96	205	369	146	419	295	196	385	469	246	475	519	296	565	569
47	117	320	97	207	370	147	420	297	197	387	470	247	477	520	297	567	570
48	118	321	98	208	371	148	421	298	198	388	471	248	478	521	298	568	571
49	120	322	99	210	372	149	422	300	199	390	472	249	480	522	299	570	572

● 資料6 ● 温度換算表：華氏°F→摂氏°C／ケルビン°K

°F	°C	°K	°F	°C	°K	°F	°C	°K	°F	°C	°K	°F	°C	°K	°F	°C	°K
0	−18	255	50	10	283	100	38	311	150	66	339	200	93	366	250	121	394
1	−17	256	51	11	284	101	38	311	151	66	339	201	94	367	251	122	395
2	−17	256	52	11	284	102	39	312	152	67	340	202	94	367	252	122	395
3	−16	257	53	12	285	103	39	312	153	67	340	203	95	368	253	123	396
4	−16	257	54	12	285	104	40	313	154	68	341	204	96	369	254	123	396
5	−15	258	55	13	286	105	41	314	155	68	341	205	96	369	255	124	397
6	−14	259	56	13	286	106	41	314	156	69	342	206	97	370	256	124	397
7	−14	259	57	14	287	107	42	315	157	69	342	207	97	370	257	125	398
8	−13	260	58	14	287	108	42	315	158	70	343	208	98	371	258	126	399
9	−13	260	59	15	288	109	43	316	159	71	344	209	98	371	259	126	399
10	−12	261	60	16	289	110	43	316	160	71	344	210	99	372	260	127	400
11	−12	261	61	16	289	111	44	317	161	72	345	211	99	372	261	127	400
12	−11	262	62	17	290	112	44	317	162	72	345	212	100	373	262	128	401
13	−11	262	63	17	290	113	45	318	163	73	346	213	101	374	263	128	401
14	−10	263	64	18	291	114	46	319	164	73	346	214	101	374	264	129	402
15	−9	264	65	18	291	115	46	319	165	74	347	215	102	375	265	129	402
16	−9	264	66	19	292	116	47	320	166	74	347	216	102	375	266	130	403
17	−8	265	67	19	292	117	47	320	167	75	348	217	103	376	267	131	404
18	−8	265	68	20	293	118	48	321	168	76	349	218	103	376	268	131	404
19	−7	266	69	21	294	119	48	321	169	76	349	219	104	377	269	132	405
20	−7	266	70	21	294	120	49	322	170	77	350	220	104	377	270	132	405
21	−6	267	71	22	295	121	49	322	171	77	350	221	105	378	271	133	406
22	−6	267	72	22	295	122	50	323	172	78	351	222	106	379	272	133	406
23	−5	268	73	23	296	123	51	324	173	78	351	223	106	379	273	134	407
24	−4	269	74	23	296	124	51	324	174	79	352	224	107	380	274	134	407
25	−4	269	75	24	297	125	52	325	175	79	352	225	107	380	275	135	408
26	−3	270	76	24	297	126	52	325	176	80	353	226	108	381	276	136	409
27	−3	270	77	25	298	127	53	326	177	81	354	227	108	381	277	136	409
28	−2	271	78	26	299	128	53	326	178	81	354	228	109	382	278	137	410
29	−2	271	79	26	299	129	54	327	179	82	355	229	109	382	279	137	410
30	−1	272	80	27	300	130	54	327	180	82	355	230	110	383	280	138	411
31	−1	272	81	27	300	131	55	328	181	83	356	231	111	384	281	138	411
32	0	273	82	28	301	132	56	329	182	83	356	232	111	384	282	139	412
33	1	274	83	28	301	133	56	329	183	84	357	233	112	385	283	139	412
34	1	274	84	29	302	134	57	330	184	84	357	234	112	385	284	140	413
35	2	275	85	29	302	135	57	330	185	85	358	235	113	386	285	141	414
36	2	275	86	30	303	136	58	331	186	86	359	236	113	386	286	141	414
37	3	276	87	31	304	137	58	331	187	86	359	237	114	387	287	142	415
38	3	276	88	31	304	138	59	332	188	87	360	238	114	387	288	142	415
39	4	277	89	32	305	139	59	332	189	87	360	239	115	388	289	143	416
40	4	277	90	32	305	140	60	333	190	88	361	240	116	389	290	143	416
41	5	278	91	33	306	141	61	334	191	88	361	241	116	389	291	144	417
42	6	279	92	33	306	142	61	334	192	89	362	242	117	390	292	144	417
43	6	279	93	34	307	143	62	335	193	89	362	243	117	390	293	145	418
44	7	280	94	34	307	144	62	335	194	90	363	244	118	391	294	146	419
45	7	280	95	35	308	145	63	336	195	91	364	245	118	391	295	146	419
46	8	281	96	36	309	146	63	336	196	91	364	246	119	392	296	147	420
47	8	281	97	36	309	147	64	337	197	92	365	247	119	392	297	147	420
48	9	282	98	37	310	148	64	337	198	92	365	248	120	393	298	148	421
49	9	282	99	37	310	149	65	338	199	93	366	249	121	394	299	148	421

資料7　飽和蒸気の圧力／温度一覧表（蒸気表）

温度 °C	圧力 kPa	圧力 bar$_a$	圧力 bar$_g$	温度 °C	圧力 kPa	圧力 bar$_a$	圧力 bar$_g$	温度 °C	圧力 kPa	圧力 bar$_a$	圧力 bar$_g$
15	1.70	0.0170	−0.9830	59	19.01	0.1901	−0.8099	103	112.67	1.1267	0.1267
16	1.82	0.0182	−0.9818	60	19.91	0.1991	−0.8009	104	116.66	1.1666	0.1666
17	1.94	0.0194	−0.9806	61	20.86	0.2086	−0.7914	105	120.80	1.2080	0.2080
18	2.06	0.0206	−0.9794	62	21.83	0.2183	−0.7817	106	125.04	1.2504	0.2504
19	2.20	0.0220	−0.9780	63	22.86	0.2286	−0.7714	107	129.40	1.2940	0.2940
20	2.34	0.0234	−0.9766	64	23.91	0.2391	−0.7609	108	133.91	1.3391	0.3391
21	2.49	0.0249	−0.9751	65	25.00	0.2500	−0.7500	109	138.51	1.3851	0.3851
22	2.64	0.0264	−0.9736	66	26.14	0.2614	−0.7386	110	143.26	1.4326	0.4326
23	2.81	0.0281	−0.9719	67	27.33	0.2733	−0.7267	111	148.15	1.4815	0.4815
24	2.98	0.0298	−0.9702	68	28.55	0.2855	−0.7145	112	153.15	1.5315	0.5315
25	3.17	0.0317	−0.9683	69	29.83	0.2983	−0.7017	113	158.31	1.5831	0.5831
26	3.36	0.0336	−0.9664	70	31.16	0.3116	−0.6884	114	163.62	1.6362	0.6362
27	3.56	0.0356	−0.9644	71	32.52	0.3252	−0.6748	115	169.05	1.6905	0.6905
28	3.78	0.0378	−0.9622	72	33.94	0.3394	−0.6606	116	174.64	1.7464	0.7464
29	4.00	0.0400	−0.9600	73	35.42	0.3542	−0.6458	117	180.38	1.8038	0.8038
30	4.24	0.0424	−0.9576	74	36.96	0.3696	−0.6304	118	186.27	1.8627	0.8627
31	4.49	0.0449	−0.9551	75	38.54	0.3854	−0.6146	119	192.33	1.9233	0.9233
32	4.75	0.0475	−0.9525	76	40.18	0.4018	−0.5982	120	198.53	1.9853	0.9853
33	5.03	0.0503	−0.9497	77	41.88	0.4188	−0.5812	121	204.89	2.0489	1.0489
34	5.32	0.0532	−0.9468	78	43.64	0.4364	−0.5636	122	211.46	2.1146	1.1146
35	5.62	0.0562	−0.9438	79	45.46	0.4546	−0.5454	123	218.16	2.1816	1.1816
36	5.94	0.0594	−0.9406	80	47.34	0.4734	−0.5266	124	225.02	2.2502	1.2502
37	6.28	0.0628	−0.9372	81	49.29	0.4929	−0.5071	125	232.10	2.3210	1.3210
38	6.63	0.0663	−0.9337	82	51.32	0.5132	−0.4868	126	239.33	2.3933	1.3933
39	6.99	0.0699	−0.9301	83	53.41	0.5341	−0.4659	127	246.76	2.4676	1.4676
40	7.38	0.0738	−0.9262	84	55.57	0.5557	−0.4443	128	254.36	2.5436	1.5436
41	7.78	0.0778	−0.9222	85	57.81	0.5781	−0.4219	129	262.16	2.6216	1.6216
42	8.20	0.0820	−0.9180	86	60.11	0.6011	−0.3989	130	270.13	2.7013	1.7013
43	8.64	0.0864	−0.9136	87	62.49	0.6249	−0.3751	131	278.30	2.7830	1.7830
44	9.10	0.0910	−0.9090	88	64.94	0.6494	−0.3506	132	286.70	2.8670	1.8670
45	9.58	0.0958	−0.9042	89	67.47	0.6747	−0.3253	133	295.26	2.9526	1.9526
46	10.08	0.1008	−0.8992	90	70.09	0.7009	−0.2991	134	304.07	3.0407	2.0407
47	10.61	0.1061	−0.8939	91	72.80	0.7280	−0.2720	135	312.94	3.1294	2.1294
48	11.16	0.1116	−0.8884	92	75.59	0.7559	−0.2441	136	322.15	3.2215	2.2215
49	11.73	0.1173	−0.8827	93	78.47	0.7847	−0.2153	137	331.73	3.3173	2.3173
50	12.33	0.1233	−0.8767	94	81.45	0.8145	−0.1855	138	341.38	3.4138	2.4138
51	12.96	0.1296	−0.8704	95	84.51	0.8451	−0.1549	139	351.28	3.5128	2.5128
52	13.61	0.1361	−0.8639	96	87.68	0.8768	−0.1232	140	361.42	3.6142	2.6142
53	14.29	0.1429	−0.8571	97	90.93	0.9093	−0.0907	141	371.76	3.7176	2.7176
54	15.00	0.1500	−0.8500	98	94.29	0.9429	−0.0571	142	382.30	3.8230	2.8230
55	15.74	0.1574	−0.8426	99	97.76	0.9776	−0.0224	143	393.14	3.9314	2.9314
56	16.50	0.1650	−0.8350	100	101.33	1.0133	0.0133	144	404.18	4.0418	3.0418
57	17.30	0.1730	−0.8270	101	104.99	1.0499	0.0499	145	415.52	4.1552	3.1552
58	18.14	0.1814	−0.8186	102	108.77	1.0877	0.0877				

● 資料8 ● 蒸気滅菌に必要な温度・時間の組み合わせ一覧表

滅菌温度 [℃]	圧力 絶対圧力 [kPa]	絶対圧力 [bar_{abs}]	ゲージ圧 [bar_g]	滅菌時間 [Minutes]
110	143.26	1.43	0.43	58.54
111	148.15	1.48	0.48	51.73
112	153.15	1.53	0.53	46.70
113	158.31	1.58	0.58	40.38
114	163.62	1.63	0.63	35.68
115	169.05	1.69	0.69	31.53
116	174.64	1.74	0.74	27.86
117	180.38	1.80	0.80	24.61
118	186.27	1.86	0.86	21.75
119	192.33	1.92	0.92	19.21
120	198.53	1.98	0.98	16.98
121	**204.89**	**2.04**	**1.04**	**15.00**
122	211.46	2.11	1.11	13.25
123	218.16	2.18	1.18	11.71
124	225.02	2.25	1.25	10.35
125	232.10	2.32	1.32	8.14
126	239.33	2.39	1.39	8.08
127	246.76	2.46	1.46	7.14
128	254.36	2.54	1.54	6.31
129	262.16	2.62	1.62	5.57
130	270.13	2.70	1.70	4.92
131	278.30	2.78	1.78	4.35
132	286.70	2.86	1.86	3.84
133	295.26	2.95	1.95	3.40
134	**304.07**	**3.04**	**2.04**	**3.00**
135	312.94	3.12	2.12	2.85
136	322.15	3.22	2.22	2.34
137	331.73	3.31	2.31	2.07
138	341.38	3.41	2.41	1.83
139	351.28	3.51	2.51	1.62
140	361.42	3.61	2.61	1.43

- 網掛け部分が最も良く用いられる組み合わせ
- ホールディングタイムは IMO（仮想上の生物）の考えに基づいている。7.6.2参照。
- 数値は海抜高度ゼロ地点での数値。高度が高い場合や、滅菌器が相対圧力で管理されている場合、高度に合わせて制御システムのセッティングをする必要がある。11.15を参照。
- 絶対圧力とゲージ圧力については10.3を参照。

● 資料9 ● 大型滅菌器の規格 EN285 に準拠した滅菌工程（フルロード）の性能要件

規格内には、滅菌器の大きさや被滅菌物ごとにさまざまな試験方法が記載されている。試験の詳細な記述についてはそれぞれの規格を参照する。以下の例は、大型滅菌器のフルロード試験の性能要件である。次ページ下のグラフを参照。

- 被滅菌物が保つべき温度は、滅菌温度を下限とし＋3℃までの温度帯内（滅菌温度帯内）にある。
- 平衡時間（参照測定点が滅菌温度に達してから、被滅菌物全部が滅菌温度に達するまでの時間）は、容量が800リッター以下の場合15秒以内でなければならない。容量がさらに大きい場合には30秒以内。
- 滅菌時間中、チャンバー内の参照測定点（通常はチャンバーのドレーン）の温度、被滅菌物の温度、計測したチャンバー内圧力から蒸気表により求められた理論的温度は、すべて滅菌温度帯内になければならず、かつそれぞれの温度差は2℃以内でなければならない。
- 滅菌時間（被滅菌物が滅菌温度帯内にある時間）は、121℃では15分、125℃では10分、134℃では3分を下回ってはならない。

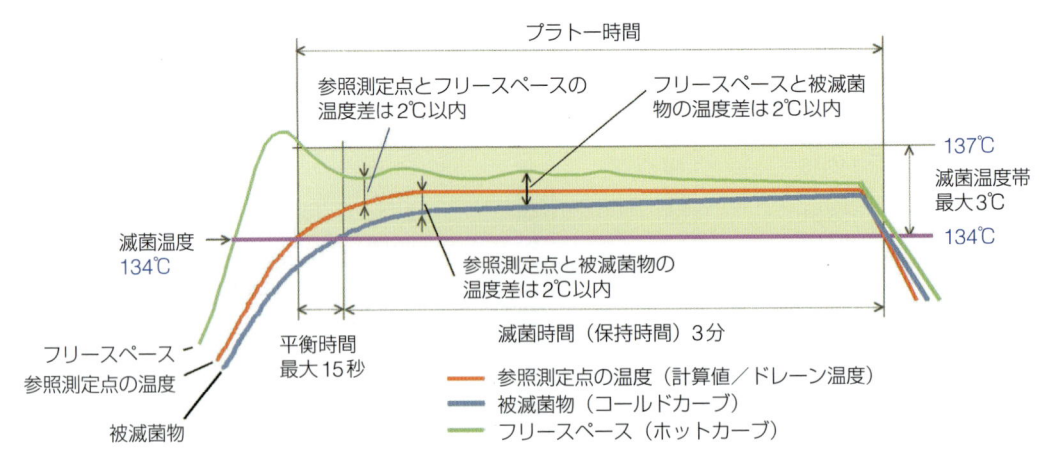

大型滅菌器のフルロードテストでの、滅菌温度のパフォーマンス要件。青字で示された数値は、チャンバー容量が800 ℓ以下で、滅菌温度が134℃の場合。

● 資料10 ● 大型滅菌器のバリデーション中の、圧力・温度の工程記録例

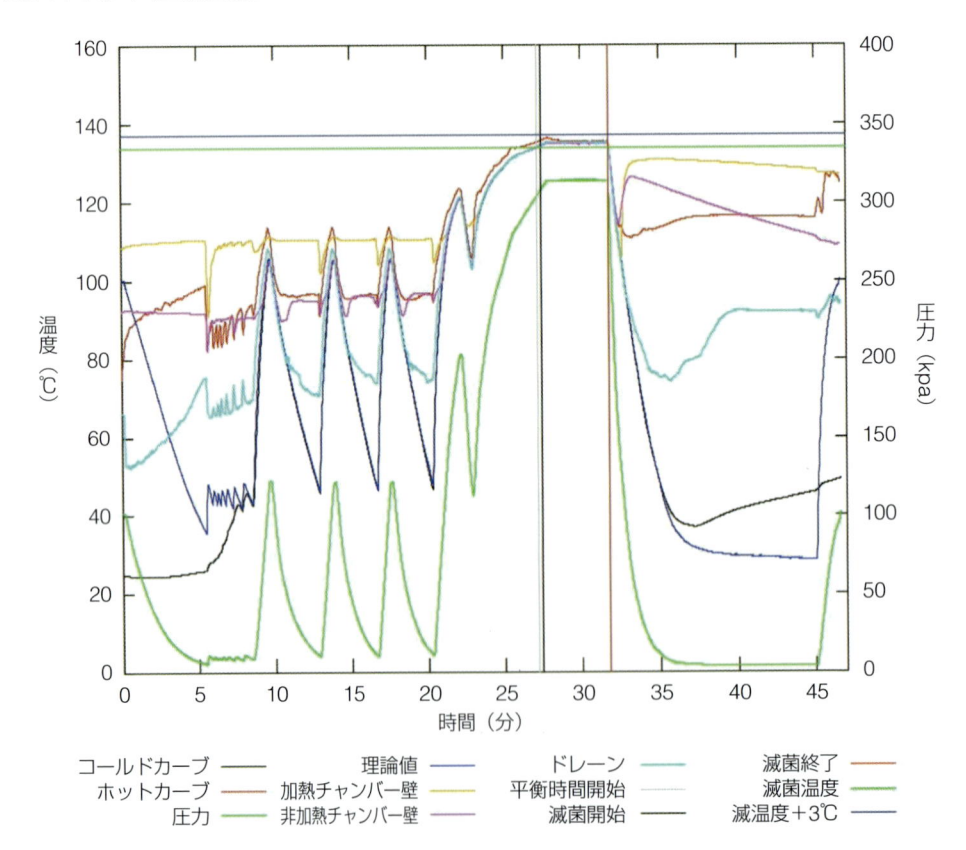

コールドカーブ	理論値	ドレーン	滅菌終了
ホットカーブ	加熱チャンバー壁	平衡時間開始	滅菌温度
圧力	非加熱チャンバー壁	滅菌開始	滅温度+3℃

コールドカーブ：被滅菌物中のすべての測定値で最も低い温度の記録
ホットカーブ：被滅菌物中のすべての測定値で最も高い温度の記録
理論値（温度）：チャンバーが飽和蒸気で満たされていると仮定し、計測上の圧力から計算で求められる温度
ドレーン：チャンバーのドレーンの温度（参照測定点）

出展：オランダ・アーメルスフォールト、ビューロベリタス/KW2社

● 資料11 ● 配管記号

手動式装置	フロート式装置	スプリング式装置	ソレノイド式装置	空気式装置
おもり式装置	手動式・機械式バルブ	手動式・機械式アングルバルブ	ボールバルブ	ニードルバルブ
フロート式バルブ	スプリング式安全バルブ	おもり式安全バルブ	ソレノイドバルブ	空気式バルブ
三方ソレノイドバルブ	ストレーナー	セパレーター	蒸気トラップ	蒸気トラップ
逆止バルブ	水・蒸気エゼクター	温度計	圧力計	圧力計カール
圧力トランスデューサー／センサー	圧力スイッチ	フロートスイッチ	減圧バルブ	
温度トランスデューサー／センサー	温度スイッチ	排気ノズル	エアフィルター（HEPAフィルター）	電気モーター式ポンプ

資料 289

●図表出典一覧

本リストに掲載されていないすべての図表は著者が製作したものです
C：転載、M：一部修正

Cover	M	Controlebureau de Wit, Almere, The Netherlands
1.1a,b	M	www.virology.net. Mr. D.Sander
1.1c		Wellcome Foundations Ltd Bechenham, UK
1.1d		Nationale Commissie Aids Bestrijding, The Netherlands
1.2	C	J. de Geus, UMC Utrecht, The Netherlands.
1.4	C	Huys-Watanuki Y, Renkum, The Netherlands
2.1	C	Parker G. et al. Europeesche soldaten 1550-1650 (*European Soldiers*). Cambridge Press, UK (1977).
2.2a	K	Public domain. The National Library of Medicine, USA.
2.2b	K	King M. *A Medical Laboratory for developing Countries*. Oxford University Press, London, UK (1982).
3.1	M	Brand PF. Et al. *Life. Its forms and changes*. Harcourt Brace Jovanovich Inc., New York, USA (1972).
3.2	C	Unkown
3.3a	M	Brand PF. Et al. *Life. Its forms and changes*. Harcourt Brace Jovanovich Inc., New York, USA (1972).
3.3b	M	Brand PF. Et al. Life. *Its forms and changes*. Harcourt Brace Jovanovich Inc., New York, USA (1972).
3.4	M	Brand PF. Et al. *Life. Its forms and changes*. Harcourt Brace Jovanovich Inc., New York, USA (1972).
3.5	M	Van Faassen F. et al. *Anatomie en Fysiologie*. Stafleu, Leiden (1971) Chaffee E. et al. *Basic Physiology and Anatomy*. J.B. Lippincott Company, Philadelphia, USA (1974).
3.6	M	Brand PF. Et al. *Life. Its forms and changes*. Harcourt Brace Jovanovich Inc., New York, USA (1972).
3.7	M	Microsoft Encarta
4.1	M	Dr. Thomas Burkhart, Institut für Infektionskrankheiten, Virale Pathogenese, Konzeptvorlesung K1.7 2001/2002. Switzerland www.ifik. unibe.ch/ausbildung
4.2	M	Brand PF. Et al. *Life. Its forms and changes*. Harcourt Brace Jovanovich Inc., New York, USA (1972).
4.3	M	Leidse Onderwijsinstellingen, Leiderdorp. The Netherlands.
4.4	M	King M. *A Medical Laboratory for Developing Countries*. Oxford University Press, London, UK (1982).
4.5	M	Brand PF. Et al. *Life. Its forms and changes*. Harcourt Brace Jovanovich Inc., New York, USA (1972).
4.6	M	Brand PF. Et al. *Life. Its forms and changes*. Harcourt Brace Jovanovich Inc., New York, USA (1972). P.L. Chiodini et al. *Atlas of Medical Helminthology and Protozoology*. Harcourt Publishers, UK (2001)
4.7	M	Brand PF. Et al. *Life. Its forms and changes*. Harcourt Brace Jovanovich Inc., New York, USA (1972). Photographs: University of Edinburgh: http://helios.bto.ed.ac.uk/bto/microbes/shape.htm
4.8	C	Schlegel H. *General Microbiology*. Cambridge University Press, Cambridge, UK (1985). Photographs: Institute of Food Research, Norwich, UK 2002. Martin D. Webb et Al
4.9	M	MediThema, The Netherlands.
4.10	M	*Family Medical Encyclopedia*. The Hamlyn Publishing Group Ltd., London, UK (1983).
4.11a	M	Dr. Bernd Bohrmann, Roche, Switzerland. www.roche.com/pages/facetten/10/virenarten.htm
4.11b	M	Werner D. et al. *Helping Health Workers Learn*. The Hesperian Foundation, Palo Alto, USA (1984).
4.12a	M	Werner D. et al. *Helping Health Workers Learn*. The Hesperian Foundation, Palo Alto, USA (1984).
4.12b	C	Cohen et Al, Group Cellular and Molecular Pharmacology, University of California, San Francisco, USA (1998)
4.12c	M	Joseph S. Levine. *When Science Faces the Unknown*. www.pbs.org/wgbh/nova/madcow/faces.html
4.14a	M	Morholt E. et al. *A Sourcebook for the Biological Sciences*. Harcourt Brace Jovanovich Inc., New York, USA (1973).
5.1	C	Inserm, Paris, France.
5.2	C	Benelux Press, Voorburg, The Netherlands.
5.3	M	Koninklijke Nationale Bond voor Reddingwezen en Eerste Hulp bij Ongelukken. *Oranje Kruis Boekje*. SMD, Leiden, The Netherlands (1990). Kirkwood EM. *Understanding Medical Immunology*. Wiley medical publication, London, UK (1983).
5.4		Dennis Kunkel Microscopy, Inc Hawaii . www.DennisKunkel.com
5.5	M	Kirkwood EM. *Understanding Medical Immunology*. Wiley medical publication, London, UK (1983).
5.6	C	Organisation Mondiale de la Santé, Genève, Switzerland.
5.7a,b	C	Sternstunde der Medizin, Andreas & Andreas Verlagsbuchandel, Salzburg (1984)/Bibliothek der Angewandten Künste, Paris, 19e Century. Austria
5.7c	C	Unkown
5.8	M	King M. *A Medical Laboratory for Developing Countries*. Oxford University Press, London, UK (1982).
5.9	M	Hoffmann - Laroche, Basel, Switzerland.
5.10	C	Hoffmann - Laroche, Basel, Switzerland.
5.11	C	Leidse Onderwijsinstellingen, Leiderdorp. The Netherlands.
5.12	C	Leidse Onderwijsinstellingen, Leiderdorp. The Netherlands.
5.14	C	Langdon. Punch Magazine. UK.
5.15	M	Getinge AB, Getinge. Sweden.
5.16	C	DEB, Benelux b.v. Tilburg, The Netherlands.
5.17	M	Vereniging voor Hygiëne en Infectiepreventie in de Gezondheidszorg, Eindhoven, The Netherlands
6.1	C	Debenham F. *Discovery and exploration*. Paul Hamlyn, London, UK (1960).
6.2a	C	SSC, Hospital De Gelderse Vallei, Ede, The Netherlands.
6.2b	C	SSC, Hospital De Gelderse Vallei, Ede, The Netherlands.
6.4a,b	C	Fazzini, Italy, www.fazzini.it/fazzini.htm.
6.4c,d	C	Lips Textielservice, Ede, The Netherlands.
6.5a	C	Dr. Kenneth Todar, University of Wisconsin- Madison, USA http://www.bact.wisc.edu/Bact330/lectureanthrax
6.5b	C	Unkown
6.6a	C	Heine Optotechnik, Germany. www.heine.com
6.6b	C	Olympus Optical Co. (Europa) GmbH. www.olympus-europa.com/
6.7	M	Getinge AB, Getinge. Sweden.
6.8a	C	Kenneth Todar, University of Wisconsin-Madison Department of Bacteriology, USA http://www.textbookofbacteriology.net/normalflora.html
6.8b	C	Unkown.
6.8c	C	Unkown.
6.11a	C	SSC, Hospital De Gelderse Vallei, Ede, The Netherlands.
6.11b	C	SSC, Hospital De Gelderse Vallei, Ede, The Netherlands.
6.13	M	Werner D. *Where there is no Doctor*. The Hesperian Foudation, Palo Alto USA (1980).
6.14	C	CSSD, Hospital De Gelderse Vallei, Ede, The Netherlands Combister, The Netherlands Gebrüder Martin MedizinTechnik, Germany. www.martin-med.com CEN: www.cenorm.be ISO: www.iso.org
6.15b	C	Dennhöfer E. *Wissenswertes über die Dampfsterilisation*. F.u.M. Lautenschläger, Rodenkirchen, Germany (1992).
6.15c	C	Vereniging voor Hygiene en Infectiepreventie in de gezondheidszorg, Eindhoven, The Netherlands.
7.1	C	*Polytechnisch Zakboekje*. PBNA, Eindhoven, The Netherlands (1989).
7.2	M	Werner D. et al. *Helping Health Workers Learn*. The Hesperian Foundation, Palo Alto, USA (1984).
7.3	C	Jan Grieffier den Elder. The Museum of London, UK
7.4	C	Huys - Watanuki Y. Renkum, The Netherlands.
7.5	C	Koninklijke Ad. Linden Jr. B.V., Zwijndrecht, The Netherlands.
7.12	C	Interster B.V., Wormerveer, The Netherlands.
7.13	M	Getinge B.V., Zwijndrecht, The Netherlands
8.1	K	CSSD, Ziekenhuis De Gelderse Vallei, Ede, The Netherlands. Photo Jan Huys
8.2	K	CSSD, Ziekenhuis De Gelderse Vallei, Ede, The Netherlands. Photo Jan Huys
8.4a	K	CSSD, Ziekenhuis De Gelderse Vallei, Ede, The Netherlands. Photo Jan Huys
8.5	K	CSSD, Ziekenhuis De Gelderse Vallei, Ede, The Netherlands. Photo Jan Huys
8.6	K	CSSD, Ziekenhuis De Gelderse Vallei, Ede, The Netherlands. Photo Jan Huys
8.7a,b,c	K	CSSD, Ziekenhuis De Gelderse Vallei, Ede, The Netherlands. Photo Jan Huys
8.8a	K	CSSD, Ziekenhuis De Gelderse Vallei, Ede, The Netherlands. Photo Jan Huys
8.8b	K	Dr. Dominique Goullet, Lyon, France
8.9a,b	K	CSSD, Ziekenhuis De Gelderse Vallei, Ede, The Netherlands. Photo Jan Huys
8.10a,b	K	CSSD, Ziekenhuis De Gelderse Vallei, Ede, The Netherlands. Photo Jan Huys
8.11a,b	K	CSSD, Ziekenhuis De Gelderse Vallei, Ede, The Netherlands. Photo Jan Huys
8.12a	K	CSSD, Ziekenhuis De Gelderse Vallei, Ede, The Netherlands. Photo Jan Huys
8.12b	K	CSSD, Martini Ziekenhuis, Groningen. The Netherlands; Photo Melchior Oldenburger.
8.15	M	www.visonlearning.com
8.16b	K	Photo Jan Huys.
8.17	K	Photo Jan Huys.
8.18	K	Photo Jan Huys.
8.20	K	Photos Jan Huys (Timor, Indonesia)
8.21	K	Prof. Dr. Rüdiger Blume Universität Bielefeld. www.chemieunterricht.de.
8.22	K	Arbeitskreis Instrumentenaufbereitung, Germany. www.a-k-i.org
8.23	M	www.visonlearning.com
8.24	K	Arbeitskreis Instrumentenaufbereitung, Germany. www.a-k-i.org
8.25	K	Silhorko Eurowater A/S, Skanderborg, Denmark. www.eurowater.com
8.26b	K	KSG, Olching, Germany. Photo Jan Huys
8.27b	K	CSSD, Ziekenhuis De Gelderse Vallei, Ede, The Netherlands. Photo Jan Huys
8.28	K	Silhorko Eurowater A/S, Skanderborg, Denmark. www.eurowater.com
8.30a	K	Silhorko Eurowater A/S, Skanderborg, Denmark. www.eurowater.com
8.30b	K	CSSD, Ziekenhuis De Gelderse Vallei, Ede, The Netherlands. Photo Jan Huys
8.31b	K	Dr. Staffeldt, Chemische Fabrik dr. Weigert GmbH & Co. KG. Germany. www.drweigert.de
8.33	K	Arbeitskreis Instrumentenaufbereitung, Germany. www.a-k-i.org
8.34	K	Dr. Staffeldt, Chemische Fabrik dr. Weigert GmbH & Co. KG. Germany. www.drweigert.de
8.35a,b	K	CSSD, Ziekenhuis De Gelderse Vallei, Ede, The Netherlands. Photo Jan Huys
8.36	K	Spectrum Surgical Instruments Corp, USA. www.spectrumsurgical.com
8.37	K	CSSD, Ziekenhuis De Gelderse Vallei, Ede, The Netherlands. Photo Jan Huys
8.38a	K	CSSD, Ziekenhuis De Gelderse Vallei, Ede, The Netherlands. Photo Jan Huys
8.39	K	Stockert Selecta; Van Vliet Medical Supply, Almere, The Netherlands.
8.40	K	CSSD, Ziekenhuis De Gelderse Vallei, Ede, The Netherlands. Photo Jan Huys

8.41	K	CSSD, Ziekenhuis De Gelderse Vallei, Ede, The Netherlands. Photo Jan Huys
8.42b	K	Branson Ultrasonic Corporation, USA. www.bransencleaning.com
8.43	K	Branson Ultrasonic Corporation, USA. www.bransencleaning.com
8.43	K	Branson Ultrasonic Corporation, USA. www.bransencleaning.com
8.44b	K	Branson Ultrasonic Corporation, USA. www.bransencleaning.com
8.45a	K	CSSD, Ziekenhuis De Gelderse Vallei, Ede, The Netherlands. Photo Jan Huys
8.45b	K	CSSD, Ziekenhuis De Gelderse Vallei, Ede, The Netherlands. Photo Jan Huys
8.46a	K	Isopharm Sentry, Rotherham, UK. www.isopharm-sentry.com
8.46b,c	K	CSSD, Ziekenhuis De Gelderse Vallei, Ede, The Netherlands. Photo Jan Huys
8.47a	K	CSSD, Ziekenhuis Heerenveen, The Netherlands. Photo Jan Huys
8.47b	K	Pereg GmbH, Germany. www.pereg.de
8.48	M	Miele Nederland. www.miele.nl
8.49a	M	Mr. Ad van Gastel, Miele The Netherlands. www.miele.nl
8.49b	K	CSSD, Ziekenhuis De Gelderse Vallei, Ede, The Netherlands. Photo Jan Huys
8.50	M	Hamo, Switzerland. www.hamo.com
8.51a	M	Hamo, Switzerland. www.hamo.com
8.51b	M	Hamo, Switzerland. www.hamo.com
8.52	M	Hamo, Switzerland. www.hamo.com
8.53	K	CSSD, Ziekenhuis De Gelderse Vallei, Ede, The Netherlands. Photo Jan Huys
8.54a	K	CSSD, Ziekenhuis De Gelderse Vallei, Ede, The Netherlands. Photo Jan Huys
8.54b	K	CSSD, Ziekenhuis De Gelderse Vallei, Ede, The Netherlands. Photo Jan Huys
8.55	K	CSSD, Ziekenhuis De Gelderse Vallei, Ede, The Netherlands. Photo Jan Huys
8.56a,b	K	CSSD, Ziekenhuis De Gelderse Vallei, Ede, The Netherlands. Photo Jan Huys
8.57a	K	DEB Benelux bv, Tilburg. The Netherlands. www.deb.nl
8.57b	K	Andreas Fabricius, MI, Würzburg, Germany.
8.57c	K	Hospital Nkongsamba, Cameroon. Photo Jan Huys.
8.58a	K	The Browne Group, UK. www.thebrownegroup.co.uk
8.59a,b	K	Pereg GmbH, Germany. www.pereg.de
8.60a	K	Pereg GmbH, Germany. www.pereg.de
8.60b	K	CSSD, Ziekenhuis De Gelderse Vallei, Ede, The Netherlands. Photo Jan Huys
8.61a	K	Pereg GmbH, Germany. www.pereg.de
8.62a	K	Pereg GmbH, Germany. www.pereg.de
8.62b	K	CSSD, Ziekenhuis De Gelderse Vallei, Ede, The Netherlands. Photo Jan Huys
8.63	M	Miele The Netherlands. www.miele.nl
8.64	M	CSSD LUMC Leiden, The Netherlands
8.65a,b	K	Ebro Electronic GmbH, Germany. www.ebro.de
8.66	M	Causa BV, Eindhoven, The Netherlands
9.1	M	Vygon, Ecouen, France, tekno - medical, Tuttlingen, Germany, Getinge AB, Getinge, Sweden.
9.2	C	Huys - Watanuki Y. Renkum, The Netherlands.
9.3	C	Huys - Watanuki Y. Renkum, The Netherlands.
9.4	M	Tuttnauer Europe, Breda, The Netherlands KSG Sterilisatoren GmbH, Olching, Germany Belimed, Ballwil, Switzerland
9.5	M	Getinge AB, Getinge, Sweden.
9.7	M	Melag Apparate GmbH, Germany. www.melag.com Memmert GmbH, Germany. www.memmert.com
9.8	C	Sterigenics, Zoetermeer, The Netherlands
9.9	M	Mönlycke Nederland BV, The Netherlands.
9.10	M	Antonio Matachana SA, Barcelona, Spain.
9.11	M	Antonio Matachana SA, Barcelona, Spain.
9.12	M	Antonio Matachana SA, Barcelona, Spain.
9.14	C	Hugo WB, Russell AD. Pharmaceutical Microbiology, Blackwell Scientific Publications, Oxford, UK (1992).
9.15	M	Sherwood Medical Nederland BV, 's-Hertogenbosch, The Netherlands.
9.16a	C	www.plasmas.com/rot-plasmas.htm
9.16b	C	www.plasmas.com/rot-plasmas.htm
9.16c	C	Johnson and Johnson, Advanced Sterilization Products, USA. www.jnj.com
9.17c	C	Johnson and Johnson, Advanced Sterilization Products, USA.
9.18a	C	Huys - Watanuki Y. Renkum, The Netherlands.
9.18b	C	Mölnlycke Nederland BV, The Netherlands.
9.18c	C	Schleicher & Schuell GmbH, Germany. www.schleicher-schuell.com
10.1 a,b	C	Unkown.
10.2	C	Huys-Watanuki Y. Renkum, The Netherlands.
10.3	M	Huys J. Blood Pressure Measuring Equipment, TOOL Publications, Amsterdam, The Netherlands (1992).
10.4	M	Huys J. Blood Pressure Measuring Equipment, TOOL Publications, Amsterdam, The Netherlands (1992).
10.5	C	Huys - Watanuki Y. Renkum, The Netherlands.
10.6	M	The Steam and Condensate Loop. Spirax Sarco, UK (2007).
10.9	C	Vak 946 Serie BN Sterilisatieassistent. Leidse Onderwijsinstellingen, Leiderdorp, The Netherlands.
10.11	C	Vak 946 Serie BN Sterilisatieassistent. Leidse Onderwijsinstellingen, Leiderdorp, The Netherlands.

10.16	M	Steam Utilisation Course Spirax Sarco, Cheltenham, UK.
10.20b	C	Andreas Fabricius, MI, Würzburg, Germany
11.1a	C	Prestige Medical, Blackburn, UK
11.1b	M	Prestige Medical, Blackburn, UK
11.3a	C	Unkown
11.3b	C	Danfoss A/S, Danmark www.danfoss.com
11.3c	C	Danfoss A/S, Danmark www.danfoss.com
11.3d	C	Danfoss A/S, Danmark www.danfoss.com
11.5	M	Birkett, UK
11.9	M	Spirax Sarco, Cheltenham, UK.
11.10	C	Spirax Sarco, UK.
11.11	C	Albert Browne International Ltd., Cowfold, UK.
11.12	C	Albert Browne International Ltd., Cowfold, UK.
11.16a	M	Dixons Surgical Instruments Ltd, UK. www.dixons-uk.com.
11.18	M	Hirayama Manufacturing Corporation, Tokyo, Japan.
11.19a	M	Webeco GmbH.,Bad Schwartau, Germany.
11.19b	M	Webeco GmbH., Bad Schwartau, Germany.
11.20b	M	Webeco GmbH., Bad Schwartau, Germany.
12.1a	C	Olympus, Tokyo, Japan. www.olympus-europa.com
12.1b	C	Kavo Werk Dentale Einrichtungen Vertriebsgesellschaft mbH, Biberach, Germany. www.kavo.com
12.1c	C	Gebrüder Martin MedizinTechnik, Germany. www.martin-med.com
12.1d	C	Getinge AB, Getinge, Sweden.
12.2	M	Dennhöfer E. Wissenswertes über die Dampfsterilisation. F.u.M. Lautenschläger, Rodenkirchen, Germany (1992).
12.3a	C	Dennhöfer E. Wissenswertes über die Dampfsterilisation. F.u.M. Lautenschläger, Rodenkirchen, Germany (1992).
12.5	M	Dennhöfer E. Wissenswertes über die Dampfsterilisation. F.u.M. Lautenschläger, Rodenkirchen, Germany (1992).
12.6	M	Dennhöfer E. Wissenswertes über die Dampfsterilisation. F.u.M. Lautenschläger, Rodenkirchen, Germany (1992).
12.7	M	Dennhöfer E. Wissenswertes über die Dampfsterilisation. F.u.M. Lautenschläger, Rodenkirchen, Germany (1992).
12.10	M	Dennhöfer E. Wissenswertes über die Dampfsterilisation. F.u.M. Lautenschläger, Rodenkirchen, Germany (1992).
12.11	C	Getinge AB, Getinge, Sweden
12.12	M	Dennhöfer E. Wissenswertes über die Dampfsterilisation. F.u.M. Lautenschläger, Rodenkirchen, Germany (1992).
12.13	C	Steam Utilisation Course. Spirax Sarco, Cheltenham, UK.
12.15	C	Croll-Reynolds, Westfield, USA
12.16	M	Jan Huijs for Webeco GmbH, Bad Schwartau, Germany
12.17	C	Huys - Watanuki Y. Renkum, The Netherlands.
12.18	M	Vacuum Technologie. Sihi Maters B.V., Beverwijk, The Netherlands.
12.19	M	Vacuum Technologie. Sihi Maters B.V., Beverwijk, The Netherlands.
12.20a	C	Speck Pumpen.Germany.
12.20b	C	CSSD, Martini Hospital, Groningen. The Netherlands. Photo Melchior Oldenburger
12.22	C	Chas. F. Thackray Ltd., Leeds, UK.
12.23	C	Chas. F. Thackray Ltd., Leeds, UK.
12.24	C	Antonio Matachana SA, Barcelona, Spain.
12.25	C	CSSD, Martini Hospital, Groningen. The Netherlands. Photo Melchior Oldenburger
13.1	C	Huys - Watanuki Y. Renkum, The Netherlands.
13.2	M	Several manufacturers of equipment in this figure
13.3	M	Webeco GmbH., Bad Schwartau, Germany.
13.4	M	Webeco GmbH., Bad Schwartau, Germany.
13.5	C	Antonio Matachana SA, Barcelona, Spain.
13.6	C	Antonio Matachana SA, Barcelona, Spain.
13.7a	C	MMM Münchener Medizin Mechanik GmbH, Germany. www.mmmgroup.com
13.7b	C	Jan Huys, for KSG, Olching, Germany.
13.9	C	Getinge AB, Getinge, Sweden.
13.10	C	Getinge AB, Getinge, Sweden
13.11	C	Getinge AB, Getinge, Sweden. Photos Jan Huys
14.1a	C	www.transparentworld.ru/atlas/object/world/east_w.htm
14.2	C	Several national standards organisations
14.3	C	EU, Brussels, Belgium.
14.4a	C	EU, Brussels, Belgium.
14.4b	C	Antonio Matachana SA, Barcelona, Spain.
14.5a	C	ISO, Geneva, Switzerland.
14.5b	C	Brussels, Belgium.
14.5c	C	CENELEC, Brussels, Belgium
14.6	C	Subtil Crepieux, Chassieu, France
14.6	C	Isopharm Sentry, Rotherham, UK
14.7	M	Antonio Matachana SA, Barcelona, Spain.
14.7	C	Bureau Veritas, Amersfoort. The Netherlands
13.8	C	Getinge AB, Getinge, Sweden.
14.9	C	Huys - Watanuki Y. Renkum, The Netherlands.
14.10	C	Dennhöfer E. Wissenswertes über die Dampfsterilisation. F.u.M. Lautenschläger, Rodenkirchen, Germany (1992).
14.11	M	Hospital Gelderse Vallei, Ede, The Netherlands (Photos : Jan Huys)
14.12	C	Tuttnauer, Beit Shemesh, Israel. Photos: Jan Huys
14.13a	C	Hospital Gelderse Vallei, Ede, The Netherlands (Photo : Jan Huys).
14.13b	C	Getinge Ab, Sweden (Photo: Jan Huys)..
14.14	M	Martini Ziekenhuis, Groningen, The Netherlands. Photo: Melchior Oldenburger
14.14	M	Koninklijke Ad Linden BV, Zwijndrecht The Netherlands
14.16	C	Getinge Ab, Sweden
14.17	C	Antonio Matachana SA, Barcelona, Spain..
14.18	C	Antonio Matachana SA, Barcelona, Spain.

索 引
Index

和 文

あ

圧力　179-184
　　　――計　183
　　　絶対――　181-183, 216
　　　相対――　181-183
　　　単位　182
　　　チャンバー圧（力）　215, 225
アルカリ　120, 121

い

イオン交換法　109, 115, 116
　　　二段階――　109, 115
医療機器　13, 15, 56, 91, 95, 97, 258, 259
医療機器指令（MDD）　13, 14, 258-261
インキュベーター　36
インジケーター　141
　　　化学的――　91, 132, 259
　　　――ストリップ　91, 92
　　　生物学的――　91, 259
インヒビター（防錆剤）　120, 121

う

ウイルス　21, 22, 32, 58, 380
　　　インフルエンザ――　32
　　　大きさ　26
ウォッシャーディスインフェクター　57, 58, 61, 101, 111, 118, 119, 123, 133, 147
　　　規格　139
　　　多層式（トンネル式）――　135
　　　単層式――　134, 136

え

エアレーション　158, 159
エアロゾル　127
衛生　54, 64, 71, 72
　　　手指――　49
　　　――法　55

エゼクター　232, 233
　　　蒸気――　238
エチレンオキサイドガス → EOG 参照
エンタルピー　186

お

欧州規格　14, 92, 160
　　　――作成機関（ESO）　70, 257
　　　Annex　14
欧州標準化委員会（CEN）　13, 14, 87 → CEN 参照
オートクレーブ　70, 92, 151, 152, 193, 194, 198-216, 228, 234, 235, 244-251, 272
　　　工程制御方法　247
　　　操作　239
　　　自動（制御式）――　237, 244-246, 250
　　　ジャケット式――　231, 238
　　　真空工程付き――　237
　　　真空式――　229, 230
　　　水封式ポンプ付き――　241
　　　卓上型（式）――　210, 250
　　　プレバキューム式――　216
オーバーキル法　83, 90-93
汚染　37, 43, 45, 47, 51, 61, 81, 97, 98, 150
　　　再――　63-67, 70, 227
　　　――サイクル　49
　　　初期――　95
　　　――廃棄物　48
　　　――レベル　95, 150

か

加圧パルス　224, 225
界面活性剤　106, 107, 119, 120
芽胞　31, 58, 59, 62, 75, 79, 80, 89
桿状菌　16, 38
感染　61
　　　院内――　47-50
　　　――拡大　49, 50, 54, 73
　　　――管理　10
　　　危険性　66
　　　――経路　49

交差―― 48
高リスク部位 46, 47, 63, 80
　――症 43, 48
　創傷―― 44
中リスク部位 46, 47, 59, 60, 63
低リスク部位 46, 47, 58, 63, 79
　――防御システム 46
　――予防 37, 54, 55, 71, 72
　――予防プログラム 64, 65
　リスク 45, 46, 55, 76
　リスク部位 80
　リスクレベル 124
　MRSA―― 60, 61
乾燥 101, 123, 125, 162, 241
　器材の―― 98, 122, 125
　――度 145
ガンマ線 165, 166

き

器材 43, 56, 58, 61, 65-69, 91, 95-100
　管腔（ホロー）―― 92, 145, 218
　検査 102
　セット―― 99, 100
　――の乾燥 98, 122, 125
　――の洗浄 57, 137, 141
　――の腐食 97
　非管腔―― 271
　包装 239
　ポーラス（多孔性）―― 218, 219, 222, 228, 239, 271, 272
　ホロー A―― 271
　滅菌済み―― 63
キャビテーション 129-133
キャリア 45, 75
凝固 77, 78, 148
狂牛病 33, 34
凝縮水 229 → ドレーン参照
菌
　黄色ブドウ球―― 34, 44, 60
　桿状―― 16, 38
　サルモネラ―― 43
　――種 55
　常在―― 37
　大腸―― 30, 35, 44
　通過―― 37, 38
　病原―― 25, 38, 42, 43, 59
　無―― 62-67, 70, 86-88, 148, 149, 244, 266
　――類 58
菌数 23, 55, 82-85, 88
　減少係数 83
　初発―― 54, 84, 85

く

グラム染色 30
クリーンルーム 91
グルタルアルデヒド 163, 164
クロイツフェルト・ヤコブ病（CJD）33, 34
　→ 狂牛病，BSE 参照

け

ケイ酸塩 112, 113
原虫 29
顕微鏡 16, 17, 25, 30, 35
　電子―― 26, 32

こ

硬度 109-111
　一時―― 109
　永久―― 109
抗生物質 43
酵素 121
後天性免疫不全症候群 10 → AIDS 参照
国際標準化機構（ISO）13, 14, 87 → ISO 参照

さ

細菌 30, 31, 41, 279
　――汚染 38
　（自己）増殖 23, 43
　増殖型―― 58
　――の侵入 45
　培養 35, 36
　不活化 79 → 不活化参照
最小感染量（MID）43
細胞 19, 75-77
　――核 20, 21
　娘―― 21, 22
　真核―― 21

──分裂　21, 22
　　──膜　19, 20
酸化　77, 78, 148

し

ジオバチルス・ステアロサーモフィラス　83, 84, 88, 89, 91
湿熱　13
シナー・サークル　103
死滅曲線　155
重症急性呼吸器症候群　33 → SARS 参照
重力置換　205-207, 216
蒸気　13, 176, 187-207, 215, 224
　　過熱──　194, 196
　　──供給（システム）　196, 223
　　──コンデンサ　215
　　湿り──　195, 196
　　浸透力　190
　　──セパレーター　196
　　──トラップ　196, 203, 204, 229, 231
　　──発生器　200, 229, 230, 242
　　──パルス　225-240
　　──比熱容量　190
　　飽和──　189, 190, 205, 286
潤滑剤　122, 147
常在菌　37
消毒　54, 55, 58-61, 65, 79, 84, 85, 97, 101, 123, 134
　　一次──　67, 69
　　化学──　58
　　高水準──　59
　　──工程の検証　143
　　──剤　61
　　湿熱──　123, 124
　　手指──　50
　　──済み　73
　　低水準──　58
　　──に必要な時間　124
　　熱水──　58
蒸留器　114
除染学　61
浸透
　　──圧　117
　　逆──　109, 114, 116-118
真空

　　──引き　169, 192, 221, 226
　　絶対──　181

す

水　116, 117 → 「み」の項参照
　　凝縮──　229
　　硬──　108
　　──質　113
　　軟──　108
　　熱──　122, 152
　　──分　79, 80
　　──流　233
すすぎ　107, 123, 133-136, 146
　　最終──　116, 118
　　中間──　122
　　冷水──　133

せ

清浄　54-57, 71, 73, 74, 91, 140
　　──化　103
　　──空気　158
生物　16, 20, 75-79, 89
　　──学的負荷　73
　　感染性の高い──　55
　　共生──　43, 44
　　原核──　30
　　真核──　20
　　命名法　34
生物学的インジケーター（BI）91 → BI 参照
ゼオライト　115, 116, 120
洗浄　10, 54, 56, 69, 84, 95-107, 118-147
　　──インジケーター　139
　　化学的原理　103
　　機械──　100-104
　　器材の──　57, 137, 141
　　──工程　98
　　──剤　103, 118, 119, 141
　　──作用　102
　　──実務の一般的ガイドライン　146
　　手指──　65
　　──消毒器　61 → ウォッシャーディスインフェクター参照
　　初期──　100
　　水を使った──　105

超音波—— 104, 128-131
　　　　　——に使う化学薬品 118
　　　　　——のサークル 103
　　　　　——部門 99
　　　　　——評価用ソイル 141
　　　目的 97
　　　用手—— 57, 67, 100-104, 126
　　　予備—— 98
洗浄器 10
　　　超音波—— 127-131
蠕虫 26, 58
潜熱 188-190

た

大腸菌 44
多孔性（ポーラス）器材 218
タンパク（質）19, 33, 57, 77, 78, 79, 98, 104, 105, 106, 121
　　　感染性—— 33
　　　細胞内—— 150
　　　——残留物 103
　　　——試験 140, 142, 143
　　　プリオン—— 34
　　　——分解 102

ち

チャンバー 144, 157, 198, 203-207, 210-215, 221-231, 238, 250, 268, 269, 274, 275
　　　水平式—— 241
　　　大容量—— 270
　　　滅菌—— 198, 203, 214, 229, 248
中央材料室（CSSD）67, 69, 95, 206, 241
中央材料部 10, 99
中和剤 122
腸管出血性大腸菌（EHEC）30

て

ディスポーザブル 92
　　　——製品 98-100, 173
データロガー 144, 145
低バイオバーデン 57
テストソイル 141
伝染 45

と

毒 74, 75, 96, 156
　　　——性 43, 75, 150, 156, 160
　　　——素 38
　　　——物処理 75
ドレーン 213
　　　——の排出 229, 230
貪食 41

な

軟水化 109, 110, 115, 120

の

ノーティファイド・ボディ（公認機関）260, 261

は

バイオサイド 121
バイオバーデン 54, 56, 58, 73, 88, 96, 97
　　　許容水準 55
　　　減少（法）74, 85, 95, 150-155, 159, 163, 164, 167, 170, 172
　　　——法 91
培養 35, 36
　　　——器 36 → インキュベーター参照
　　　手順 36
バクテリオファージ 32
パソジェニック 25, 38
パラメトリックリリース 92, 93, 94
バリア 45, 46, 64
　　　生体防御—— 40
バリデーション 70, 141, 143, 144-146, 151, 253, 262, 265, 266, 288
　　　消毒工程の—— 125
　　　——済み工程 92
　　　——用試験器具 95

ひ

微生物 16, 17, 21, 22-28, 35, 38, 48, 54, 56, 62, 73, 82, 88
　　　大きさ 28
　　　嫌気性—— 30, 75

好気性—— 30, 75
　　——学　25, 82
　　コロニー　35, 36
　　殺滅　73, 74, 76, 79
　　死滅　76, 77
　　死滅率　81
　　除去　172
　　——数　25, 87, 95
　　生存曲線　83
　　生存条件　74
　　増殖　24
　　増殖性——　58, 59, 61
　　毒性　43
　　培養　35
　　分類　26
病原菌　25
　　汚染　37
　　増殖性——　58
ビルダー　120

ふ

不活化　73-75, 78-80, 82-84, 123, 150, 152, 153, 155, 157, 159, 163, 164, 167, 170
　　——力　159
ブラシ　101, 103, 126
プラズマ　168, 169
フラッシング　73
ブラッシング　73, 102, 128, 129
プリオン　33, 163
　　——病　34
プレコンディショニング　156, 157, 226, 227
プレフラッシャー　127, 128
ブローイング　73
フローラ　37, 39, 44
　　一過性——　37

へ

ペニシリン　28, 42

ほ

ボウィー・ディックテスト　91, 92
防御
　　——システム　33, 39-44
　　生体——　39, 40

包装　63, 65, 69
ホルムアルデヒド　159-162
ポーラス器材　218, 219, 222, 228, 239, 271, 272
ポンプ
　　回転式——　234
　　水封式——　234-236, 242
　　水流——　234
　　スチームジェット——　234

み

水　102-118, 186-188, 192, 193 →「す」の項参照
　　——エゼクター　232
　　——消費　233
　　——分子　106
　　——リング（水封式）ポンプ　235
ミネラル　107, 108, 113

む

無菌　62, 63, 244, 266
　　——性　67, 149
　　——性保証水準（SAL）54, 70, 85-88, 148 → SAL 参照
　　——バリアシステム　64
　　——法　65-67

め

滅菌　10, 12, 54, 61, 70, 79, 84, 87, 95, 162, 196, 217, 240
　　安全な——　193
　　オーバーキル法　83, 90-93
　　——温度　87
　　火炎——　148-150
　　確認　92
　　過酸化水素ガスプラズマ——　168
　　加熱——　74, 91
　　乾燥——　223
　　乾熱——　62, 154, 155
　　関連製品　261
　　——（供給）業務　67, 70
　　許容基準　86
　　高圧蒸気——　150-152
　　工程　12, 67, 88-92, 161, 169, 224, 228, 262, 266, 267
　　工程試験用具　92

工程のバリデーション 262, 266, 267
国際規格 256, 258
────後の真空工程 221
────剤 11, 69, 87, 90, 91, 159, 166, 169, 176
────サイクル 69, 94, 271
────時間 86, 264
────時間と温度 197
────時間の制御 202
────湿熱（蒸気）── 62, 70
────蒸気── 89, 90, 97, 176, 196, 197, 228
────焼却── 150
────済み 73
────性 87, 266
────性確認 92
────性試験 94
────性能評価 91
────絶対的── 86
────全自動── 242
────チャンバー 198, 203, 214
────トレイ 269
────熱水── 153
────の処量 87, 88, 90, 91
────パック 190
────（品質）保証 68, 70, 88, 92
────フィルター 172
────物 68-70
────フラッシュ── 271
────法 63, 148, 156, 173
────放射線── 70, 74, 164-167
────包装 63, 65
────飽和蒸気── 89
────前の真空工程 221
────モジュール 269
────ユニット 268, 269
────濾過── 171
EOG ── 157-159
LTSF ── 161, 163
滅菌器 10, 63, 90, 94, 210-216, 249, 259, 264-268
　大型── 92, 269, 270, 288
　乾熱── 154
　クラスN用── 271
　高圧蒸気── 151
　────工程管理 244
　小型── 92, 269-271

コンピュータ制御（式）── 252, 272
自動卓上── 277
シャワー── 152, 153
蒸気── 92, 93, 151, 198, 205, 267
真空式── 228
性能試験 80
卓上式── 211
────の真空システム 237
────の設計 160
LTSE ── 160
滅菌法 63, 148, 156, 173
　化学的── 156
免疫
　────システム 39, 40-43, 46

や

薬局方 88

よ

汚れ 95-107, 111, 121, 138-140
予防 16, 37, 41, 42
　────接種 41, 42

ら

ラミナエアフロー（LAF）172

り

リンス剤 119, 122

欧　数

5-5-5試験 85

A

A_0 値 123, 124
AIDS（後天性免疫不全症候群）10, 33
A 値 123

B

BI（生物学的インジケータ）259

索　引 *297*

BSE（牛海綿状脳症）33
BSI（英国規格協会）14, 260

C

CE（Conformité Europeénne）260
　──マーク　170, 260, 261
CEN（欧州標準化委員会）13-15, 87, 92, 249, 261, 262
　──規格　13
CI（化学的インジケータ）259

D

D値（Decimal reduction time）81, 82, 89, 90
DIN（ドイツ規格協会）14, 269

E

ESO（欧州規格作成機関）70, 257
EN285　14, 70, 92, 111, 196, 257, 261, 272
EN867-5　92

F

F値　87
F_0値　87

H

HEPAフィルター　158, 162, 172, 212

I

IMO（Imaginary Micro-Organism）89-91

ISO（国際標準化機構）13-15, 70, 87, 92, 249, 261, 262
　──機関　14

M

MDD（医療機器指令）13, 14, 258-261
MID　43
MKS単位法　177, 182, 183
MRSA　60, 61

N

NCG（非凝縮性気体）196, 236

P

PCD（Process Challenge Device）92

S

SAL（無菌性保証水準）54, 70
SARS（重症急性呼吸器症候群）33
SI（International System of weights and measures）176, 281
　──単位　184, 281, 282

T

TOSI（Test Object Surgical Instruments）141

Z

Z値　84, 89, 90, 123, 124

滅菌供給業務世界会議（WFHSS）

WFHSS

　滅菌供給業務世界会議（WFHSS）は、欧州において滅菌供給業務に携わる公的団体の代表者が集う学会として草分け的な存在です。その目的は、滅菌供給業務に従事、あるいは関心を抱くすべての人々が一堂に会することのできる機会を提供することにあります。この会議の設立は1999年6月。米国オーランドでの滅菌供給業務会議後、国および地方レベルの公的団体の連携を図る公式サイトの立ち上げによって実現したものです。現在では、メンバー各国の持ち回りによる年次会議も開催されています。

　当初、同会議は欧州の団体（滅菌供給業務欧州会議）のみを参加対象としてきました。しかし、欧州外からの参加団体の増加をみて、「滅菌供給業務世界会議」と名称を変更し、現体制へと充実を図りました。2010年の時点で、48カ国54の団体が所属しております。

　WFHSSの公式サイトでは以下のサービスを提供しています。

- 参加する公的団体（国・地域）向けポータル
- 各講座・セミナー情報
- 討論グループ
- 推薦図書紹介
- 企業パートナーへのリンク
- 会議、会合情報
- Q&A コーナー
- ISO サイトへのリンク
- 学習コーナー
- 滅菌供給業務関連の他サイトへのリンク

　同公式サイトは、中央材料部職員、洗浄・滅菌業者、そして滅菌供給分野における欧州内外の専門家の協力をえて、滅菌供給という業務ならではの現場の生の声や情報を入手し、交換する場へと日々発展を遂げています。

2010年4月
Wim Renders, WFHSS
info@wfhss.com
Internet: http://www.wfhss.com

●著者
ヤン・ハュス（Jan Huijs）

ハート・コンサルタンシー社（HEART Consultancy、オランダ）代表
ヘルス・パートナー・インターナショナル社（Health Partners International, 本社英国）における医療マネジメントおよび医療機器滅菌の専門コンサルタント。
オランダ滅菌材料協会（SVN）会員。
母国のオランダでの活躍のみならず、アフリカ10カ国やアジア数カ国においても医療機器の滅菌に関する訓練や講義などの教育研修を開催している。
受講者の知識、経験を踏まえた、ユニークな講義は、ユーモアにあふれ、わかりやすく、眼から鱗が落ちるような学びができると絶賛されている。
また、低所得国の医療技術マネジメント、医療機関のエネルギーマネジメント、情報システム開発にも関わり、インフラや経済的制限により国際規格への適合が困難な国で、いかにより良質で実践的な医療を提供できるか、模索を続けている。
本書の出版を契機に今後の日本における活動が期待される。

●監修
高階雅紀（たかしな　まさき）

大阪大学医学部医学科卒業、医学博士
大阪大学医学部附属病院材料部部長、病院教授
日本医療機器学会理事、日本手術医学会評議員、日本麻酔科学会、日本集中治療学会、日本環境感染学会、AAMI（Association for the Advancement of Medical Instrumentation）、WFHSS（World Forum for Hospital Sterile Supply）等に所属。
日本麻酔科学会認定指導医

医療現場の清浄と滅菌

2012年11月20日　初版第1刷発行 ©

著　者	ヤン・ハュス（Jan Huijs）
監　修	高階雅紀（たかしな　まさき）
翻　訳	鴻巣浩司、山根貫志
企　画	山根貫志
発 行 者	平田　直
発 行 所	株式会社 中山書店 〒113-8666　東京都文京区白山 1-25-14 電話 03-3813-1100（代表） http://www.nakayamashoten.co.jp/
装丁	榎本 明日香／ジャパンスタイルデザイン株式会社
リライト・文章協力	中村　裕／有限会社ノンプロ
DTP	株式会社 Sun Fuerza
印刷・製本	図書印刷株式会社

ISBN978-4-521-73673-0
Published by Nakayama Shoten Co., Ltd.　　　　Printed in Japan
乱丁本、落丁本はお取り替えいたします。

- 本書の複製権・上映権・譲渡権・公衆送信権（送信可能化権を含む）は株式会社中山書店が保有します。

JCOPY ＜(社)出版者著作権管理機構 委託出版物＞

本書の無断複写は著作権法上での例外を除き禁じられています．複写される場合は，そのつど事前に，(社)出版者著作権管理機構（電話 03-3513-6969、FAX 03-3513-6979、e-mail: info@jcopy.or.jp）の許諾を得てください．

- 本書をスキャン・デジタルデータ化するなどの複製を無許諾で行う行為は，著作権法上の限られた例外（「私的使用のための複製」など）を除き著作権法違反となります．なお，大学・病院・企業などにおいて，内部的に業務上使用する目的で上記の行為を行うことは，私的使用には該当せず違法です．また私的使用のためであっても，代行業者等の第三者に依頼して使用する本人以外の者が上記の行為を行うことは違法です．

下記のサイトで用語解説など、本書の関連情報がご覧になれます。

chuzai.jp